孕产妇全程保健手册

（第 2 版）

邢淑敏　编著

金盾出版社

内容提要

　　本书为中日友好医院妇产科邢淑敏主任医师依据多年的临床经验编撰，此次出版在原书的基础上重新进行了修订，增加了妇产科学、围生医学的新进展，以及以人为本的现代服务理念等内容。本书主要针对孕产妇、新生儿的生理特点，逐一解答了孕产妇迫切想要了解的孕产全程中出现的各种问题，并将这些问题归纳为五章，从妇女受孕知识及孕前准备，顺利度过妊娠期，主动配合平安分娩，产褥期康复，新生儿保健等方面予以详细地介绍。其内容丰富，科学实用，通俗易懂，是孕产妇必备的孕产期全程保健用书，亦可作为基层和社区医师参考用书。

图书在版编目(CIP)数据

孕产妇全程保健手册/邢淑敏编著 . —2 版 . —北京：金盾出版社，2018.2
ISBN 978-7-5186-1070-9

Ⅰ.孕… Ⅱ.①邢… Ⅲ.①孕妇—妇幼保健—手册②产妇—妇幼保健—手册 Ⅳ.①R715.3-62

中国版本图书馆 CIP 数据核字(2016)第 266174 号

金盾出版社出版、总发行

北京太平路 5 号(地铁万寿路站往南)
邮政编码：100036　电话：68214039　83219215
传真：68276683　网址：www.jdcbs.cn
封面印刷：双峰印刷装订有限公司
正文印刷：北京万友印刷有限公司
装订：北京万友印刷有限公司
各地新华书店经销
开本：705×1000 1/16　印张：16.5　字数：190千字
2018 年 2 月第 2 版第 5 次印刷
印数：26 001～30 000 册　定价：50.00 元
(凡购买金盾出版社的图书，如有缺页、
倒页、脱页者，本社发行部负责调换)

前言

　　本书为修订版，将妇产科学、围生医学的最新进展，以及以人为本的现代服务理念融入了新书内容。提出了许多近年来孕产妇所关心和想了解的各类新问题，针对这些新问题进行了逐一解答，并整理和归纳了孕产全程和新生儿期中易出现的常见疾病、发生原因及处理方法等内容，使本书更加适合现代家庭和女性的需求，旨在帮助所有新婚夫妇、妊娠期妇女等初为人母的女性提高孕产期自我保健知识，同时提升生活质量。本书主要针对孕产妇和新生儿的生理特点，采用问答形式总结了443题，解答了孕产妇们迫切想要了解的孕产全过程中出现的各种问题，并将这些问题分为五章，从受孕知识及孕前准备，顺利度过妊娠期，主动配合平安分娩，产褥期康复，新生儿保健等五个方面分别予以介绍。本书力求通俗易懂，科学实用，可作为新婚夫妇、妊娠期及初为人母的妇女的基本读物，基层医师和社区医生亦可参阅。

　　随着医学科学技术的更新和发展，医学科学水平的不断提高和对疾病的认识不断深化，妇产科诊治水平较前有了大幅度的提高，医学模式由单纯的医疗转变为医疗与社会心理并重，并在医疗过程中更多地体现出人性化的关怀。现代人生活水平的提高，对健康保健的要求亦更高。因此，为适应社会的发展，满足人们对孕产妇全程保健知识的需求，笔者在临床医疗中不断地积累知识，并将这些知识充实于本书中，以帮助读者安全度过孕产期，使母子平安，家庭幸福。

　　谨在此对广大读者给予的关心和支持表示衷心的感谢！

邢淑敏

第一章　受孕知识及孕前准备

第二章　顺利度过妊娠期

第三章　主动配合平安分娩

第四章　产褥期的康复

第五章 新生儿期保健

第一章 受孕知识及孕前准备

1. 女性生殖器官的构造是怎样的

女性生殖器官分为外生殖器、阴道和内生殖器三部分。外生殖器在身体表面,包括阴阜、大阴唇、小阴唇、阴蒂和阴道前庭等。内生殖器位于盆腔内,包括子宫、输卵管和卵巢。阴道位于二者之间。

(1)外生殖器

①阴阜。是在小腹下面耻骨联合前的隆起部分,长有阴毛。

②大阴唇。是两股内侧一对肥厚的皮肤皱襞,上起阴阜,下至会阴,其外侧亦有阴毛。

③小阴唇。在大阴唇内侧,是一对狭长的皮肤皱襞,表面红润、无阴毛,像一对鸡冠状组织。

④阴道前庭。两侧小阴唇之间构成的菱形区。内有两个开口,上方的小口是尿道外口,向上通向膀胱,是排尿的通道。下方的口较大,是阴道口。

⑤阴蒂。位于小阴唇上方,如豆状,由一对能勃起的海绵体组成,外面有纤维膜包裹。阴蒂上有丰富的血管及神经末梢分布,感觉特别敏锐,是性感觉最强的部位。性冲动时能勃起。

(2)阴道:是连接外生殖器和内生殖器的一个管道,上方连着子宫颈,下方为通向体外的阴道口。未婚女子阴道口有一层薄膜,叫作处女膜,中间有小孔。阴道全长约10厘米,有伸展性,是月经血外流和生孩子的通道,也是性交的器官。

(3)内生殖器

①子宫。大小如鸡蛋,形状像一个扁平倒置的梨。中间有三角形空腔,是产生月经和孕育胎儿的地方。下部为向阴道凸出的子宫颈,经子宫颈管和阴道相通,精子从这里进入子宫、输卵管。未怀孕的子宫重量为50克左右,怀孕后,子宫随胎儿增长而增大,待婴儿出生后,又能较快地复原。

②输卵管。是从子宫角两侧伸出的两条管子,一端开口于子宫腔,另一端开口于腹腔,是精子、卵子的通道,也是精子和卵子结合的地方。其靠管壁蠕动及纤毛运动将受精卵送到子宫腔内。

③卵巢。在子宫两旁,输卵管的后下方,为两个杏核大小的组织,能周期性地产生和排出卵子,并能分泌女性激素,以促进生殖器官的发育和女性第二性征,如乳房的发育,以维持性功能和生育功能。

2. 男性生殖器官的构造是怎样的

男性生殖器官主要分内、外两部分。内生殖器有睾丸、附睾、输精管、精囊腺、前列腺和尿道球腺。外生殖器有阴茎、尿道和阴囊。

(1)内生殖器

①睾丸。在阴囊内,呈卵圆形,左右各一,是产生精子、分泌男性激素的场所。男性激素可促进男性生殖器官的发育,保持男性生理特征,如长胡子和性功能,并能促进精子生长。睾丸内有许多曲细精管最终汇集成睾丸网,再合并成十多条输出小管与附睾管相连。

②附睾。位于睾丸的后上方,左右各一,形状扁平。睾丸产生的精子通过曲细精管,贮存在附睾内。

③输精管。是一条细长的管道,左右各一,一端起于附睾,另一端开口于尿道,主要作用是输送精子。

④精囊腺、前列腺、尿道球腺。均是附属性腺,开口于尿道,所产生的弱碱性液体是精液的主要成分,约占90%,有利于精子的生存和活动。

(2)外生殖器

①阴茎。是一个圆柱状海绵样的器官,整个外形像蘑菇,其顶端就是阴茎头,又叫龟头,蘑菇柄即是阴茎体,有尿道贯穿其中。阴茎上有丰富的血管和神经分布,是性交的器官,它有两种功能,一是排尿,二是射精。

②尿道。是一条较细的管道,全长约12厘米,内口连着膀胱,外口在阴茎的龟头上。输精管、精囊腺、前列腺等均开口在尿道,是排尿和排精的通道。

③阴囊。是一个皮囊,有左右两部分,分别容纳左右两侧的睾丸。

3. 怎样掌握妇女的排卵时间

每个女性都有1对卵巢,它除了分泌激素外,还有排卵功能。

女孩生下来,其卵巢内有200万～300万个未发育的卵泡,生理学上称为"始基卵泡"。每个始基卵泡内部有1个卵母细胞,四周环绕着颗粒细胞,形成卵泡。这些始基卵泡中只有300～400个能随着女性年龄的增长而发育成熟,其余的便自行退化了。一般每个月只有 1 个卵细胞成熟排出,多为左、右卵巢轮流排卵,少数情况也有 1 次排出 2 个,甚至 2 个以上的卵子,如果各碰上 1 个精子受精就会发生多胎妊娠。

排卵有一定的规律性,月经周期为 28 天的妇女,通常在下次月经来潮前 14 天左右排卵。即使月经周期不是 28 天,无论缩短或延长,排卵期仍在下次来月经前 14 天左右。但由于有的妇女月经周期十分不规律,周期间可相差数日或数十日,因此难以准确计算排卵时间。此外,排卵受脑垂体内分泌活动的影响,而脑垂体又受下丘脑及大脑的指挥与调节,因此排卵常受外界环境、本人情绪变化、身体健康状况、性生活等多种因素影响而发生变化。另外,新婚、分居的妇女,产后、流产后及哺乳期的妇女,或长期服用口服避孕药后停药的妇女,排卵的规律都可能发生变化。排卵时间或提前,或延后,也可能有额外排卵(即在一般排卵时间之外的排卵)或停止排卵等。

4. 什么是基础体温

基础体温又叫静息体温,指人经 6～8 小时睡眠醒来后,尚未起床、进食或谈话前所测定的体温。它可以间接反映卵巢的排卵功能。正常生育期妇女的基础体温于经期后稍低,排卵日可能更低。排卵后,由于黄体形成并分泌黄体酮,作用于丘脑下部体温中枢,使体温升高 0.3℃～0.5℃,直至下次月经前 1～2 天才下降。因此,有排卵者月经周期中的基础体温是前半期低,后半期高的双相型;无排卵者月经周期的基础体温是始终处于较低水平的单相型。

测定基础体温可以了解有无排卵及黄体的功能,估计排卵日期,届时性交可促进受孕,并可判断是否妊娠等。对卵巢功能失调及不孕患者的诊断、治疗及观察疗效甚为重要。因其可受多种因素影响,故应嘱咐受试者掌握正确的测定方法,还应将可能影响体温的因素,如服药、感冒等情况标明。一般需连续测定 3 个月以上。

5. 什么是正常精液

精液由两种主要成分组成。液体部分为精浆,主要是黏液和水,约占 90% 以上;有形成分主要是精子和其他细胞,占 10% 左右。

精子由睾丸产生,在附睾内发育成熟,再经过输精管、射精管,由尿道排出。而在排精过程中,附属性腺,如精囊腺、前列腺、尿道球腺、尿道旁腺、附睾等的分泌物也一齐排出。

刚离人体的精液为浅黄色或灰白色胶冻样,相当黏稠,呈弱碱性,有特殊气味,约经10余分钟可以变稀成水状。精液中含有较多的果糖、蛋白质、前列腺素、酶类等,对精子很有益处,适合于精子生存与活动,并供给热能。

正常情况下,一次排出的精液量为2～6毫升,每毫升精液中精子数为2 000万或以上。正常形态的精子应占70％～80％,存活率在70％以上。精液应在采集后的半小时内液化完全,液化中的精子才能充分发挥活动能力,它依靠其尾部的摆动和沿纵轴的旋转向前运动。

如有以下情况出现,是不正常精液,会影响受孕:①精液过稀或过稠。过稀可能是精子数目太少,过稠则使精子移动困难。②精液量只有1～2毫升。③精液呈酸性。④每毫升精液精子数不足2 000万,怀孕机会很少;少于400万,几乎不能怀孕。⑤正常形态的精子不足30％。⑥射精后0.5～2小时,a级活动精子的比例低于25％,a级＋b级活动的精子所占比例低于50％(a级指快速向前运动的精子;b级指慢速向前运动的精子)。

精液检查结果是否准确,其重要环节是精液的收集。要求病人在采取精液前3～7天禁止性生活。采取的精液应置于干净、干燥的玻璃瓶内,在2小时内送到化验室。正常精子计数变化范围很大,不能只凭1次检查结果便下结论。

6. 什么是受孕

人的生命是从一对生殖细胞(即卵子和精子)的结合开始的。经过母亲的"十月怀胎",然后"瓜熟蒂落",新生命诞生人间。简单地说,受孕包括受精,受精卵的发育、运送、着床,成胎及发育。

成熟的卵子,从卵巢排出到腹腔,常常落在输卵管口附近,输卵管把卵子吸入到管腔内,此时夫妻如有性交,精子通过阴道、子宫颈管、子宫腔,进入输卵管壶腹部与卵子相遇。通常,许多精子围绕着1个卵子,由精子顶部分泌出来的酶活跃起来,溶化了卵子的透明带,其中1个精子深入到卵子内,精子和卵子结合成为受精卵,经过一分为二、二分为四的细胞分裂,新的生命开始了。

受精卵一边分裂增殖,一边缓慢地移向子宫腔,在受精第3～4天后到达子宫腔内。受精卵上分泌出来的蛋白酶将子宫内膜溶化成一个小缺口,受精后第5～6日开始植入,第11～12日植入完成。受精卵植入到子宫内膜的过程称为着床。从此,胚胎就在这里与母体血肉相连,并逐渐发育成长。人类的胎儿成熟,从受精那天起,应该是 265 天左右,但如按停经的日子计算则约为 280 天。以 28 天为 1 个妊娠月,恰巧是 10 个月或者 40 周。

7. 已婚夫妇如何计划怀孕

结婚组成新的家庭,下一步就要考虑到新的家庭成员小宝贝的出生问题。如果夫妻还没有做好这方面的思想准备,也不具备养育孩子的经济条件时就怀孕,出生的孩子该有多么可怜。

考虑到各方面的因素,以及未来家庭的建设,选择适当的时期妊娠和分娩是很必要的,这就是计划生育。

首先,应该确定要不要孩子。有的家庭因家族中有遗传病史,如遗传性精神病、智力低下、先天性疾患、糖尿病、高血压等,或妻子患有慢性病,如心脏病、肾炎、癫痫等,对要不要生孩子犹豫不定,这就需要向医生请教之后,经过充分商量,再决定要不要孩子。如已确定要孩子,就须从夫妻双方的健康状况、年龄、工作及学习的安排,家庭的经济状况,甚至小孩出生后的哺养和教育问题等全面考虑,做到"心中有数",选择各种条件都处于最佳状况的时期,来完成生儿育女的人生大事。

8. 受孕要具备哪些基本条件

若想怀孕,应具备下面几个必须的条件。

(1)健康的精子及卵子:男方精液里的精子必须有质,即健康而有活动能力;有量,即发育成熟的正常男性每天睾丸中能产生几亿个精子,一次射精中有 4 000 万以上精子,正常精液,每毫升中的精子数不能低于 2 000 万。健康的成年女性每个月卵巢排出 1 个成熟而健康的卵子。

(2)正常而又通畅的生殖道:夫妇间性交时,男方必须将精子排入女方阴道。精子的必经之路,包括男性附睾、输精管、尿道,女性阴道、子宫颈管、子宫腔和输卵管,都必须畅通无阻,直到精子和卵子在输卵管壶腹部相遇,并结合受精。此时,受精卵再借助输卵管壁的蠕动及上皮细胞纤毛的摆动被送入子宫腔。

(3)合适的子宫腔内环境:子宫内膜必须是分泌期才能适合受精卵的种植和发育。

如果上述任何一个环节遭到破坏,则不能怀孕。

9. 如何选择妊娠及分娩的理想季节

在国外,有人通过试验的方法增加孕妇的胎盘血流量,使进入胎儿体内的氧气量增加,可以大大促进胎儿大脑的发育。因此,母亲如多吸入氧气,提高母体血中氧气的浓度,也可增加向胎儿输送的氧气量。这一点虽然没有确切的资料,但在动物实验中已观察到,在氧气浓度高的环境里饲养的母鼠,所生产的幼鼠活泼、好动、智能高。但人是不能直接吸入纯氧的。人如吸入100%的氧气,反而会引起氧中毒。所以怀孕后,应尽可能多呼吸新鲜空气,如每天到公园、绿草地散步。

胎儿的大脑皮质在怀孕的头3个月开始形成,4～9个月时发育最快。假如这时正巧是冬天,人们难以冒着严寒在户外散步。最好在春季到秋季的半年之内度过妊娠期。故怀孕最好在12～1月之间,分娩时间在10～11月。但也有主张怀孕在每年的8～9月,因为随着妊娠月份的增加,孕妇身体的负担也逐渐加重,所以应选择使妊娠后期容易度过的季节。酷夏和严冬当然都不好,秋天也不太合适,因为经过炎热的夏天,体力消耗比较多,再来完成分娩这件大事,对孕妇身体不利。一般来说4、5月份分娩最好,气候适宜,哺育婴儿也容易。当然,每个人都有自己的想法,也不一定非照此办理不可。

10. 妊娠、分娩的最佳年龄是多少

根据我国的具体情况,曾经提倡一对夫妇只生育一个孩子,因此更应注意提高人口素质。根据大量统计资料,妇女妊娠、分娩的最佳年龄是25～30岁。此时,女子骨骼系统发育完善,腹部肌肉发达有力,骨盆韧带处于最佳状态,故妊娠、分娩时发生各种并发症的机会最少。此外,这个时期学习告一段落,身心发育都已成熟。这个年龄范围的妇女知识积累较丰富,工作稳定。结婚后如在此时有计划地生育孩子,父母就能用较多的时间和精力从各方面来关心和教育下一代。

11. 少女妊娠及分娩有何危害性

不到20岁的女孩就怀孕生子,由于其身体发育还不成熟,妊娠不仅会影响母亲健康,也影响胎儿的正常发育。

根据大量统计资料表明,青春发育期怀孕的少女易患高血压、风湿热、心脏病、肾脏病等10余种疾病,说明她们的身体条件不足以承受孕育的重担。其临产和分娩时还易出现子痫、产程长、胎盘早期剥离、产后出血等20多种险情,不仅孕产妇死亡率高,而且发生低出生体重儿及1岁以内幼儿夭折者占6%,为非青春期孕妇所生婴儿死亡率的24倍。即便是顺利度过了怀孕及分娩关,年轻的父母背负了养育的重担,除了影响他(她)本人的工作、学习外,还常常不能妥善处理婴幼儿的教育问题,而这种早期教育对孩子智力的开发是至关重要的。

12. 高龄孕妇会出现哪些问题

我们提倡晚婚、晚育,但决非"越晚越好"。一般不主张35岁后生育,原因是35岁后的妇女怀孕机会减少,且易发生流产。另外,随着年龄的增长,卵细胞逐渐老化。而且,因为长期受环境中有害因素的影响,卵子在分裂时往往出现染色体分裂异常,因而生下畸形儿,特别是先天愚型儿的机会增多。有大量资料证明,35岁以上妇女所生的孩子,发生先天性缺陷的机会较25～30岁的妇女多2倍以上,并随着年龄增长而递增,45岁以上则超过10倍。还要指出,高龄初产妇(指35岁以上)其子宫颈和阴道等处软组织的弹性差,骨盆关节、韧带松弛性差,故产程延长及难产的风险也增加,并容易出现妊娠期高血压和糖尿病等并发症。年龄越大,产后恢复越慢,育儿方面的体力也不及年轻妇女。所以,生孩子应当在35岁以前,而且最好在30岁左右。

13. 什么是不孕症

一般情况下,具有正常生殖功能的成年男女,婚后一直生活在一起,性生活正常,又没有采用避孕措施,1年内怀孕的可占95%以上。医学上将夫妇婚后生活在一起,未采取避孕措施,经2年仍没有怀孕,称为不孕症。从来未怀过孕者为原发不孕症;婚后曾经流产或分娩后未避孕,又连续2年未再怀孕,则为继发不孕症。目前,国内外对不孕症的诊断年限标准不一,也有采用婚后1年不孕作为诊断标准者。

假如男女任何一方存在明显的生殖功能不正常,则不论婚后多久,都可诊断为不孕症。结婚年龄在30岁以上者,就不一定要等2年才进行检查。因不孕症的治愈率随年龄的增长和不孕时间的延长而递减,故年龄偏大的妇女应

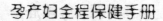

及早进行检查及治疗,以免错过时机。

从生理上讲,怀孕、生育是由女方承担,所以一般人误认为不孕只是女方的问题,而男方常自认为没有责任,甚至为了不生孩子的事造成家庭破裂。实际上经调查,不孕夫妇中约 40% 是由于男方存在问题。所以,寻找不孕的原因应从男女双方着手,双方都需要进行检查。男方到泌尿外科或男科检查,女方到妇科检查。

14. 女性不孕的原因是什么,应做哪些检查

女性不孕的原因比起男性来要复杂得多,大致可分为 3 个方面。

(1)影响卵巢产生卵子及内分泌功能失调:可以有先天性因素,如先天性卵巢缺如或发育不全;后天性原因,如肿瘤、炎症、手术、放射线损伤或切除了卵巢组织,因此而不能产生卵子。此外,由于全身性疾病,如精神过度紧张或焦虑引起的神经内分泌功能失调、营养不良、急性传染病、结核病、糖尿病或内分泌疾患等慢性病,以及各种理化因素,如放射线、高温或铅、酒精、烟草等造成的慢性中毒,均可引起不孕症。

(2)阻碍卵子与精子结合或阻碍受精卵着床:先天性畸形,如先天性无子宫、无阴道、子宫发育不良(幼稚型子宫)及子宫畸形或阴道、处女膜闭锁等;后天性,如各种生殖道炎症,包括阴道炎(滴虫、念珠菌、淋球菌等感染)及重度宫颈炎,均会产生大量黄脓样分泌物,影响阴道的酸碱度,不利于精子的活动与生存。结核性或衣原体等输卵管炎可造成输卵管管腔堵塞。其他,如子宫腔粘连、子宫颈管粘连及子宫内膜异位症,特殊部位的子宫肌瘤等,均可引起不孕。

(3)原因不明性不孕:约占不孕症总数的 10%。到目前为止,还有极少数不孕症的夫妇查不出明确的原因。

不孕症夫妇,如男方经检查生殖器官、精液等均属正常,也没有全身性疾病,女方则应进行全面而系统的检查。其中包括全身体格检查、生殖器官的发育情况与功能检查。如生殖器官基本正常,医生将有计划地安排一些特殊检查,包括基础体温测定、子宫内膜活检、输卵管通畅试验、交媾试验、各种激素的测定,甚至腹腔镜检查等。检查的原则必须由简单到复杂,边检查边治疗。

15. 男性不育的原因是什么，应做哪些检查

男性不育的原因主要有 3 个方面。

(1)精液异常：表现为无精子、精子数量过少、精子发育异常或死精子过多等。造成精液异常有先天性原因，如双侧隐睾症、睾丸发育障碍、畸形、无睾丸症等。后天的原因，睾丸局部病变，如睾丸炎、睾丸结核、睾丸肿瘤、附睾疾患等；还有全身性疾病，如维生素缺乏症、结核病、糖尿病，以及各种理化因素，如放射线、高温或铅、酒精、烟草造成的慢性中毒等。

(2)精液排出障碍：如阴茎过短、严重的尿道下裂、阳痿、输精管部分或全部缺如及输精管腔因患炎症、结核而堵塞等。

(3)免疫因素：精子、精浆可以在体内产生抗自身精子的抗体，使射出的精子发生凝集而制动，从而不能前进穿透宫颈黏液。

因此，如有不育，男方应到泌尿科进行全面检查。除了向医生详尽述说病史，进行全面的体格检查外，最重要的是做精液检查。检查前的 3～7 天应避免性生活。最好用手摩擦生殖器引起射精，将精液射入干净的玻璃瓶中，加盖立即送检；不宜用阴茎套收集精液，因橡皮套及滑石粉有杀灭精子的作用。在冬季，精液需注意保温，并在 2 小时内送到实验室，这样才能准确地反映精子数和活动能力。如不正常，则需多做几次检查再行判断。

16. 什么是人工授精

人工授精就是把男方的精子，在女方排卵期间，用人工的方法送到子宫颈管内或宫腔内，以达到受孕的目的。

以下情况可以考虑施行人工授精术：男方精液正常，但性功能不正常，如阳痿、阴茎过短及过小、尿道下裂等，不能将精液射入阴道；或精液量和精子数过少，精子活动力不足(一般总数少于 2 000 万/毫升，a 级＋b 级活动的精子比例少于 50%，详见本书问题 5)。女方阴道狭窄、阴道痉挛、子宫位置不正，不能直接接受精液；宫颈黏液过于黏稠，精子不易穿透。

总的来说，男方精液和精子有问题者，采用其本人的精液做人工授精效果不好，只有 10%～15% 的成功率。采用其他正常人的精液行人工授精可提高成功率，但因有些卫生机构(包括个体开业者)滥用人工授精术作为牟利的手段，不仅带来社会、伦理、法律等问题，还会人为地造成遗传病儿的出生。卫生

部已发出紧急通知,要求严格管理,未经允许不得随意开展人工授精术。

17. 什么是试管婴儿

1978 年,世界第一例试管婴儿路易斯·布朗在英国诞生,举世震惊。我国首例试管婴儿也于 1988 年 3 月在北京诞生。目前,世界各地普遍开展了此项工作,至今已有众多的试管婴儿出生。试管婴儿是指体外受精和胚胎移植成功而出生的婴儿。由于卵子和精子的结合及早期胚胎的发育都是在试管内进行的,所以称为"试管婴儿"。

此项助孕技术最初用于精液质量差或输卵管阻塞的不孕患者。在体外受精成功后,再将发育早期的胚胎移植入子宫腔而获得生育机会。当今,此项技术广泛用于某些遗传性疾病,配合植入前诊断技术,能做到选择正常的卵细胞进行体外受精,或选择正常的胚胎进行移植,从而避免了有严重遗传病的婴儿出生。此项技术包括刺激排卵、取卵、体外受精、胚胎移植等一系列复杂步骤,妊娠成功率约为 30%。

18. 决定婴儿性别的因素是什么

生男生女的真正奥秘是什么呢? 我国由于封建思想残余,重男轻女的思想浓厚,往往因生了女孩而引起婆媳之间、夫妻之间的不和,把不生男孩归咎于女方,还有因此而离婚的。

人体每个细胞内都含有相等数目的染色体 23 对,其中一对为性染色体,专门管理人体的性别。性染色体有两种,一种是 X 染色体,另一种是 Y 染色体。男性的性染色体是由 1 条 X 和 1 条 Y 染色体配对而成,而女性的性染色体却是由 2 条 X 染色体组成。但是,作为人类生育的"使者"——精子与卵子,却不同于身体的其他细胞,它只有 23 条染色体,其中只有 1 条性染色体。女性所产生的成熟卵子全部都是 22 条常染色体和 1 条 X 染色体;而男性则有两类精子,一类是 22 条常染色体和 1 条 X 染色体,另一类是 22 条常染色体和 1 条 Y 染色体。因此,任何一个成熟卵子与含 X 染色体的精子结合,生下的是女孩;与含 Y 染色体的精子结合,则生下的为男孩。即 X 精子+X 卵子→女孩(XX);Y 精子+X 卵子→男孩(XY)。因此,生男、生女取决于是含 X 还是 Y 的性染色体的精子与卵子结合,既不由妻子决定,也不由丈夫决定,完全是一个机遇问题。

19. 生男生女能自己选择吗

生男、生女的性别比例是一种天然的平衡，非常有意思的事实是天然的性别比例分布，男和女几乎相等。如果这个性别的比例被破坏了，它会带来不少的社会问题和有关疾病。比如，"重男轻女"造成过剩的男性，则在结婚、生活等方面都会碰到问题。有些病症，如血友病、色盲等遗传病还与性别有关，称为"伴性遗传"，性别比例失衡伴随而来的特殊疾病也会增加，整个民族健康就会受到影响。

"生男生女都一样"，这种说法是十分正确的。医学上鉴别胎儿性别的目的主要是避免一些伴性遗传病儿的出生。

20. 妇女准备怀孕前应做哪些检查

为孕育健康的婴儿创造有利的条件，应提倡妇女在准备怀孕前到妇产科做一次全面的健康检查。

（1）了解有无重要疾病：如心脏病、肾脏病、高血压、甲状腺疾病等，目前是否已治愈或仍在用药，病情控制得如何。必要时，还要请有关科室会诊，决定能否妊娠，以避免不必要的孕后流产。还应注意的是牙齿的疾病，有需要补牙或需要拔牙的应尽量在孕前治疗，以免孕期发病用药不当；孕期更不适合拔牙。

（2）遗传病监控：对有遗传病史或家族史者提供必要的产前咨询。

（3）家中养猫、养狗或从事屠宰业工作者：应检查有无弓形虫感染。发现感染者，应进行治疗后再怀孕。

（4）检查有无生殖道炎症、畸形或肿瘤：发现异常者，应予以治疗或给予必要的指导。

（5）提倡做宫颈涂片检查：以便及时发现宫颈癌或宫颈癌前病变，避免患有严重宫颈病变的妇女怀孕，以致耽误了疾病的治疗。

（6）性病筛查：孕前应进行艾滋病及梅毒的筛查，发现异常应进行治疗。

（7）进行生活指导：孕前2～3个月补充叶酸或含有叶酸的多种维生素，戒除烟、酒等不良嗜好，不随便使用紧急避孕药，月经逾期应及早了解是否怀孕，避免滥用药物，不要做X线检查。

21. 妇女取出宫内节育器后多久才可以怀孕

宫内节育器是许多妇女采用的长效避孕措施。宫内节育器种类繁多,但都不外乎是通过机械、化学或生物等途径改变子宫腔的内环境,干扰孕卵着床来达到避孕的目的。目前常用的节育器使用年限为 5～10 年,妇女希望妊娠时可随时将节育器取出。

宫内节育器并不影响妇女的卵巢功能,每月仍有正常的排卵,因此宫内节育器能防止子宫内的妊娠,却不能防止异位妊娠。一旦取出节育器,子宫腔的微环境即可恢复正常,随时都可以怀孕。然而,因不规则出血或感染而取出节育器者,子宫腔内环境的恢复往往需要较长的时间,最好经治疗后,待月经恢复正常再怀孕。

曼月乐环是一种含有激素的节育器,每日恒定释放左炔诺孕酮 20 微克,通过高浓度孕激素对子宫内膜局部的影响而发挥避孕作用,但对全身及卵巢功能几乎没有影响。放置此类节育器后,部分妇女会发生闭经,但对健康却没有危害。取出节育器后,子宫内膜局部的孕激素水平降低,在卵巢周期的作用下,月经往往在短期内复潮。月经来潮即表明节育器对子宫内膜局部影响的结束。月经复潮后,凡有妊娠意愿者随时可以怀孕。

22. 妇女停止使用口服避孕药多久才可以怀孕

短效口服避孕药是妇女常用的避孕措施之一,除有避孕作用外还有多方面的治疗作用。使用避孕药的妇女停药多久可以怀孕,这一问题也随着避孕药物的发展有所变化。早期使用的避孕药根据当时的研究结果,曾建议妇女在停药半年后再怀孕。目前,市售的口服避孕药采用高效及高选择性的孕激素,剂量明显低于以往的避孕药。根据国外的研究结果证明,在停药后来一次月经,实际是一次撤药性出血后便恢复排卵,妇女可以根据自己的意愿随时都可以怀孕。

23. 引起胎儿发育异常的因素有哪些

除了父母会带给孩子遗传性疾病以外,在受孕以前及母亲怀孕期间,还有很多因素会对胚胎产生影响,造成胎儿的先天性疾病。

受孕以前,致畸因素可作用于精子或卵子而引起畸胎。女性体内卵子的成熟分为两个阶段,第一阶段在女性胎儿期就完成了,第二阶段直到卵子成熟、排出前才完成。按照女性排卵规律,一般是 1 个月排出 1 个卵子,因此卵巢内其他卵子一直处于两个阶段之间,故各种不良因素都会影响卵子,这就是高龄妇女生下畸形儿的机会要比年轻妇女高得多的原因。男性精子的成熟过程约 64 天,此间若存在不良因素的影响,也可造成精子异常。

正常的胚胎发育过程要经过受精卵期、胚胎期和胎儿期,在母体内经过约 265 天才能发育成熟。但胎儿每个器官的发生、发育成长都有严格的规律,大部分是在妊娠早期 5~12 周进行。这个时期内,胚胎对外界的各种致畸因素特别敏感,不良因素所产生的影响也最大,可使胎儿致死或造成严重畸形。怀孕 3 个月后持续到妊娠晚期,某些器官还在继续分化、发育,致畸因素能使胎儿个别器官产生畸形、大脑发育异常或精神发育迟缓。通常能致畸的因素有风疹病毒、弓形体等微生物,某些药物、X 射线、香烟、酒精及污染的环境等。因此,要想生下一个健康聪明的小宝宝,男女双方无论在孕前期或孕中期都要格外注意,避免接触各种不良因素。

24. 如何减少有缺陷婴儿的出生

若能避免下面述及的一些不利因素,就可能防止或减少有缺陷婴儿的出生。

(1)尽量避免高龄(35 岁以上)妊娠:因为 35 岁以上的妇女分娩畸形儿的概率增高。

(2)男女任何一方身体健康状况欠佳时要避免妊娠:如患急性传染病、病毒性肝炎、风疹、流感等,因为这些疾病可能影响精子和卵子的质量及胚胎的正常发育。如女方患有心、肝、肾等慢性疾病并影响到脏器功能时,则应避孕,待到病情缓解、停药及脏器功能恢复正常时再妊娠。

(3)避免接触放射线:直接接触放射线的女性,最好脱离接触放射线一段时间后再妊娠。

(4)停用药物:长期服用某些有致畸作用或不良影响的药物,如抗癌药、抗癫痫药、链霉素、四环素等,最好在病情稳定,停药一段时间后再怀孕。

(5)忌烟、酒:避免一些不利因素对精子、卵子或受精卵的影响。烟、酒对生殖细胞都有不良影响,还可使受精卵的质量下降。因此,如想要怀孕,最好在夫妇双方戒掉烟、酒 2~3 个月后再怀孕为好。

(6)创造一个良好的受孕环境:天气、地点及双方情绪等都应该调整到最佳的状态。一些迷信之说,如"虎年生虎子""羊年生人命苦"等,纯属无稽之谈,不要因此而去做人工流产。

25. 放射线对胎儿有什么影响

放射线具有很强的穿透力,进入人体后产生各种各样的影响。小剂量放射线经常照射能引起组织损伤和基因突变,大剂量可能引起染色体断裂。胎儿受到照射可导致多发性畸形和智力发育障碍。这些都有实验结果,并有医学统计证明,如第二次世界大战期间,日本广岛、长崎的原子弹爆炸后,当地就有大量的畸形儿出生。

因此,长期接触放射线工作的人员,平时要注意防护,最好脱离一段时间后再妊娠。孕妇要尽量避免 X 线照射。妊娠早期,胚胎的各种组织在逐步分化而形成不同器官。此时,胚胎对放射线异常敏感,受到照射极易发生各种畸形或影响胎儿生长发育。妊娠中期以后,胎儿的大多数器官已基本形成,放射性损伤很少引起明显的外观畸形,但此时胎儿的生殖系统、牙齿、中枢神经系统——脑和脊髓仍在继续发育,如受 X 线影响可能发生生长障碍、功能障碍或智力低下。

对于可能已怀孕或妊娠早期的妇女,不可轻易地做 X 线检查,万不得已需要进行此项检查时,也必须要屏蔽下腹部。X 线对晚期胎儿的影响相对要小些,必要时可以进行 X 线检查(需指出,仍应首选 B 超或磁共振检查)。准备怀孕的妇女不慎受到较大剂量的 X 线照射,最好暂时推迟怀孕。若在妊娠3 个月内接受了腹部 X 线照射,或反复接受多次胸部 X 线照射,考虑可能对胎儿造成不良影响时,可以施行人工流产术。

26. 准备怀孕的夫妇需要戒除烟酒吗

烟草燃烧后产生的气体中有 1/2 的物质对人体有害,其中主要为尼古丁、氰化物和一氧化碳等。这些物质作用于末梢血管,使血管收缩。胎盘血管受到影响后,脐血中的氧气含量降低,引起胎儿缺氧,长期缺氧会导致胎儿生长受限。据统计,孕妇吸烟者比不吸烟者的自然流产、早产、死胎及围生期并发症发生率高,新生儿低体重者多,甚至可致畸形。如孕妇每日吸烟超过 20 支,其婴儿围生期死亡率便增加 35%。

酒精也是日常生活中较常见的致畸剂之一。酒精对胎儿的有害作用主要是损伤脑细胞，使脑细胞发育停止、数目减少，导致不同程度的智力低下，精神发育不良，并常有小头、小眼裂等面部畸形和先天性心脏病。致畸作用与饮酒量、酒中含酒精的浓度、不同胚胎时期有关。孕期越早影响越大，经常饮酒者较偶尔饮酒者危害大。孕妇若长期饮酒可致胎儿慢性酒精中毒，出现胎儿酒精中毒综合征。此外，烟、酒对生殖细胞亦有影响。因此，要想生一个健康、聪明的孩子，建议夫妇双方在女方妊娠前先戒掉烟和酒，妊娠后，孕妇更要绝对禁烟、禁酒。

27. 什么是遗传，对生育会有什么影响

　　俗话说"种瓜得瓜，种豆得豆，牛生小犊，山羊生羔"，这就是物种的繁衍。这种将亲代的形态结构、生理功能和外貌特征传给后代的现象，就叫遗传。

　　生活中，正如人们常说某家孩子的鼻子像妈妈，眼睛像爸爸，这正是孩子接受了父母双方遗传特征的缘故。我们还可以看到孙子长得像爷爷或奶奶，外孙像外公或外婆的现象，这是儿孙辈通过双亲，接受了祖辈遗传特征的表现。

　　人的繁衍是由父母的生殖细胞，即精子和卵子结合，发育分化而成。精子和卵子的细胞核中各含有23条染色体。受精卵的23对染色体，一半来自精子，一半来自卵子，携带着父母双方的遗传物质，形成了新的个体，一代一代传下去，永无止境。同样，遗传性疾病也可以一代一代地传下去，如不加以控制，势必增加遗传病儿的出生率。为了提高人口素质，需要通过各种途径来减少或杜绝遗传病儿的出生。

28. 遗传性疾病有哪些特点

　　目前已知的遗传性疾病达4 000多种，一般都有以下3个特点。

　　(1)先天性：因为发病的原因是由于染色体数目、结构的异常或基因的突变，故这种疾病在胚胎时期或胎儿发育早期已经存在，婴儿出生即已患病。

　　(2)终身性：大多数疾病持续终身难以治愈，如先天愚型、白化病等。某些疾病若能早期诊断，及时治疗，可能缓解症状或避免发病。例如，苯丙酮尿症的病儿若能在出生后3个月内确诊，6岁前坚持低苯丙氨酸饮食，就能避免出现智力发育迟缓的现象。

(3)遗传性：遗传病患者婚后生育便可将致病基因传给后代。由于致病的基因可以是显性或隐性的，因此遗传的方式也各不相同。常见的显性遗传病有马方综合征、多发性家族性直肠息肉症、遗传性舞蹈病等；常见的隐性遗传病有苯丙酮尿症、白化病、半乳糖血症等，男女均能患上述的遗传病。另有一种叫伴性遗传，如血友病、红绿色盲等，其特点是"传男不传女"。也就是说，男性发病，女性为致病基因携带者。

29. 遗传性疾病可以预防吗

遗传性疾病除了给家庭带来不幸，患者终身痛苦外，还可以将疾病传给后代。为了控制或减少各种遗传病的发生，需要注意几点事项。

(1)实行优生保护法：对凡有导致或很大可能导致其后代发生严重的遗传性疾病者，均应避免生育。这些疾病包括：先天愚型、白痴、遗传性精神病，显著的遗传性躯体疾患，如舞蹈病和肌紧张病、白化病等。我国有关部门已重视这个问题，正在拟定优生保护法。

(2)避免近亲结婚：亲上加亲会增加一些遗传病的发生率，这在医学统计学上已得到证实。近亲婚配所生弱智子女比非近亲婚配者要高 3.8 倍，所以我国婚姻法已禁止近亲结婚。

(3)避免高龄生育：妇女的生育年龄不宜超过 35 岁。

(4)遗传咨询：有以下情况者孕前或妊娠后应及早进行咨询。①年龄，女35 岁以上，男 45 岁以上。②有遗传病家族史。③夫妇一方有遗传病或是致病基因的携带者。④有生育畸形儿史。⑤有多次流产或胎死宫内史。⑥有接触致畸物质史，如接触放射线、同位素或服用某些药物等。⑦围生期感染史，如感染风疹、弓形虫病等。

(5)产前诊断：经过遗传咨询后，对一些有指征的孕妇做胎儿产前诊断，以了解有无先天性或遗传性疾病。常用的方法有绒毛活检染色体核型分析，羊膜腔穿刺或胎儿脐带血穿刺吸取羊水或脐血做各种检查，还可用 B 型超声扫描及胎儿镜检查等。

(6)及时终止妊娠：在产前诊断中确诊胎儿罹患疾病时，可以终止妊娠，避免有严重遗传或先天性疾病儿的出生。

30. 什么是产前诊断和植入前诊断

产前诊断是在妊娠后,为了解胎儿是否存在某些围生期感染、染色体异常或某些遗传性疾病,采用绒毛活检,抽吸羊水,经腹穿刺获取脐血,胎儿镜镜下观察胎儿体表结构,还可以取活组织检查,以及在孕妇外周血中分离富集胎儿血细胞等技术取得胎儿的材料。通过染色体核型检查,特异抗体、蛋白与酶测定,荧光原位杂交技术,超微量 DNA 提取、PCR 扩增、进行 SRY 基因检测等,对某些感染性疾病、染色体疾病及单基因病做出诊断,以便及时终止异常的妊娠,减少残疾儿的出生,提高出生人口素质。上述检查大多对身体有创伤,还有一定的流产风险。

植入前诊断则比产前诊断更提前了一步,即在卵子受精前或受精卵尚未植入前做出诊断,阻断了异常卵子的体外受精,或异常受精卵植入的机会,从而避免了终止妊娠的痛苦。方法是通过微活检技术获取卵细胞第一次成熟分裂产生的第一极体,分析染色体核型,采用 PCR 技术分析其基因,缺点是不能了解父源等位基因的情况。卵裂球活检是当受精卵分裂至 4~8 细胞时吸出单个细胞进行检查,还可以做胚泡活检,能获得 10 个细胞,二者均包含了父系的等位基因。

通过 DNA 扩增、基因测序及荧光原位杂交技术,蛋白与酶的测定进行诊断,目前能诊断的单基因病有数十种。例如,苯丙酮尿症、囊性纤维化病、杜兴(Duchenne)型肌营养不良、甲型血友病、乙型血友病、地中海贫血、马方综合征、成骨不全、脆性 X 综合征和家族黑蒙性白痴(Tay~Sach's)病等。还可以通过特异性染色体 DNA 探针进行荧光原位杂交检测目标染色体数目畸变。

植入前诊断,通常用于有遗传病家系的夫妇进行体外受精-胚胎移植时,选择正常的卵细胞行体外受精,或选择正常的胚胎进行移植,从而获得正常的妊娠。

31. 患有慢性疾病的妇女能否生儿育女

夫妻双方在身体健康时怀孕、生育,这是最理想的。但有些妇女患有慢性疾病,有些疾病为终身性,有些疾病一时康复不了,而又想要孩子,此时能否怀孕,能不能顺利地经历妊娠和分娩过程,对胎儿的发育有无影响等问题随之而来。对以上这些问题要从两个方面来分析考虑。一方面是妊娠、分娩是否会加重有慢性疾病孕妇的病情,使健康甚至生命受到严重威胁;另一方面是这些慢性疾病对胎儿到底会产生多大影响。由于妇女所患慢性疾病的种类和程度不同,对孕妇及胎儿的影响也各异,当然最终的妊娠结局也就不同。

(1)第一类疾病:如继发性贫血、慢性皮肤病(如牛皮癣)、慢性支气管炎及某些内分泌疾病等。只要产前定期检查,并给予适当药物治疗,一般来说对孕妇及胎儿的健康无不良影响。

(2)第二类疾病:如轻度心脏病(心功能代偿期)、轻型糖尿病及早期的原发性高血压病等。患这些疾病的孕妇需要在医师的严密监护及精心检查和治疗下,才能得到良好的妊娠结局。

(3)第三类疾病:如各种心、肝、肾疾病的急性期,慢性肾炎伴肾衰竭,心脏病心力衰竭,以及糖尿病伴有动脉硬化或肾衰竭等。妊娠后,往往会增加孕妇的心、肝、肾等的负担,致使疾病加重,甚至威胁生命。这些疾病还会影响胎盘功能,致使胎儿缺血、缺氧,导致胎儿生长受限、胎儿窘迫,甚或胎死宫内。即使采取孕期监护及治疗,也难以得到良好的结局,所以最好不要妊娠。

(4)其他:还有一些疾病,如甲状腺功能亢进、癫痫等最好经治疗待停药、病情稳定时怀孕为好。

因此,凡患有慢性疾病的妇女,在准备怀孕前应先向专科医师进行咨询,以决定能否妊娠。

32. 患肺结核的妇女能怀孕吗

肺结核是一种常见的慢性传染病。患者往往有持续低热、疲劳、咳嗽、咳痰,甚至咯血等慢性消耗性症状,需要积极治疗。如果处于肺结核开放期,随着咳嗽、打喷嚏喷射出的唾沫或痰液中的结核菌可以传染他人。如在这个时候妊娠、分娩、产后育儿等,都会增加患者的负担。治疗中所用的各种抗结核药物,如链霉素、异烟肼、利福平等都对胎儿有一定的影响,如引起先天性耳聋或致畸形等。故万一妊娠,亦应早期行人工流产手术。

随着抗结核药物及手术疗法的进展,完全治愈的病例越来越多,肺结核已经不是什么可怕的疾病了。在疾病痊愈后,不需要抗结核药物治疗时,再考虑妊娠和分娩。

曾患过结核病但已治愈的妇女,妊娠后也一定要加倍注意,要有足够的营养,充足的睡眠,规律的生活及安静、清新的环境,定期进行产前检查,在医师的监护及管理下平安地度过妊娠及分娩期。

33. 患心脏病的妇女在什么情况下可以怀孕

妇女在妊娠期间的血容量比妊娠前增加 35％～40％，在妊娠 32～34 周时达最高峰。妊娠后，随着子宫增大，膈肌升高，心脏移位，机械性地增加了心脏负担。分娩时由于子宫收缩、产妇屏气用力、腹压加大及产后子宫迅速缩小，致使大量血液进入血液循环。以上种种因素均增加了心脏负担。这些情况发生在健康妇女身上不成问题，但对患有心脏病的产妇则非同小可，甚则可能导致心力衰竭或死亡。

但也并非患有心脏病的妇女都不能妊娠。要根据所患心脏病的性质、心脏被损害的程度、心功能状况，以及能否进行心脏手术纠正等具体情况，由医师综合考虑后做出决定。一般来说，较轻的心脏瓣膜病和先天性心脏病的患者，如能胜任一般体力活动或活动后稍有心悸、气短和疲劳感的，可以妊娠和分娩，但要比健康人的风险性大一些。这类患者必须选择有心脏病专科的医院，由心脏科医师与产科医师协同处理整个妊娠与分娩过程。

如果患者稍微活动就感心悸、气短，夜间不能平卧、口唇发绀、呼吸困难、端坐呼吸、咯血或痰中带血丝，肝大和下肢水肿，则千万不可冒着生命危险去妊娠和分娩。有病毒性心肌炎的妇女，须治愈后才能妊娠。

34. 心脏病手术后的妇女还可以生育吗

由于心血管外科的发展，许多过去无法治疗的心脏病患者，包括先天性心脏病及后天性心脏病患者获得了手术治疗的机会，因而可以承受妊娠与分娩。

患心脏病的妇女在施行心脏手术后能否妊娠，取决于心脏病的种类、手术的方式及术后心功能的恢复状态，其中最重要的是心功能状态。术后心功能在Ⅰ～Ⅱ级，即一般日常活动不受限制者，通常都能承受妊娠与分娩的负担，可以考虑适时妊娠；心功能Ⅲ～Ⅳ级者，其日常活动已严格受限，则不应该妊娠。妊娠的时间为：先天性心脏病手术后 2～3 年，心脏置换生物瓣者手术后 2 年，而换机械瓣者手术后 2～3 年为宜。

由于心脏病的种类及手术方式的不同，对妊娠的条件与管理还有各自的具体要求。因此，这类妇女在准备怀孕前，需要到心脏科进行详细的心功能检查，做出能否妊娠的评估。妊娠后，亦应接受产科及心内科、心外科的共同监护与管理，以期获得安全的分娩。

35. 患高血压病的妇女可以怀孕吗

妇女平时血压在 18.7/12 千帕(140/90 毫米汞柱)或以上就是患有高血压病。首先要经医师检查血压高的原因,排除由于肾脏病或内分泌疾病所引起的高血压。只要是没有明显血管病变的早期高血压患者,一般都允许怀孕。

患有高血压的孕妇容易并发妊娠期高血压疾病,而且往往成为重症。此时血管痉挛加重,影响子宫、胎盘的血流灌注量。胎盘缺血、缺氧导致胎儿生长受限、胎儿窘迫,重者胎死宫内。若胎盘部位的底蜕膜出血,导致胎盘早期剥离时将严重威胁母、儿生命。

患高血压病的孕妇,在妊娠中期约有 1/3 的人血压可降至正常,但即使这样也不能放松警惕。孕期中,要注意休息、避免精神过度紧张,采用高蛋白、低盐饮食,及早进行产前检查,根据病情适当增加检查次数,按时服降压药使血压维持在接近正常的水平。只有这样才能降低妊娠期高血压疾病的发生,或者使发病推迟到妊娠 35 周后,以减轻对胎儿的影响。做到上述各项才能保障母、儿平安。

36. 肾炎对妊娠有什么危害

妇女在怀孕后,体内的血容量比妊娠前约增加 1/3 以上。由于血容量增加,通过肾脏的血流量也相应增加,因而妇女怀孕后肾脏负担加重。妇女患肾炎而未彻底治疗,症状未完全缓解或伴有高血压和蛋白尿者,妊娠会导致肾小球病变加重,甚至发生肾衰竭。妊娠后期,若并发妊娠期高血压疾病还可以进一步加重肾脏的损害,并损伤胎盘功能,导致胎儿窘迫、生长受限、早产、死胎或死产。总之,肾炎特别是伴有高血压及肾功能不全者的妊娠结局不良。已怀孕者最好终止妊娠,并劝其永久避孕。

曾患肾炎已基本治愈,血压正常,尿中蛋白仅有微量或偶有(＋)、肾功能已基本恢复正常者,还是可以怀孕的。但在妊娠期要注意监护,保证休息和营养,定期检查以便及时发现妊娠期高血压疾病,并采取相应措施。如能做好上述各项,多数妊娠的结局是圆满的。

37. 患肝炎的妇女能怀孕吗

肝脏是人体重要器官之一。它除了参加体内所有物质的代谢过程,还有分泌、排泄胆汁,解毒及合成某些凝血因子等功能。患肝炎后这些功能都将受影响,如此时怀孕,由于妊娠期新陈代谢增加,肝脏负担加重,将使肝功能进一步恶化。

早期妊娠时如患肝炎,会使恶心、呕吐、进食差等早孕反应加重。而严重的早孕反应又会影响肝内营养物质的补充,使肝炎病情加重,甚至引起急性重型肝炎,危及生命。妊娠晚期本来负担很重的肝脏,如再传染上急性病毒性肝炎,则易发生急性重型肝炎,严重威胁母、儿的生命。此外,患肝炎的孕妇并发妊娠期高血压疾病的机会也增多;分娩时还容易因血液不易凝固而发生产后出血。

患肝炎的孕产妇发生流产、早产、低体重儿及胎死宫内的概率均比正常孕产妇为高。患乙型肝炎的孕妇如表面抗原及 e 抗原均阳性,所生的新生儿未采取母婴阻断措施的,80%～90%可发生乙型肝炎。

妊娠早期合并急性肝炎者,以行人工流产为好。妊娠中、晚期合并肝炎者,则要在专科医师指导下,对肝炎进行积极治疗,采用高蛋白质的饮食疗法及卧床休息等,若病情平稳可以继续妊娠,但病情有恶化时应考虑终止妊娠。产后是否进行母乳喂养应依病情而定,重症及传染性强的患者不宜母乳喂养。表面抗原及 e 抗原阳性的母亲所生的婴儿,应当注射高效乙型肝炎免疫球蛋白和乙型肝炎疫苗。目前,我国全部新生儿均纳入乙型肝炎的计划免疫项目,这对阻断母婴传播有重要意义。

38. 患糖尿病的妇女可以生育吗

自应用胰岛素治疗糖尿病以来,糖尿病患者的不孕症显著减少,糖尿病孕妇的死亡已极少见。但糖尿病孕妇的围生儿死亡率仍较高,巨大儿、畸胎率也比正常人高 3 倍,达 6%～10%。糖尿病患者妊娠后,临床过程复杂,处理不当会危及母、儿生命。伴有明显肾脏病变或严重视网膜病变的糖尿病患者妊娠、畸胎的发生率可高达 20%,而且妊娠还会加重肾脏病变和血管病变,对母、儿均不利,故不宜妊娠。血压不高,心、肾功能和眼底均正常,或病变较轻的糖尿病患者可以妊娠,但妊娠过程必须由产科医师和内科医师共同监测及管理。如果糖尿病病情控制满意,并能及时治疗产科并发症,则妊娠、分娩可以得到满意的结果。

39. 患系统性红斑狼疮的妇女可以生育吗

系统性红斑狼疮是一种自身免疫性疾病,病变广泛累及全身各个脏器,包括皮肤、关节、心、肺、肾、脑及消化道等。

妊娠对系统性红斑狼疮的影响各家报道不一,多数学者认为,在妊娠早期及产褥期病情往往加重,并发妊娠期高血压疾病时会使红斑狼疮性肾炎恶化。系统性红斑狼疮对各期妊娠都有不良的影响,自然流产、早产、胎儿生长受限、死胎、胎儿窘迫及新生儿窒息均高于正常妊娠。当引起胎儿心脏传导系统纤维变性时,可导致胎儿心动过缓、心律失常及心脏传导阻滞。有些新生儿患先天性红斑狼疮,表现有典型皮肤损害、贫血、白细胞及血小板降低、心包炎、心肌炎,血中可查到特异性抗体。出生后一年,上述症状可以消失。

有学者报道,系统性红斑狼疮经治疗待病情稳定后再妊娠,约90%患者可以获得较好的妊娠结局。建议患系统性红斑狼疮的妇女,在准备怀孕前应先到免疫科进行咨询与评估。多数产科及内科医师的意见是系统性红斑狼疮活动期不要妊娠,经治疗后病情稳定一年(泼尼松维持量每日<15毫克)再考虑妊娠为好。当然,肾型及脑型的红斑狼疮则不应妊娠。

40. 患高催乳素血症的妇女能怀孕吗

高催乳素血症是指血中催乳素水平高出正常范围(PRL>30ng/ml 或395mU/l)。该症仅是一项实验室检查的异常,可以由多种情况引起,而非一种疾病。引起催乳素病理性增高的原因包括药物(吩噻嗪类、雌激素类、多潘立酮等),甲状腺功能低下,肾功能不全,垂体催乳素瘤及原因不明的特发性高催乳素血症等。

高催乳素血症可以干扰下丘脑-垂体-卵巢轴的功能,引起无排卵、黄体功能不足及溢乳,典型者表现为闭经、溢乳及不孕。该症需要针对病因进行治疗。20世纪70年代初,溴隐亭的问世使垂体催乳素瘤及特发性高催乳素血症患者的治疗出现了转机,闭经多年的患者经过特效治疗很快恢复了月经,并在短期内怀孕。目前,高催乳素血症患者怀孕已不是什么稀奇的事了。

41. 子宫畸形的妇女怀孕后存在哪些问题

胚胎时期，双侧副中肾管（苗勒管）的中下段在正中线处相融合形成子宫及阴道的上段。若一侧副中肾管未发育，将形成单角子宫；一侧发育不良，则形成残角子宫，其宫腔可与另侧子宫相通或不通；双侧副中肾管未融合，形成双子宫，双宫颈及双阴道；不同程度的融合不良，可形成双角子宫，纵隔子宫（完全或不完全纵隔）或弓形子宫等。

残角子宫妊娠时，由于子宫不能随胎儿生长而增大，往往在妊娠 3～4 个月时发生残角子宫破裂、腹腔内出血，而危及母亲生命，此时需要急诊手术治疗。其他的畸形子宫妊娠，由于宫腔的容积相对的小，或形状特殊而容易发生流产、早产、胎位不正。单角子宫或双子宫妊娠由于子宫上只有一条圆韧带附着，两侧牵拉力量不对称，偶可造成妊娠子宫扭转。分娩时，子宫收缩乏力、手术产、胎盘滞留及产后出血的发生率均高于正常分娩。因此，畸形子宫妊娠属于高危妊娠，孕期要加强监测，及时处理先兆流产、早产及突发的急诊情况。胎位不正时，不要勉强纠正，孕足月时选择适当的分娩方式，争取良好的妊娠结局。

42. 子宫内膜异位症患者何时怀孕好

子宫内膜异位症是由于子宫内膜的上皮、腺体及间质生长在子宫以外的身体其他部位造成，以盆腔子宫内膜异位症最为常见，多发生于生育年龄的妇女。其发病率有逐年增高的趋势。异位内膜在卵巢激素的影响下也呈现周期性变化，病灶反复出血并形成瘢痕，从而导致卵巢的巧克力囊肿、输卵管扭曲及子宫直肠窝的粘连封闭，但输卵管的通畅性多不受影响。

临床主要表现为疼痛（痛经、性交痛或盆腔痛），约占半数；不孕占 30%～50%。异位内膜引发的机体内分泌及免疫功能紊乱是造成不孕的主要原因。

子宫内膜异位症治疗的目的，是缓解症状及促进受孕，以手术治疗为主。腹腔镜或经腹手术去除病灶、松解粘连、恢复盆腔解剖，从而促进受孕。要求生育者应争取在术后半年内怀孕，此间不应避孕，以免失去受孕的良机。保守性手术的复发率可高达 50% 或更多，复发后体内又会出现原有的紊乱。同样，采用激素治疗的患者，无论是应用下丘脑促性腺激素释放激素激动药，或是用孕三烯酮，均可暂时抑制下丘脑-垂体-卵巢轴的功能，降低雌激素的水平,或作用于子宫内膜局部,使异位的内膜萎缩,从而纠正体内激素紊乱。凡有生育要求者,也应该争取在停药半年内怀孕。停药后,随着月经的复潮,疾病往往还会复发。

43. 子宫肌瘤对妊娠及分娩有什么妨碍

子宫肌瘤是妇女常见的良性肿瘤,30 岁以上的妇女约 20%患有子宫肌瘤。肌瘤可为单个,也可以是多个,其大小相差悬殊。肌瘤生长的部位可在子宫肌层内(壁间肌瘤),子宫表面(浆膜下肌瘤),或子宫腔内(黏膜下肌瘤)。浆膜下肌瘤及小的壁间肌瘤一般对妊娠和分娩没有影响;肌瘤大、数目多或黏膜下肌瘤,可使子宫体和子宫腔变形,或因输卵管受压而妨碍受孕或影响胚胎发育导致流产、早产或不孕。

妊娠合并子宫肌瘤时,如肌瘤较大,胎儿活动受限,容易产生胎位不正;分娩时,肌瘤可妨碍子宫收缩;生长在子宫下段的肌瘤还可能阻塞产道,影响胎儿娩出。分娩后,因子宫收缩不良易发生产后出血。妊娠期间,因子宫血液供应丰富,子宫肌肉增生、肥大,子宫肌瘤往往会迅速增大。若肌瘤中心缺血,血管发生破裂出血称为肌瘤"红色变性",孕妇常感腹痛,伴有发热,血白细胞增高等现象,是肌瘤在妊娠期较常见的并发症。

尽管子宫肌瘤对妊娠、分娩可以产生上述的各种不良影响,但因子宫肌瘤的位置、大小、数目不同,其后果也有很大差异。估计阴道分娩有困难者,可施行剖宫产术;娩出胎儿后,再酌情处理子宫肌瘤,可能时行肌瘤剔除。对患有子宫肌瘤的妇女怀孕后的要求是希望她们遵照医嘱,定期检查。

44. 子宫颈癌前病变患者还能生育吗

子宫颈癌前病变,是指阴道镜下宫颈多点活组织检查,经病理诊断的宫颈上皮不典型增生。根据不典型增生的程度,分为轻度不典型增生 CIN Ⅰ,中度不典型增生 CIN Ⅱ,及重度不典型增生 CIN Ⅲ,后者含子宫颈原位癌。轻度不典型增生常与尖锐湿疣病变并存,大多数可以自然消退。中、重度不典型增生自然消退的机会要少得多。

子宫颈癌前病变,特别是中、重度不典型增生可以发展为癌。从癌前病变发展到浸润癌需要经历数年甚至更长的时间。高危型人乳头瘤病毒感染是促使病变发展的重要因素。

一旦确诊为宫颈上皮中、重度不典型增生，一是不要过分紧张；二是要进行积极的治疗。癌前病变的治疗与浸润癌相比要简单得多，费用也相对低廉。通过子宫颈锥形切除（酌情做 LEEP 或冷刀切除），多可解决问题。宫颈锥形切除后的标本，经病理科医师详细检查，若切缘处不再存在病变，且术后复查宫颈涂片细胞学检查正常则可认为治愈。治愈后可以妊娠及分娩。

即使病理诊断为子宫颈原位癌，若患者迫切要求生育，经上述治疗后也可以允许其怀孕，临床上成功妊娠及分娩的例子不在少数。凡患有子宫颈癌前病变者，在分娩 6 周后行产后检查时，一定要复查子宫颈涂片。以后每年也要定期复查。

45. 子宫颈癌患者还有生育的希望吗

这里指的是子宫颈浸润癌，根据癌浸润的程度在临床上将其分为Ⅰ、Ⅱ、Ⅲ及Ⅳ期。有的分期又分 A、B 等。传统的治疗是根据分期的早晚分别采用子宫颈癌半根治术，即切除全部子宫及靠近子宫处的宫旁组织，或子宫颈癌根治术，即在上述手术的基础上，加上盆腔淋巴结清扫。子宫颈癌也可以采用放射治疗，包括内照射（通常采用后装机）及外照射，多用于较晚期的患者。目前，在放射治疗的同时能设法保护卵巢的功能，但照射后子宫内膜遭到破坏。

因此，子宫颈癌无论是采用传统的手术还是放射治疗，治疗后的妇女都将丧失生育功能。

子宫颈癌经多年大力普查，其发病率及病死率均有明显下降，但至今仍然占女性生殖系统恶性肿瘤的首位。其发病的年龄日趋年轻化，对年轻患者的生育问题理应受到关注。

近年来，国内外学者尝试采用根治性宫颈切除及盆腔淋巴结清扫保留子宫体的方法，治疗早期子宫颈癌（ⅠA1、ⅠA2、ⅠB1），取得了可喜的成绩。由于此种手术开展的时间较短，有限的资料表明，术后癌的复发率及患者的存活率与传统的子宫颈癌根治术相同。治疗后的妇女仍有妊娠的机会，但由于丧失了子宫颈内口，流产及早产的发生率高，仅有半数妊娠可达足月。该手术仅限于治疗早期的子宫颈癌，因此需要严格掌握适应证。

46. 卵巢肿瘤对妊娠及分娩有何影响

妊娠合并卵巢肿瘤较子宫肌瘤少见。近年来因强调早孕期检查（孕 3 个月前),再加上 B 型超声的应用,故能及早发现一些没有症状的卵巢肿瘤。

各种卵巢肿瘤合并妊娠,对妊娠、分娩的影响取决于肿瘤是良性还是恶性,所在部位和有无并发症等。

卵巢肿瘤常位于子宫两侧或后方。随着妊娠子宫的增长,肿瘤位置上升到腹腔,易产生扭转而发生坏死、破裂。如卵巢肿瘤仍留在盆腔内,分娩时可能会阻塞产道,影响胎儿娩出或因子宫收缩和胎头压迫而导致肿瘤破裂。一旦发生上述并发症,对孕产妇来说都是极其不利的。

当医师发现妊娠合并卵巢肿瘤,特别是活动度大的肿瘤,原则上均应行手术治疗。通常安排在孕 16～20 周手术,因此时手术不易引起流产。如为恶性,则不应再考虑胎儿的存活问题,应尽早行彻底的手术。如果在妊娠晚期才发现卵巢肿瘤,只要无恶性表现,可待分娩后将肿瘤切除,或剖宫产同时切除肿瘤。妊娠合并卵巢肿瘤的患者无论在孕期或产后,一旦发生急性腹痛要警惕肿瘤蒂扭转、破裂或感染的可能,应及时就诊。必要时需行急诊手术。

47. 卵巢恶性肿瘤患者还有生育的希望吗

恶性肿瘤患者首先考虑的生命安全,希望治疗得越彻底越好,以免日后复发。卵巢恶性肿瘤当然也不例外,即使发生于年轻的妇女,为了避免复发,医师和家属也多愿意施行及接受彻底的手术。手术往往行全子宫及双附件切除,在治疗疾病的同时也就丧失了生育功能。由于医学的发展,揭示出某些卵巢恶性肿瘤的发展规律,治疗方法不断进步及治疗经验的积累,目前对年轻患者保留生育功能的问题日益受到关注。

卵巢浆液性交界性瘤无论期别,只要没有浸润性种植,一般预后较好、复发晚。凡迫切要求生育的年轻妇女,可以考虑保留生育功能,但要求手术中详细探查盆、腹腔及对侧卵巢,切除大网膜及卵巢外的一切种植灶。早期卵巢上皮癌(ⅠA 及ⅠC)也可以考虑保留生育功能,但必须有正确的疾病分期及规范的手术及化疗。卵巢生殖细胞肿瘤对化疗极敏感,现已证明正规及规范的化疗治愈率可达 96%。此外,还有特异的肿瘤标记可供随诊,因此可以保留生育功能。

上面虽然谈了保留生育功能的条件,初看上去似乎很简单,实际要做到正确的判断与处理并非易事,那是需要医师有丰富经验。家属也应明白,保留生育功能是要冒一定风险的。无论哪种卵巢恶性肿瘤,凡保留生育功能者,都需要严密地进行随诊,一旦发现肿瘤复发时,需要及时地进行处理。

48. 患有梅毒的妇女能生育吗

梅毒是一种性病,是由苍白密纹螺旋体的微生物引起的慢性传染病。患梅毒的妇女妊娠后,螺旋体可以通过胎盘脐带传染给胎儿,使胎儿发生梅毒性病变,导致流产、早产、死胎。还有40%作为先天性梅毒患儿存活下来,一直延续到成年。

因此,患梅毒的妇女应在治愈后再妊娠。现代医学上已有准确而有效的检验及治疗方法,只要早期诊断,早期治疗,根治梅毒并不是什么难事。妇女在怀孕期间感染上梅毒,则更应及时治疗。

49. 患有淋病的妇女能生育吗

淋病是性病的一种。女性患淋病后,淋病双球菌可侵犯阴道、子宫颈、子宫内膜、输卵管而引起一系列的炎症反应。急性淋病如治疗不彻底,淋菌便可以长期潜伏于尿道旁腺及前庭大腺中,形成慢性感染,并可以导致反复发作。产妇患有淋病,胎儿在通过产道娩出的过程中即可受到感染,发生淋菌性眼结膜炎,又称"脓漏眼",如不及时治疗或治疗不当,往往可致失明。

因此,患有淋病的妇女应在彻底治愈后再怀孕。妊娠期发病者需要积极治疗,达到根治。为了预防新生儿淋菌性眼结膜炎,除了给孕妇常规做淋病涂片检查外,对刚出生的婴儿须用0.25%氯霉素眼药水滴双眼。患淋病母亲所生的婴儿,应先取眼分泌物做涂片及培养,眼部使用0.5%红霉素眼膏或1%四环素眼膏。当确诊为淋菌性眼结膜炎时,则应给予全身性抗生素治疗,可酌情采用青霉素、大观霉素或头孢类抗生素治疗。

50. 患外阴尖锐湿疣的妇女能生育吗

尖锐湿疣是由人乳头瘤病毒感染所致。好发生在女性的大、小阴唇,肛周,会阴部,严重时可波及阴道、宫颈、尿道等处。因其传染途径主要是性接触,故属性传播疾病之一。尖锐湿疣在妊娠时可迅速增多、增大,并可由阴道上行感染至子宫颈。如孕妇在阴道内或阴道口存在尖锐湿疣病变,通过阴道分娩时,新生儿可被感染,导致婴儿出生后不久就可能发生喉乳头瘤。孕期患有尖锐湿疣,小的可做冷冻治疗,大的可用电刀切除。为避免感染婴儿或分娩时病变处发生出血,对患严重的外阴、阴道尖锐湿疣的孕妇宜行剖宫产术分娩。

因此,患有尖锐湿疣的妇女最好是治愈后再妊娠。

51. 患艾滋病的妇女可以生育吗

在谈到患艾滋病的妇女是否可以生育时,首先要了解什么是艾滋病。艾滋病在 20 世纪 80 年代初首先发现于非洲,它是由人类免疫缺陷病毒(HIV)感染,导致机体免疫功能被破坏而发生的获得性免疫缺陷综合征。取该综合征英文单词首位字母 AIDS 而得名。该类患者机体免疫功能低下,抗病能力减弱,往往因机会性感染或卡波西肉瘤最终致死。艾滋病是一种性传播疾病,也是一种致死性传染病,至今尚无有效的治愈方法,故有超级癌症的称号。

感染了艾滋病患者体液(含血液、淋巴液、阴道分泌物、乳汁、精液、唾液等)中存在的 HIV,是疾病传播的根源。其主要的传播方式包括性传播(同性或异性的性接触)、血液传播(输入被 HIV 污染的血液及血液制品,或使用被污染的针头、注射器、剃刀、牙刷等),以及母婴传播。后者指感染 HIV 的妇女在孕期,病毒可以通过胎盘进入胎儿体内,或分娩时胎儿受到母亲阴道分泌物或血液中病毒的污染,以及通过含有病毒的乳汁哺喂婴儿,导致婴儿感染。

目前,艾滋病已成为全球性的公众健康问题。新华网报道,世界卫生组织和联合国艾滋病规划署 2004 年 12 月 23 日的最新报告指出,艾滋病疫情最为严重的地区仍是非洲,但亚洲及东欧已成为艾滋病传播最为迅速的地区。有报道 HIV 感染者中,妇女占 18%,近年来妇女 HIV 的感染率有急剧上升趋势。女性感染者中,生育年龄的妇女占 85%,90% 的艾滋病患儿是来自母婴传播,因此对感染 HIV 妇女的妊娠问题日益受到关注。

社会应该关心艾滋病患者,并需要广泛、深入地开展艾滋病相关知识的健康教育,使广大群众对艾滋病及其传播方式有正确的认识;使患者对自身的疾病能充分的知情。目前,虽然有一些阻断母婴传播的办法,但均达不到万无一失。为了对子女的健康与幸福负责,受 HIV 感染的妇女应严格地避孕,以杜绝 HIV 感染的婴儿出生,这可能是最明智的选择,对家庭和社会都有好处。

第二章 顺利度过妊娠期

52. 怎样知道自己已经怀孕了

妊娠后,体内将发生一系列的变化,有些变化出现较早,妇女自身便能感觉到已经受孕。

(1)停经:是怀孕首先的征象。育龄期的健康妇女平时月经规则,又未采用可靠的避孕措施,一旦月经逾期即应考虑妊娠的可能。

(2)早孕反应:停经40天左右,多数孕妇就会出现不同程度的食欲缺乏、恶心、呕吐,喜吃酸辣食物,讨厌油腻,并感到头晕、乏力、嗜睡等。

(3)乳房改变:怀孕8周左右,乳房由于受雌激素及孕激素刺激逐渐增大,自觉发胀或刺痛,乳头及乳晕颜色加深。

(4)尿频:妊娠2～3个月,逐渐增大的子宫在盆腔内压迫膀胱,可引起尿频。

已婚妇女如出现以上征象,就要想到可能是怀孕了,应到医院检查以确诊。

53. 月经逾期的育龄妇女能肯定就是怀孕了吗

生育年龄的妇女平时月经规则,一旦停经,首先应考虑是否怀孕;若再出现恶心、呕吐、食欲缺乏、头晕、乏力等早孕反应,则妊娠的可能性就很大了。需要指出,早期的异位妊娠(子宫外孕)与正常妊娠有时不易鉴别。另外,应当排除由于全身疾病,如结核病、贫血、内分泌失调等原因引起的闭经,有些全身疾病也能出现类似早孕反应的症状。故凡有闭经及恶心、呕吐、食欲缺乏的妇女,均应及时就诊,以确定是否为正常妊娠。

54. 测基础体温能否判断妇女已经怀孕

基础体温是指经过较长时间(至少6～8小时)睡眠,醒后尚未进行任何活动之前,所测得的体温。它可以反映静息状态下的身体热能代谢情况。生育年龄妇女的基础体温与卵巢激素的周期变化密切相关。排卵后,孕激素能刺激体温中枢,使体温较前升高 0.3℃～0.5℃,直至下次月经前 1～2 天或月经来潮第一天,体温才下降,因此正常月经周期中,每天所测得的基础体温的连线呈双相型曲线。而无排卵性月经周期因缺乏孕激素作用,基础体温无周期性变化,呈单相型曲线。

基础体温呈双相型的妇女,停经后高温相仍持续不下降者,表示体内持续有孕激素的作用,因此早期妊娠的可能性大;如高温相持续超过 3 周,则基本可断定为妊娠(含早孕及异位妊娠)。这主要是妊娠后卵巢黄体不萎缩,一直分泌孕激素所致。故观察基础体温的表现,是判断妊娠的简易方法,但应排除其他可致体温升高的因素,如感冒,全身感染性疾病或使用孕激素类药物等。为了确诊,常需加上其他早期诊断妊娠的方法,如妇科检查、尿妊娠试验、B 超检查等。

55. 妊娠试验的意义及诊断有哪些

妊娠后,胎盘绒毛滋养层的合体细胞分泌一种激素,称为人绒毛膜促性腺激素(HCG),可由孕妇血中或尿中测出。测定的方法有多种,都称为妊娠试验。当今,常用单克隆抗体酶免疫试验及化学发光法测定。定量试验的灵敏度高,能准确地测出血中微量的 HCG;定性试验则具有简便、快捷及灵敏的优点,妇女可以在家中自测尿妊娠试验。

妊娠试验可以协助诊断早期妊娠及与妊娠有关的疾病,如先兆流产预后的判定,流产后胎盘组织有无残留,以及诊断滋养细胞疾病(葡萄胎、恶性葡萄胎、绒毛膜癌)等。此外,对判定滋养细胞疾病的疗效,随访及早期发现恶性变或复发,均有重要意义。妊娠试验为妇产科常用而不可缺少的检查方法之一。

56. 如何计算预产期

已经怀孕的妇女,自然想知道自己该什么时候生小孩,好为将出生的小宝宝早做安排,这就需要学会推算预产期。从怀孕(即受精)到分娩大约经过265 天,但是多数妇女常无法准确地判定是哪一天怀孕的。为计算方便起见,医学上规定从末次月经来潮的第一天开始计算,则整个妊娠期就多了 2 周,为280 天左右,即 10 个妊娠月(每个妊娠月为 28 天)。常用计算预产期的方法有 3 种。

（1）从末次月经计算预产期：末次月经的月份减 3 或加 9（如不够减时），日数加 7。例如，末次月经为 1983 年 4 月 10 日，预产期应为 1984 年 1 月 17 日。又如，末次月经为 1984 年 2 月 10 日，预产期应为 1984 年 11 月 17 日；若按农历计算，月份计算同前，只是日数加 15 天。此种计算方法仅适用于月经周期规律者。

（2）从胎动时间推算预产期：如记不清末次月经日期，或哺乳期月经尚未来潮而受孕者，可以根据胎动日粗略推算。一般胎动开始日期在末次月经第一天后的 18～20 周，再加上 20 周就能推算出大约的预产期。

（3）B 超检查推算预产期：如有条件做 B 超，通过测量胎头双顶间径、头臀长度及股骨长度等进行测算，即可测出胎龄，并以此推算预产期。

以上测算的预产期与实际的分娩日期常有出入，若平时月经周期长短变化较大者，差距可能更大，可见预产期是一个大约的分娩日期。凡是在预产期前 3 周或后 2 周以内分娩者都是正常的。

57. 妊娠期胎儿的生长发育过程是怎样的

精子和卵子在输卵管里结合为受精卵，经过 3～4 天后从输卵管移行到子宫腔，当其植入子宫蜕膜后发育成胎儿。胎儿在子宫内发育生长时间，是从末次月经第一天算起，约经 40 周即 280 天左右。胎龄是以 4 周作为一个妊娠月计算的。

（1）胎儿的发育过程可分 3 个阶段

①受精后 2 周内（即停经 4 周）称为胚卵期。此时受精卵发生迅速的细胞分裂，形成胚泡。

②孕 8 周内称为胚胎。此时胚体初具人形，各器官也都在这个阶段分化、形成，如心脏已形成且有搏动，肝、肾也开始形成，故又称为胚胎器官形成期。

③孕 9 周以后称胎儿。各脏器继续发育成熟直至出生。

（2）胎儿发育的大概要

①妊娠 4 个月末（16 周末），胎儿身长约 16 厘米，体重约 120 克，外生殖器已可区分男、女，从母亲腹部可以听到胎心音，母亲自己也可能感到胎动。

②胎儿发育到 7 个月末（28 周末），胎儿身长约 35 厘米，体重约 1 000 克，头部有毛发，眼皮可张开，可有呼吸运动。如果此时出生，婴儿生活能力极弱，需要很好地护理才能存活。

③胎儿发育到 9 个月末（36 周末），胎儿身长约 45 厘米，体重约 2 500 克，

皮下脂肪发育良好,指甲已达指(趾)尖,出生后能啼哭及吸吮,生活能力较强,此时出生可以存活。

④孕40周的胎儿,身长约52厘米,体重大多在3000克或以上,皮下脂肪丰满,头发长2～3厘米,出生后能大声啼哭,四肢运动活泼,心跳,呼吸及吮吸力强,表现出很强的生活能力。

58. 妊娠期母体内有哪些变化

妊娠期由于胎儿的生长发育,母体内发生了许多变化,变化最为显著的有以下几方面。

(1)生殖系统:以子宫变化最为明显,其重量由未孕时的50克,增加到足月妊娠时的1000克左右。宫腔容量比未孕时增大约1000倍。子宫底于怀孕3个月后,从腹部即可触及,并随着怀孕月份的增加而上升,至妊娠9个月时,宫底可达胸骨剑突下。

(2)心血管:心脏位置因增大的子宫上推横膈而上移。孕妇全身血容量比怀孕前增加约35%,加重了心脏负担,致心跳加快。怀孕后半期血液稀释,血红蛋白有所下降,出现妊娠期生理性贫血。妊娠子宫增大后,压迫腹腔及盆腔大血管,使血液回流受阻,易致下肢和外阴静脉曲张和痔疮的形成。

(3)呼吸系统:母亲对氧的需要量及二氧化碳的排出量增加,使肺的负担加重;妊娠后期增大的子宫使膈肌活动受限,故孕妇呼吸比较急促。

(4)泌尿系统:孕妇由于代谢旺盛及替胎儿排泄废物,故尿中排出尿素、肌酐、尿酸等增加。又因妊娠期体内激素的变化,使平滑肌迟缓,致肾盂、输尿管扩张,输尿管蠕动减弱,尿流缓慢,且因右侧输尿管易受右旋的妊娠子宫压迫,故孕妇易发生肾盂肾炎,并以右侧者为多见。

(5)消化系统:早期妊娠常出现恶心、呕吐等早孕反应,多于妊娠3个月后好转。妊娠晚期因受增大子宫的压迫,再加以胃肠蠕动减弱,孕妇常有食欲缺乏、腹胀及便秘等。

(6)乳房:因激素的影响,乳房增大,乳头、乳晕变黑。妊娠晚期乳房开始有分泌功能,挤压时可挤出少量乳汁。

(7)其他:有皮肤色素沉着,面部出现蝴蝶斑,产后也不一定能完全消失。孕妇可因骨盆关节或椎骨关节等松弛,而发生腰骶或肢体疼痛等。

以上各种变化都属于生理现象,对健康无害。但孕期如未给予足够重视,可以诱发一些并发症。

59. 妊娠后子宫有什么变化

怀孕后,胎儿在子宫内生长发育,随着妊娠的进展,子宫逐渐增大。妊娠足月时,子宫腔的容量比未孕时增大 1000 倍左右。

子宫主要由平滑肌组成。妊娠后子宫肌纤维增生、肥大;妊娠后半期,则主要是子宫肌纤维本身的伸展、加长、变宽。因此,未孕时子宫重量仅 50 克,到足月妊娠时子宫重量可达 1000 克左右。子宫肌纤维之间有丰富的弹力纤维,使妊娠子宫变软而富有弹性。子宫血管增粗,血运丰富;胎盘绒毛伸入子宫蜕膜的血窦中,从而保证胎儿能自母血中吸取营养物质,并将其代谢废物排出。

子宫于妊娠 12~14 周开始有不规则收缩,随着妊娠时间的增加,子宫敏感性增高,收缩逐渐频繁,孕妇自己也能在腹部摸到子宫一阵阵的发硬,这种收缩是不规则的,没有明显不适的感觉,不影响休息,也不会引起子宫颈口扩张。而临产时的规律性子宫收缩,能引起宫颈口扩张,并使产妇感到不舒服,这才是临产征兆。

子宫下段即子宫峡部,是子宫体与宫颈交界处。子宫峡部在非孕期仅长1 厘米;妊娠后,峡部逐渐被拉长,形成子宫下段。足月时子宫下段可长达 7~10 厘米。

子宫颈在妊娠期因充血而变软,并呈紫色。宫颈管腺体分泌增多,并积聚在子宫颈管内形成黏液栓,可以避免阴道内的细菌上行。妊娠末期,子宫颈渐缩短,颈口变松弛,表明逐步成熟。临产时,因子宫体收缩牵拉宫颈口向上、向外并扩张,宫颈口逐渐扩大以便足月胎头通过。

以上的变化是在大脑皮质控制及内分泌激素调节下进行的。

60. 妊娠妇女的体重有什么变化

随着妊娠日期的增加,孕妇体重也会增加,体重增加的多少有较大的个体差异。除胎儿、胎盘、羊水、子宫、乳腺及母亲血容量等增加外,母亲的脂肪储存亦有所增加,这是为分娩及哺乳储备能源。孕妇在整个妊娠期的体重平均增加 12.5 千克。孕 20 周前增加 1/3,尔后增加 2/3。孕妇在产前检查时,每次都要测量体重,观察其变化,以便于早期发现问题。一般妊娠晚期时,孕妇体重增加比早期明显,若有水肿则体重增加迅速。妊娠晚期需每周测体重,如果每周体重的增加超过 500 克,即使孕妇并无明显的水肿表现,实际组织间已有水分潴留,称之为隐性水肿,应给予重视并进行处理;一周体重增加 2 千克或以上者为病态,需查找原因进行处理。

61. 妊娠早期妇女的乳房有什么变化

妊娠早期,孕妇的乳房即开始发生变化。妊娠 8 周起,乳房就逐渐增大,使孕妇感觉乳房发胀或刺痛,这是由于乳腺的腺泡和腺管增生、脂肪沉积、结缔组织充血的结果。乳头亦增大、变黑、易勃起,其周围呈现出一个宽而黑的乳晕区,乳晕上可见到若干散在、隆起的皮脂腺。这些变化是妊娠的一个特征,是受到雌激素和孕激素刺激而发生的改变,也是为产后泌乳做好充分准备的生理变化。

62. 怀孕几个月才能看出腹部增大

随着孕期的进展,胎儿及其附属物(胎盘、羊水)日渐增长。至足月时胎儿重达 3～4 千克,胎盘、羊水各重约 500 克,再加上子宫肌肉的增生及肥大,故妊娠后子宫会按月增大。

早孕 3 个月内(自末次月经第一天算起),子宫底尚未超出小骨盆腔,通过妇科检查方能查出增大的子宫。3 个月后,子宫底逐渐超出小骨盆腔,孕妇平卧时可在下腹正中扪及子宫底的上缘,此时腹部外形尚无明显的变化。妊娠 5 个月后,子宫底升至肚脐水平或以上时则表现出腹部增大,怀双胎时更明显。

由于腹部增大是渐进性的,孕妇均能适应。但若在短期内迅速增大,则可引起胸闷、气促、心悸及不能平卧等压迫症状,乃属异常,应及时就医,查明原因。

依孕妇身材高矮、骨盆的倾斜度及腹壁松紧度的差异,腹部形态各有所不同,部分孕妇腹部均匀性增大,显得腰部增粗;另一部分孕妇腹部向前突出,皆属正常。腹部前突并伴有明显下垂者,称为悬垂腹,若发生于初产妇时,要警惕胎头与骨盆入口不相称。

63. 孕妇什么时候才会感到胎动

早孕 9 周时,B 超检查便可观察到胎儿肢体的运动,但由于运动的强度及幅度微小,尚不足以引起孕妇的感觉。随着胎儿的生长发育,当其运动强度及幅度增加到一定程度时,方可为孕妇察觉。

胎动本身虽是客观存在,但感觉却因人而异。比较细心的孕妇,可早在孕四个月时便体察到轻微的胎动,大多数在孕 4 个半月左右察觉,仅个别孕妇在孕 5 个月时方感到胎动,经产妇由于已有经验,往往察觉得早。月经规律的妇女,当怀孕 5 个月还未察觉胎动时,应及时就医,以确定胎儿情况。

胎动是胎儿存活的征象,正确地体察胎动是一项简便的自我监护措施。胎动是胎儿的随意运动,无固定规律,应与肠蠕动及腹部大血管的跳动加以区分。通常胎动在晚间比较活跃。

64. 孕妇睡眠时间以多少为宜

睡眠能使身体得到完全的休息,是消除疲劳的主要方法,这是生理需要。孕妇工作、休息应有规律性,白天从事各种工作,晚上应停止工作去睡觉,让体力、脑力得到恢复。如果睡眠不足,会引起疲劳过度,使身体抵抗力下降,从而不能抵御外来的细菌或病毒的感染发生各种疾病。睡眠时间的长短有个体差异,有的人睡 5～6 小时即感到体力恢复;有的则需要更长的时间。正常成人一般需要 8 小时。孕妇因身体各方面的变化容易感到疲劳,故睡眠时间应比平时多 1 小时,最低不能少于 8 小时。怀孕 7～8 个月后,每天中午最好有 1 个小时的午休时间,但不要睡得太久,以免影响晚上的睡眠。

65. 孕妇睡眠采取什么体位比较好

人们卧床休息,不论采取什么体位,只要自己感到舒服就行。孕妇则不然,不能只顾自己,还要考虑到哪种体位对胎儿更为有利。胎儿通过胎盘与母体进行气体及物质交换,获取氧气、营养,排出二氧化碳及代谢废物。胎盘血液灌注的充足与否,对胎儿的发育与生存至关重要。孕妇的体位直接影响胎盘的血液灌注,故对孕妇的睡眠体位应予以足够重视。

妊娠早期子宫增大不明显,体位对胎儿的影响不大。此时孕妇一般多喜平卧,膝下垫枕,全身肌肉易于松弛。妊娠5个月后,子宫日益增大,对体位则有一定要求,一般侧卧位比仰卧位好。仰卧时,子宫压迫位于脊柱前方的血管,下腔静脉管壁较薄,所以受影响更大,以致阻碍下肢、盆腔脏器及肾脏的血液回流入心脏,从而降低了心脏排血量,子宫、胎盘的血液灌注也相应减少。若腹主动脉受到压迫,则直接降低了子宫、胎盘血流量,长期胎盘灌注不足,胎儿缺乏氧气及养料,可导致胎儿生长受限。急性而严重的胎盘灌注不足,可造成胎儿宫内窘迫,甚至危及生命。另外,当下腔静脉受压时,下肢及盆腔内静脉的压力增加,可致下肢静脉曲张及痔疮的发生。因此提倡孕妇取侧卧位,以避免上述各种弊端。在正常情况下,妊娠子宫多向右侧旋转,使子宫动脉受到扭曲,左侧卧位可使之得到一定程度的纠正,从而保证子宫血流畅通及良好的胎盘血液灌注。因此,左侧卧位又比右侧卧位为好。

睡觉时,孕妇可用棉被支撑腰部,两腿稍弯曲,或上面的腿伸向前方。孕妇如有下肢水肿或静脉曲张,应将腿部适当垫高。

66. 孕妇是否需要用腹带

妇女怀孕后,腹部自然会逐渐增大,是否需用腹带支撑,并无一致意见。

若孕妇身材较矮或腹肌过于松弛,增大的腹部往往向前下方形成"悬垂腹",以致身体的重心明显前移,造成活动不便,并增加劳累感。束以腹带,支托下垂的腹部,会使孕妇感到轻松、灵便。此外,胎位不正经纠正后,应用腹带约束,有助于保持胎位不再转动。使用腹带绝不是为了美观,束系的松紧要适度,太松起不到支托作用,太紧又可妨碍呼吸与消化功能。如果孕妇腹肌较强,腹部无明显下垂,则不一定用腹带。

67. 孕妇可以化妆吗

爱美是人的天性,化妆可以弥补一些不足,使女人显得更娇美。但须知任何化妆品中都含有化学物质,这些化学物质对胎儿有什么影响尚缺乏临床验证。但孕妇最好是不化妆,只要打扮得干净利落,衣着得体,衬托以适当色彩,仍会给人以简洁、舒适、大方的感觉,不会丧失应有的魅力。

如因各种原因需要化妆,请记住要选择品牌化妆品,以化淡妆为宜。

68. 孕妇着装应注意什么

孕妇体形的变化主要表现为腹部日渐增大,乳房逐渐丰满,胸围亦增大。孕妇的衣着应以宽大舒适为原则,式样简单,易穿易脱,防暑、保暖,清洁卫生。不宜穿紧身衣裤或紧束腰带,以免限制胎儿生长,影响胎儿的发育。裤带及袜口不可过紧,以免影响下肢血液循环。由于孕妇体形的改变,服装设计可根据个人的爱好,选择能较好显示胸部线条,并使增大的腹部显得不太突出的衣服。一般认为"A"字形,上小、下大的连衣裙比较好,也可选上下身能分开的套装,穿脱比较方便。

69. 孕妇穿鞋应注意什么

孕妇穿鞋首先应注意安全。怀孕后子宫逐渐增大,孕妇身体重心前移,腰椎前凸,孕妇的肩要向后仰才能保持身体的平衡。由于上述原因,孕妇最好穿平跟鞋,牢固宽大的鞋后跟有助于支撑身体重量。鞋的尺码要合适,不穿容易滑脱的鞋,不穿高跟鞋;鞋底最好有防滑纹,以免滑倒。当孕妇下肢有明显水肿时,鞋应稍大些,最好穿松软的便鞋。

70. 孕妇的居住环境应注意什么

孕妇的居住环境应注意以下几个方面。

(1)整洁、通风的房间:不要求豪华漂亮,但要求有较好的通风条件,室内应整齐清洁,舒适安静。

(2)保持适宜的温度:冬季最好在 18℃～22℃,夏季宜保持在 26℃～30℃。温度太高,人们常会感到精神不振、头昏脑涨、心情烦躁;温度太低,人们又会缩手缩脚、感觉全身不适。

(3)调节温度的方法:夏天室温高,可开窗通风,亦可使用电风扇或空调。要避免温度过低或对着电风扇直吹,以免着凉感冒。冬天采用暖气、空调或烧煤取暖。烧煤取暖者应注意防止发生一氧化碳中毒。一氧化碳中毒造成的缺氧对母、儿有害。即使在冬天,也不要忘记定时开窗、通风。

(4)适宜的湿度:室温在 25℃,适宜的空气湿度是 40%～50%。室温偏低,空气湿度的要求也相应低,反之要高些。根据室温的变化,宜将空气湿度控制在 30%～60%。空气湿度过低,人们会感觉口干舌燥、喉痛,甚至流鼻血等。

(5)调节湿度的方法:在火炉上放水壶、暖气上放水槽、室内放水盆或地上洒水,有条件者可以使用加湿器等。若室内湿度过高,衣服、被褥潮湿,甚至发霉,人们会感到身体不适,肢体、关节酸痛等。调节的办法是移去室内潮湿的物品及沸腾的开水,打开门窗通风,以散发潮气。

71. 孕妇防止蚊子叮咬的最好办法是什么

炎热的夏季蚊虫活跃,防止蚊虫叮咬的常用办法是晚上点蚊香或电热器上放驱蚊片、驱蚊液。蚊香、驱蚊片或驱蚊液都是化学物质,主要成分是除虫菊酯杀虫剂,另外还有有机填料、黏合剂、染料或有机溶剂等,燃烧后会产生对人体有害的物质。蚊香产生的烟雾还可能引起过敏、咳嗽、胸闷,甚至诱发哮喘。上述方法对孕妇及胎儿可能有不良影响,因此最好不要使用。

为防止孕妇受蚊虫叮咬,最好的办法是使用蚊帐,还有就是使用驱蚊灯。驱蚊灯是一种物理方法,利用蚊子的趋光性及对特殊波长光的敏感性,诱使蚊子趋向有高压电的网面,在接触的瞬间将蚊子烧焦。这两种方法对孕妇及胎儿无害。

使用驱蚊灯的注意事项:①驱蚊灯宜摆放在高于膝盖,离地面 180 厘米内。②关闭室内灯光。③若在捕虫盒内加点水,再加点醋捕蚊效果更好。

72. 孕妇应避免哪些家务劳动

孕妇做家务活也是一种运动,只要不感觉累,可以像正常人一样地干活。随着妊娠的进展,孕妇会感到行动越来越不方便。因此,干家务活要适度,有些活动应当避免。

(1)避免登高、搬抬重物及长时间弯腰的动作。

(2)洗衣服不宜使用冷水,避免受凉感冒;一次不要洗衣服过多,以免过度劳累引起流产或早产。

(3)避免长时间站立引起下肢水肿。

(4)近路出行采购等,以步行为宜。避免乘坐拥挤的公共汽车,以免腹部被人挤撞。不去人群密集的场所,防止受到呼吸道疾病的传染。远路出行需要乘公交车时,尽量躲过上、下班的高峰时间。

73. 夏季孕妇在生活上应注意什么

夏季天热出汗多,有利于身体散发热能保持正常体温。孕妇身体的代谢旺盛,皮肤的汗腺分泌增多,热天出汗更多,易引起汗疹;烈日下久留可引起中暑。因此,孕妇如何安排好夏季的生活甚为重要。

(1)勤洗澡:保持身体的清洁,最好每天用温水淋浴、冲洗或擦身。

(2)勤换衣:特别是内衣要常换洗,保持身体清爽。内衣要选择通气性、吸湿性好的纯棉织品。衣服最好宽松、不贴身,可以保持凉爽。

(3)卧室通风好:若用空调,要防止室温过低;也不要对着电风扇直接吹,以防着凉感冒。

(4)注意饮食调理:夏天常有食欲减退,更使早孕反应加重,故饮食宜清淡、可口或少食多餐,多饮清凉饮料。不食变质食物,以防发生胃肠道疾病。

(5)夏天尽量减少外出,避免阳光直射:必须出门时应戴遮阳帽。

74. 孕产妇的居室可以使用空调吗

随着人们生活水平的提高,各种家电已悄然走进千家万户,空调也成为许多家庭的夏季防暑设施。在炎热的夏季或气温偏高的地区,当环境温度达到35℃即接近人体体温时,机体的余热难以散发,令人感觉不适。孕妇体内的新陈代谢旺盛,平时就怕热,再遇酷暑则更难熬。分娩后,体内多余的水分需随汗液、尿液散发或排出。高温下,汗出受阻,体温调节可出现障碍,甚至发生中暑。如使用空调适当降低室内温度,创造凉爽、舒适的环境,对孕产妇均有利。需要注意以下几点:一是室温宜维持在26℃~30℃,不应过低,避免室内外温差过大,因产妇出汗多容易发生感冒或肌肉酸痛,温度应控制在自己感觉舒适的程度。二是夜间最好关闭空调。睡眠时,机体代谢率降低,对周围温度感觉不敏感,容易着凉。三是空调启动后,门窗密闭换气不好,最好在清晨及晚间停用空调,开窗通风。

75. 冬季孕妇在生活上应注意什么

严寒的冬季,室内外的温差大,空气干燥及室内通风不良等,使人们易患流感或感冒等呼吸道疾病。孕妇更要特别注意预防感冒,避免去人群密集的场所,特别是流感流行的地区,以免被传染。

冬季为了保暖,人们常将门窗紧闭,不注意通风、换气,以致室内空气污浊,氧气不足。孕妇在这样的环境会感到全身不适,还会对胎儿的发育产生不良的影响。

散步是孕妇最适宜的运动。冬季,万不可因天气寒冷就不外出,应该选择在阳光充足,相对温暖又无风的下午,去室外活动肌肉及筋骨,这样不但可以促进血液循环,同时还可以呼吸到新鲜的空气。

下雪后路滑,孕妇尽量不要外出。需要上班工作者应穿防滑鞋,以免路滑摔倒,有人相伴同行最好。

76. 孕妇可以驾车吗

考到驾照,驾车上路乃是天经地义的事。当然,大家都明白驾驶员除了要具有驾驶技能、熟悉交通规则外,还需要身体健康、头脑反应敏捷,才能安全驾驶。

妇女在早孕期多数会有恶心、呕吐、头晕、乏力,注意力不集中或晕厥等早孕反应。妊娠晚期腹部明显增大,座位空间有限,紧急刹车可能撞击到腹部而伤及胎儿。因此,早孕反应明显的妇女,妊娠晚期的妇女,为安全起见最好不要独自驾车上路。

77. 孕妇能外出旅游或出差吗

孕妇在妊娠的头 3 个月及末 2 个月最好不要外出旅游或出差,因为路途中可能遇到许多对妊娠不利的因素,如发生传染病,旅途中的劳累及心情紧张,再加上道路不平而受颠簸,或行车太快突遇急刹车,或因人多拥挤没有座位等,都很容易引起流产或早产。

必要的出差或旅游可以安排在妊娠中期。此时,妊娠反应已过,孕妇的生活基本恢复正常,心情也相对稳定,腹部还不算太大,行动也比较灵活。即使出行,孕妇仍应注意防止过劳,乘船、坐车应事先订好座位,远行要有卧铺。最好结伴而行,万一发生意外情况,有人能协助处理。

78. 孕妇可以乘飞机出行吗

早孕3个月内是流产容易发生的时期,又因妊娠反应孕妇身体往往虚弱,故不适合乘飞机或火车出差、旅游。怀孕3个月后至8个月之前是相对稳定的阶段,妊娠反应减轻或已消失,身体还较为灵便,若无妊娠并发症的健康孕妇是可以乘飞机出行,但最好不要频繁乘坐。

有严重孕期并发症孕妇,如妊娠期高血压综合征、心脏病、早产倾向或产前出血等则不应乘机出行,以免机上颠簸及气压改变而在途中发生意外。这类孕妇最好不要出远门。

大多数航空公司拒绝妊娠34～35周后的孕妇登机,以免途中临产对母婴不利。孕妇在决定乘机出行前要做如下准备:①每个航空公司的规定不同,事先要落实登机的最晚孕周。②出行前应做检查以确定身体及胎儿情况适合出行,并请医师开具证明。③宜选靠走廊的座位以便于活动。④途中应系好安全带,以免飞机颠簸时摔倒,安全带不要直接系在腹部。⑤在机上万一发生异常情况,如腹痛、出血等,要及时与乘务员联系以便做好应急准备。

79. 机场的安检对孕妇有无影响

乘飞机出行省时、省力,是许多人乐于选用的交通工具,孕妇也不例外。然而登机前必须经过安检却使得孕妇们顾虑重重。

安检物品时用的是软射线,剂量小、强度弱很难穿透皮肤,都不会使胶片曝光。工作人员手持的检查器是一种利用高频电振荡原理工作的金属物品探测器,当遇到金属物品时振荡频率改变发出信号。

民航的安全检查门及金属探测器全都通过严格检验,符合安全标准。因此,对孕妇来说也是安全的。有些疑虑难解的孕妇还可以向机场工作人员要求不经过安检门及进行手工检查,但这需要看不同机场的规定;这类孕妇最好还是选择其他交通工具以减少不必要的担心与麻烦。

80. 孕妇能否参加体育运动

孕妇应该有适当的体育运动。通过运动能促进机体的新陈代谢及血液循环,增强心、肺及消化道功能,锻炼肌肉的力量,从而使孕妇能保持健康的身体及充沛的精力。孕妇多在户外活动还能呼吸新鲜空气,获得充足的阳光,从而避免维生素 D 的缺乏。

需注意运动量要适当,运动后孕妇不应感到过度疲劳与紧张。平时骑自行车上下班者,怀孕后仍可照常。骑车本身也是一种运动,只是要注意留有充裕的时间,车速不要太快,避免在颠簸的路面上行驶,上下车时注意勿撞击腹部,坐垫放低些则更安全。还可根据个人爱好,选择散步、打拳、游泳及跳舞等。

在早孕反应消失后,孕妇便可以开始运动,运动量可以逐渐增加,并应持之以恒。每次活动时间不要太长,20 分钟左右为宜。如果感到疲劳,随时可以停止,不必勉强。妊娠晚期,身体的负担较重,活动不便,散步是最为适宜的运动。

各种球类、田径运动、跳水、骑马及滑雪等,不仅运动量过大,而且还可能受伤,孕妇不宜参加。带有比赛性质的活动易造成精神紧张,孕期也不适宜参加。

上述情况是指正常孕妇,对有流产、早产征象,孕史不良或其他并发症者,不在此例。

81. 孕妇为什么不能与宠物接触

有的人爱养小猫、小狗、小鸟等宠物,因为爱它们就不认为它们脏,总把它们抱在怀中,与之脸挨脸地亲昵,甚至嘴对嘴地喂食,也不去理会它们是否携带细菌或患有传染病。殊不知这些小动物也可以使人受染而得病。有一种原虫名为弓形虫,它寄生在动物身上,虫卵随动物的粪便排出体外。通过被动物粪便污染的食物或其他物品,便可将疾病传染给人,若孕妇受染后,原虫可以通过胎盘传播给胎儿。孕早期的感染,可能导致流产、胎儿发育异常;妊娠中、晚期的感染,可以影响胎儿大脑的发育,导致胎儿脑积水或小头畸形。为了孩子的健康,孕妇最好不要饲养上述的宠物,还应避免去其他饲养宠物的人家。孕妇若实在不愿舍弃自己心爱的小动物,则应该请兽医为动物做检查,确定为无人畜共患病的健康动物时,才可以继续饲养。妇女在准备怀孕前,若安排动物进行检查则更为理想。

82. 孕妇站立、坐和行走时应注意什么

妊娠早期,孕妇身体没有明显的变化。随着妊娠的进展,腹部逐渐向前突出,身体重心位置发生变化,而骨盆韧带出现生理性松弛,容易形成腰椎前凸,给背部肌肉增加了负担,且易引起疲劳及腰痛。孕妇若在站立、坐、行走时保持正确的姿势,便可以减少上述的不适感。

(1)坐的姿势:坐下时,身体应先稍靠前边,然后将臀部移于座椅的后方,背部直靠椅背,股骨和膝关节成直角,大腿平放,这样不容易发生腰背痛。

(2)站立的姿势:将两腿平行,两脚稍微分开,这样站立重心落在两脚中间,不易疲劳。若站立时间较长,两脚可分开一前一后地站立,隔数分钟可以变换前、后位置,使重心落在伸出的前腿上,这样可以减少疲劳感。

(3)行走的姿势:不弯腰、驼背或过分挺胸,注意背部挺直、抬头、紧收臀部,保持全身平衡,稳步行走,不要用脚尖走路。上、下楼时,可以借助扶手行走。

83. 孕妇为什么要加强营养,具体做法如何

孕妇的营养对母、儿的健康都很重要。胎儿及其附属物的发育需要营养。母体子宫的增大,分娩所需的产力及产后哺乳等的消耗,也都需要充足的营养供给与储备。一切营养都是从食物中摄取的。加强营养并非一定要吃大量的鸡、鸭、鱼、肉,也不是要过分地多吃、多喝。饮食过量,孕妇的体重增长太快,除肥胖外,还可能引起妊娠期糖尿病、血压升高等妊娠并发症。摄取营养要平衡,防止热能过剩,既不能少,也不能多。妊娠早期,可以少食多餐,以清淡食物为主。妊娠中期后,食欲增加,只要选择食物得当,定能满足孕妇的营养需要。

(1)粗、细粮合理搭配:玉米、小米及土豆等所含的维生素和蛋白质比大米、白面要高,还含有微量元素,是胎儿发育的重要营养物质。

(2)适量的新鲜蔬菜和瓜果:可以满足身体所需的多种维生素,是胎儿发育不可缺少的营养物质。

(3)搭配豆类、花生和芝麻酱等:因其中含有较丰富的蛋白质、脂肪、B族维生素和维生素C、铁、钙等。发芽豆类富含维生素E,对胎儿的大脑发育有益。

（4）适量的鱼、瘦肉、蛋、奶：可以提供所需的蛋白质，特别是牛奶及鸡蛋，除含有各种必需氨基酸外，还含大量的钙和磷脂，可供胎儿骨骼生长及神经系统发育所需。

总之，孕妇食物要多样化。米面混合，粗细并用，荤素搭配，菜果兼有，才能起到互补作用，保证孕妇所需的全面平衡的营养。

84. 适宜于孕妇的食物有哪些

众所周知，孕妇需要充足的营养。一切营养素来源于食物。适合孕妇的食物主要有以下6种。

（1）蛋白质：蛋白质是人类生命的源泉，是直接构成器官（如肌肉、血液等）的基本物质，也是参与生长发育的重要营养物质。妊娠期每天需要优质蛋白质（含人体必需氨基酸的蛋白质）85克左右（非妊娠期为60克），方可满足孕妇的需要。优质蛋白质主要来源于动物性蛋白（如蛋、肉、奶类）及植物性蛋白（如豆类等）。但植物蛋白质在人体内的吸收利用率不如动物蛋白质高。

（2）脂肪：能供给较多的热能，孕妇每日所需脂肪为25克左右。脂肪太多会招致肥胖。动物性脂肪来源于肉类；植物脂肪的来源为豆油、菜籽油、花生油、橄榄油及核桃、芝麻等。

（3）糖类：粮食、土豆、白薯等均含糖，是产生热能的主要来源。母体及胎儿代谢增加，需要的热能也增加，平均每天吃主食（谷类）300克即可满足需要，活动量大者可以适当增加。

（4）无机盐：特别要提出的是必须摄入足够的钙、铁、钠等。孕妇需要的钙量明显增加，食物中以牛奶及鱼的含钙高，且容易吸收，最好每日喝牛奶250～500毫升，必要时服钙剂补充。孕妇对铁的需要量也增加，为预防贫血，应多食含铁丰富的猪肝、瘦肉、蛋黄、菠菜、胡萝卜等。钠与身体的新陈代谢，特别是水代谢关系密切，过多会引起水的潴留及水肿，孕妇宜采用低盐饮食。

（5）维生素：缺少维生素会引起代谢紊乱。维生素存在于多种食物，如蛋、肉、黄油、牛奶、豆类及各种新鲜的水果与蔬菜中。

（6）微量元素：如碘、镁、锌、铜等，对孕妇及胎儿的健康也是不可缺少的。海味中含碘多；动物性食物、坚果、谷类、豆类和蔬菜等含有镁、锌、铜等较多。

总之，为保证孕妇的营养，食物要多样化，避免偏食。各种营养素的供应不要过多，也不能过少；营养素相互之间要有适宜比例，保持一定的平衡。

85. 孕妇需要进补吗

孕妇适当合理的营养,既是胎儿生长发育的保证,也是维护自身健康的必备条件。营养主要来源于每日的食物,包括主食(粗粮、细粮),副食(肉、蛋、乳、鱼、豆制品及蔬菜)及水果等。合理的膳食能提供每日所需要的糖类、脂肪、蛋白质、无机盐及维生素等多种营养素。我国传统膳食中比较容易缺乏的营养素为钙质,有些地区缺乏碘、叶酸或其他的维生素、微量元素等。孕妇在妊娠期要负担胎儿的成骨与造血,最容易发生钙与铁的缺乏,故在膳食之外,适量地补充钙剂与铁剂是很有必要的。为预防碘缺乏,除国家要求全民采用含碘食盐外,对于尿碘检查显示缺碘的孕妇,以及居住在碘缺乏地区孕妇,可采用紫菜或海带进行食补。为了满足孕妇对各种维生素及微量元素的需要,最好每日服用1粒多种维生素。此外,其他的补品就没有必要食用了。须知,营养物质再好也要适量,不是越多越好;不适当的补充,可造成某些营养素的过剩而带来不良反应,应引起重视。

86. 早孕妇女补充叶酸还是补充多种维生素

有证据表明,孕前及早孕妇女补充叶酸能有效地降低胎儿开放性神经管畸形的发生率。不少妇女对此知晓,在准备怀孕前即开始进行补充。到底补叶酸还是补多种维生素,许多人可能并不清楚。目前市售的有单一叶酸片(0.4mg/片),还有含叶酸的多种维生素(依种类不同含的叶酸量不等,0.4mg~0.8mg,1mg/片)。

在一般人群中,每日补充叶酸0.4mg即可满足需要。须知叶酸或多种维生素都是人体所需的营养素,从这一点出发,补充叶酸或多种维生素都可以达到同样的目的,只是后者除含叶酸外,还含有更全面的营养物质,包括更多种类的维生素,钙、铁及其他微量元素等。

早孕反应较重的妇女若服含铁的多种维生素往往会加重妊娠反应,频频呕吐常将药片吐出而达不到补充的目的,最好选择对胃刺激小的叶酸片,待妊娠反应消失后再改服多种维生素。早孕反应极轻或根本没有早孕反应者可以直接服用多种维生素。

87. 孕妇补充哪种维生素好

维生素是人体所需的七大营养物质之一,是维持健康身体不可缺少的东西。目前市售的多种维生素多是科学标准配方,含有人体所需的各种维生素、微量元素,能提供每日所需的维生素及微量元素。市售的多种维生素有玛特纳、福施福、爱乐维、善存、施尔康等等。孕妇常用的有玛特纳、爱乐维及福施福。不同的多种维生素所含的内容大致相近,但也有一些区别,如福施福中不含碘、玛特纳中的叶酸量稍多于其他两种。一般的孕妇补充任何一种都可以,对于甲状腺功能亢进的孕妇则应补充福施福;而甲状腺功能低减者需补充含碘的多种维生素。

上述多种维生素,无论哪一种所含的钙质都不能满足孕妇的需要,因此孕妇往往还需要额外补充钙剂。至于铁质则要根据孕妇有无贫血来决定是否补充。

88. 孕产妇需要补充 DHA 吗

DHA 是欧米伽～3,22 碳 6 烯酸,又名脑黄金。这种不饱和脂肪酸是人体的必需脂肪酸,是神经细胞及视网膜细胞膜的重要组成成分,对大脑及视力的发育极为重要,严重缺乏时会影响胎儿脑及视网膜发育,导致智力低下及视力障碍。所以,有将叶酸、钙及 DHA 比作孕妇营养的金三角。

有资料表明,日常膳食不能提供身体所需的 DHA。目前,大家对叶酸及钙的重要性有了比较广泛的共识,而对 DHA 可能还不够了解。孕妇除自身的需要外,还要为胎儿提供足够的 DHA,这样才能保证胎儿大脑及视网膜的正常发育。孕妇需要补充 DHA 恐无疑意,但 DHA 属营养品需要自费购买,其价格还是较贵的。对于经济困难无力补充者,最好多吃些鱼类食品,鱼中富含 DHA。市售的 DHA 来源于深海鱼或藻类提取物,前者可能存在污染问题,购买时需注意。

孕妇何时开始补充 DHA?先来看看胎儿脑的发育过程。胎儿大脑发育有 3 个重要时期:孕 3 个月至出生 6 个月为第一高峰,出生 6 个月后至 3 岁为第二高峰,3 岁后至 6 岁为第三高峰。因此,孕妇最好在早孕期就开始补充,然而有些孕妇早孕反应严重,频频呕吐,补充难以收到效果。通常怀孕 3 个月左右,早孕反应消失或减轻时开始补充更为有效。DHA 每次 100mg,每日 3

次口服即足够,一直补充到妊娠足月。分娩后,母乳喂养者最好继续补充,这样 DHA 可通过母乳补给婴儿。断奶后,小儿可在儿科医师指导下继续补充至 5~6 岁。

89. 肥胖对妊娠有什么影响

正常人的体重与身高、年龄、职业、运动及饮食等因素有关。以身高(厘米)－105＝体重(千克)作为标准体重较为简便、实用。妇女正常体重可以波动在标准体重上、下 10％,若超过标准体重 20％ 即为肥胖,介于二者之间为超重。多数肥胖的妇女是由于摄入热能过多,剩余的热能以脂肪形式储存于体内。肥胖是高血压病、冠心病及糖尿病等多种疾病的危险因素。

近年来,有关妇女孕前身高、体重,以及孕期体重增加对妊娠结局影响的研究,还有关于孕妇体重增长过多与妊娠及分娩期的高危因素相关的分析结果表明,我国人民生活水平不断提高,超重或肥胖的人数也日渐增多。肥胖孕妇存在热能摄入与消耗间的失衡,体内脂肪组织明显增加。其妊娠期并发症,如巨大儿、妊娠期高血压疾病、过期妊娠和产程延长的发生率明显增高。子宫收缩乏力引起产程延长,亦可能与体重过重、代谢失调、脂肪组织蓄积过多,致腹肌收缩力弱和盆腔内脂肪堆积影响胎儿先露部下降有关。孕前体重过重,孕期体重又显著增加者,在妊娠及分娩期容易发生各种高危情况。因此,对体重超重的孕妇,在围生期尤其要注意控制饮食,以减少妊娠及分娩期并发症的发生。

90. 孕妇如何避免体重增长过多

孕妇体重增长过多,会引起妊娠期的许多并发症。体重增长过多的原因不外乎营养过剩及水、钠潴留,下面分别予以叙述。

妊娠期的妇女每日摄入的营养及热能,不但要供给随妊娠进展自身变化的需要,而且还要负担胎儿及其附属物的生长发育所需。因此,孕妇每日所需的营养与热能要适当高于未孕妇女。轻体力劳动者,每日的主食(包括粮食,玉米,白薯,土豆等)一般在 300 克(6 两)左右,还要配有适量的鱼、肉、禽、蛋、奶制品及蔬菜,水果等。中、重体力劳动者还要适当增加。

值得提出的是营养要均衡,有些妇女错误地认为多吃水果,胎儿的皮肤会长得好,每日可吃上 1~1.5 千克的瓜果,却不知大量的水果提供了过多的糖,从而增加胰岛的负担,容易诱发妊娠期糖尿病。

孕妇每日的活动要支付一定的热能。如果餐后不活动,经常坐着或躺着,消耗的热能相应减少,多余的热能就会以脂肪的形式储存起来,人就会发胖。

因此,要想维持比较理想的体重,就需要保持食物摄入与支出的基本平衡,能做到这点是很不容易的。节制饮食需要毅力,不能饿了就吃,还需要合理的饮食结构。同时,也要注意保持适当的体力活动,如散步、体操、游泳、骑车等。真能做到上述诸点,便可以避免体重增长过多。另外,体重增长过多也可能是由于水、钠在体内的潴留,表现为体重增加或水肿。因此,妊娠期应提倡妇女采用低盐饮食。一旦发现明显水肿时,需要予以休息,低盐饮食,定期检查血压及尿蛋白的情况,警惕发生妊娠期高血压疾病。

91. 孕妇身体太瘦对胎儿有影响吗

近年来,有些妇女因怕肥胖而过分控制饮食,有些则为了苗条、漂亮,而骨瘦如柴,极度营养不良,从而使大脑食欲中枢受到损害,导致消化功能和机体多种功能紊乱,治疗复杂而困难。

孕妇的营养优先供给胎儿。胎儿发育成长所需的营养全部取之于母亲,即使母亲体内的营养并不充足,也会不惜牺牲自己或动用库存来供给胎儿。若母亲太瘦弱,平时没有储备,又不能及时地从食物中摄取所需的营养,这样便会使自身更加虚弱,还会因营养素的过度缺乏而患病。若缺铁及蛋白质会引起贫血;维生素 D 及钙质摄入不足,可以引起小腿抽筋、腰腿痛、牙齿脱落,严重者可以引起骨质软化症、骨盆变形,造成难产。孕期严重的营养缺乏,会影响胎儿的生长发育,致使流产、早产、胎儿生长受限、死胎、胎儿畸形等发生率增高。若胎儿脑发育不良则导致日后智力发育迟缓。

为了孕育健康的新生命,要求孕妇体格要健壮,不能虚弱。孕妇应注意营养,加强身体锻炼,使体内有丰富的营养储备,这样在妊娠期才能起到“营养库”的作用,从而保证胎儿发育成长所需的营养。

92. 不适合孕妇的饮食有哪些

孕妇应注意避免以下饮食。

(1)不洁食物:以免引起胃肠炎、痢疾,导致流产或早产。

(2)被污染的食品:如污染真菌毒素,特别是发霉的粮、油食品所含的黄曲霉素毒性很强。不吃含有亚硝胺的食物如腌菜、酸菜等。这些被污染食物不仅有致癌作用，还可诱发胎儿畸形。

（3）戒酒：以免因酒精中毒导致胎儿发育不良、畸形或智力低下。

（4）避免饮用浓茶和浓咖啡：因其所含的咖啡因对胎儿可能造成不良后果（动物实验显示有致畸作用）。

（5）饮食不要过咸：如咸菜、咸鱼可引起水肿，或加重妊娠期高血压疾病。

（6）少食甜食或油脂太多的食物：因可致肥胖。

（7）不用或少用有刺激性的调料：如胡椒、芥末粉、辣椒、咖喱粉等，以免使痔疮加重。

93. 孕妇偏食有什么害处

孕妇因偏食不能保持营养物质的平衡，结果造成某些营养素缺乏。胎儿在子宫中生长发育所需的大量营养素，都要靠母亲供给；孕期母体所产生的一系列变化也需要更多的营养。孕妇因偏食而发生营养不良时，易致妊娠期贫血、骨质软化症等。母体不能为胎儿提供所需的养料，则易引起流产、早产、胎儿生长受限或胎死宫内。即使存活也常因先天不足，发育不良，身体瘦弱而多病，造成喂养困难。更重要的是在胚胎大脑发育时，母亲因营养不足，不能提供胎儿生长发育所必需的优质蛋白质和磷脂等，胎儿的大脑就难以得到正常发育。这类婴儿在出生后，无论再怎么给予补充营养，也无法挽回已造成的损害，往往长大后智力低下。因此，孕妇应纠正偏食习惯，以保证足够的营养。

94. 为什么孕妇需增加钙摄入量，哪些食物含有丰富的钙

胎儿骨组织的生成和发育，以及母体生理代谢，均需大量的钙，故孕妇对钙的需要量增加。胎儿所需的钙从母体获得，即使母体缺钙时，胎儿仍然要从母体吸取一定量的钙。母体如缺钙及维生素 D，未及时补充，严重时母体骨骼和牙齿就会脱钙，引起腰腿痛，手足抽搐及牙齿脱落等，甚至导致骨质软化症、骨盆变形，造成难产。胎儿缺钙易致胎儿骨骼发育不良，引起先天性佝偻病。因此，孕妇应多吃含钙丰富的食物。

小鱼、海藻类、牛奶和奶制品等食物含钙较多，且易于被人体吸收，可多食。不足的部分可以给予钙剂补充，常用的钙剂有乳酸钙、葡萄糖酸钙、碳酸

钙等。为了促进钙的吸收,需要辅以维生素 D 或接受充足的阳光照射。

95. 为什么孕妇对铁的需要量增加,哪些食物含铁

铁是人体不可缺少的成分,是主要的造血原料。腹中的胎儿为了制造自己的血液也需要铁,并只能从母亲那里取得。孕妇除了供给胎儿造血的原料外,还要为自身造血储备所需的铁。因此,孕妇对铁的需求量增加。铁质主要从食物中获取,孕妇每天必须从食物中得到足够的铁,与未孕者相比,孕妇在孕早期每天就需要铁 15 毫克,孕晚期则每天需要 20 毫克,约为非孕妇女的 2 倍。食物中缺铁,就容易引起贫血。贫血的孕妇会感到头晕、心慌、气短、面色苍白,血红蛋白低。贫血可导致组织缺氧,严重者可引起水肿、心脏扩大、心力衰竭等。孕妇患缺铁性贫血时,对胎儿的供氧就会减少,如果得不到及时纠正,则会影响胎儿的发育。胎儿脑部严重供氧不足,可影响大脑的发育及日后的智力。

含铁丰富的食物有动物的肝、肾、瘦肉,贝类,豆制品,以及菠菜、油菜、芹菜、胡萝卜及海带等,其次是鱼类及鸡蛋。

96. 孕妇为何不能大量地吃水果

水果含有多量维生素,每日进食一定量水果对人体健康有利。有些孕妇听说多吃水果对胎儿皮肤好,因此每日吃上几斤的瓜、果、梨、桃,甚至以水果代替饭。妊娠 24 周左右进行糖筛查时,便发现糖代谢出了问题,还要做糖耐量试验来确定是否为妊娠期糖尿病,抑或仅是糖耐量缺损。无论是妊娠期糖尿病还是糖耐量缺损,都需要进行严格的饮食控制,必要时还需加用胰岛素控制血糖。这样将会给孕妇生活增添了麻烦,控制不好还会增加孕期及围生儿的并发症,导致不良的妊娠结局。

多吃了水果为什么会导致糖代谢异常或糖尿病?在妊娠期,胎盘分泌的多种激素,如雌激素、孕激素、肾上腺皮质激素、胎盘催乳素等,都会使胰岛素的功效降低而产生胰岛素抵抗,水果含有大量糖分,糖代谢需要胰岛素参与,胰岛素分泌量有限,再加以功效降低而无力处理掉过多的糖,从而引起血糖升高,出现尿糖。因此,孕妇吃水果要有节制,每日 1~2 个水果即可,最好在两顿饭之间吃水果,并要注意避免吃高糖水果。

97. 适合孕妇吃的水果有哪些

水果根据其含糖量大致分为低糖（糖分＜8％）、中糖（糖分8-14％）和高糖（糖分＞14％）三类。由于妊娠期胎盘分泌的激素使胰岛素效力降低，以致孕妇容易发生糖耐量受损或并发妊娠期糖尿病。因此，孕妇宜选择低糖水果，不吃高糖水果，已发生糖耐量受损或糖尿病的孕妇更应如此。

低糖水果包括：西瓜、柚子、樱桃、杨桃、火龙果、木瓜、草莓、番茄及黄瓜等。其中草莓、樱桃、西瓜还含多量纤维素。

中糖水果包括：苹果、梨、桃、橙、橘子、葡萄、李子、菠萝及猕猴桃等。

高糖水果包括：香蕉、海棠、枣、山楂等。果汁、蜜饯、果脯及水果罐头含糖量均高，不适合孕妇食用。

水果中除糖分外，还含有人体所需的多种维生素、无机盐及膳食纤维。孕妇摄取一定量的水果还是必要的，只是要选择适合孕妇的，另外还要限量，即使是低糖水果，吃多了就变成高糖摄入了。

98. 孕妇能喝茶、饮咖啡吗

喝茶、饮咖啡易形成习惯，我国大多数人不喜欢喝咖啡，但有喝茶的习惯。有的人整天不离茶杯，而且喜喝浓茶，妊娠后这种习惯也不易改变。在药物对胎儿致畸的动物实验研究中发现，咖啡因能引起小动物畸形。目前，临床上尚未见到饮用咖啡或含咖啡因饮料对人类胎儿致畸的报道，但动物实验的结果值得我们注意。各种茶叶内均含有一定量的咖啡因，因此最好少喝浓茶，特别是睡前喝茶会引起失眠。喝一些淡茶或淡咖啡还是可以的，没有必要完全禁止饮用。

99. 孕妇可以佩戴隐形眼镜吗

许多近视的妇女喜欢佩戴隐形眼镜。这些妇女怀孕后，由于身体包括眼睛发生了很大变化，不适合继续佩戴隐形眼镜，特别是原有的镜片。

妊娠妇女眼部的变化包括：①角膜轻度水肿、厚度增加，佩戴隐形眼镜会加重角膜的缺氧及损伤导致角膜敏感度下降、视力减退、流泪等。②孕期眼角膜的弧度发生变化，原有的镜片已不再适合，继续佩戴容易损伤角膜，引起摩擦感或异物感。③孕妇的泪液分泌减少，黏液成分增加，戴隐形眼镜容易有异物感或感眼部干燥。④孕妇眼压往往降低、视野缩小，佩戴隐形眼镜会增加不适感。⑤孕期眼结膜水肿、充血，局部抵抗力下降，佩戴隐形眼镜容易引发结膜炎。

基于上述种种原因，建议孕妇不要佩戴隐形眼镜。若有特殊需要佩戴的情况，应先请眼科医师检查，选配合适的镜片；感冒时应停止佩戴，以免取放镜片时将病原体带入眼部，还有感冒药、止咳及止痛药等含有抑制泪液分泌的成分，会增加眼部干燥的感觉。另外，建议夜间取下镜片，每周有一日停止佩戴，使眼睛得到休息。

100. 孕妇为什么要戒除烟酒

吸烟、酗酒影响孕妇健康，并危害胎儿。烟中含有尼古丁等很多有害物质，可以通过胎盘进入胎儿体内；吸烟引起的轻度一氧化碳中毒可降低母血的氧含量，亦可危害胎儿。从对吸烟孕妇调查的资料中发现，吸烟者的流产、早产、胎儿生长受限、死胎及新生儿死亡的发生率均高于不吸烟的孕妇；胎儿畸形，特别是先天性心脏病的发生率也比一般为多；儿童智力发育亦差。若丈夫吸烟，即使孕妇本人并不吸烟，由于间接吸入浓厚的烟雾对胎儿也同样会产生危害。

父、母酗酒造成慢性酒精中毒，可使精子或卵子活力减弱或发育异常，从而影响受精卵及胚胎的发育，并易导致流产；婴儿出生后常有头面、四肢及内脏畸形，智力低下，反应迟钝及中枢神经系统发育障碍，被称为"胎儿酒精中毒综合征"。

为保证下一代身体及智力正常发育，夫妇在孕前及妊娠期要戒烟、戒酒。

101. 孕妇吸毒对胎儿、婴儿有何影响

毒品对人们的危害尽人皆知。我国亦非一片净土，吸毒者与日俱增，危及家庭与社会。对此应十分重视，告诫人们"远离毒品，珍爱生命"。

孕妇吸毒则危害更大，对毒品的渴求使之丧失人格，失去自我约束力，经济入不敷出，生活不安定，营养没有保证，更谈不上按时进行产前检查。导致孕期并发症增多，如胎儿生长受限、早产、胎盘早期剥离或死胎等发生率增加，当然更谈不到良好的胎教。

吸毒者分娩的婴儿中,低体重儿的发生率高。出生后,由于毒品供给中断,新生儿会出现药物戒断综合征,表现有颤抖、肌张力增高、烦躁不安、啼哭、喂养困难等,需要特殊的护理与治疗才能逐渐康复。另外,吸毒的母亲也不能很好地照顾婴儿。

总之,孕妇吸毒危害自身健康,甚至中毒致死,而且还危害无辜的胎儿、婴儿。希望妇女远离毒品,珍爱自己的生命,履行自己做母亲的崇高职责。

102. 孕妇为什么应常洗头洗澡,洗澡时应注意什么

孕妇的汗腺和皮脂腺分泌旺盛,头部的油性分泌物增多,同时阴道的分泌物也增多。因此,孕妇应当经常洗头、洗澡和更换衣服。洗头后,能保持头发清洁、光亮、柔软;洗澡可以促进血液循环和皮肤的排泄作用。每天应当清洗外阴部,保持局部清洁,以免发生感染。

洗澡的方式最好是采用淋浴,不用盆浴。妊娠后,特别是在怀孕 8 个月以后,洗盆浴会将细菌带入阴道,分娩后容易发生产褥感染;若使用公共澡盆时,由于不易将澡盆洗净、消毒,更易发生传染病,如滴虫性阴道炎或外阴、阴道念珠菌病等。采用淋浴不用弯腰,尤其适合妊娠晚期弯腰困难的孕妇。若没有洗淋浴的条件时,可以擦澡,或用脸盆、水桶盛水冲浴。

孕妇在洗澡时,要注意扶着墙边站稳,以防滑跌。特别在妊娠晚期,由于行动不方便或并发高血压、水肿等,最好请别人帮助擦澡。洗澡水不宜太热,洗澡时间不宜过长,以免全身血管扩张,引起脑部缺血,发生晕厥或因胎盘灌流不足,引起胎儿缺氧。

103. 孕妇失眠该怎么办

睡眠可以使大脑及身体得到休息,解除疲劳。失眠则往往使人陷入疲劳,记忆力减退,终日无精打采,生活质量降低。

妊娠期妇女的身心发生了很大变化,身体负担及心理压力都可能导致睡眠质量下降或失眠。普通人睡不好觉常会吃些安眠药,孕妇尽量不要服用这些药物。可以采用下述方法改善睡眠:①养成作息时间规律的习惯,定时睡觉、定时起床,午睡时间不要过长;睡前不看紧张、恐怖书刊、电视,避免激烈争论,可做些松弛运动,温水泡脚或温水浴。②良好的睡眠环境,室内安静、空气

流通,温度、湿度适宜,床垫不要过软,侧卧时腿下及腰部可垫枕头以保证睡得舒服。③有经验认为,在睡前 3 小时吃些东西有助于提高睡眠质量,睡前少饮水,不饮茶、咖啡或冷饮。④要有适当的体力活动,如散步、游泳或练习瑜伽等。⑤情绪过于紧张、焦虑或恐惧的孕妇应参加孕妇学习班,学习妊娠、分娩的科学知识,解除不必要的顾虑。

104. 孕妇能做按摩吗,需要注意什么

许多人喜欢通过按摩放松身、心,缓解压力,消除疲劳。妇女在妊娠期由于对身体的变化不能很好地适应或对胎儿及分娩的过分担忧,往往寝食难安以致常感疲惫、焦虑,通过按摩舒缓身心有一定好处。

孕妇进行按摩需要注意以下事项:①要请有资质的按摩师施行,事先讲明自己是孕妇。②避免腰骶及腹部的按摩,避免强刺激、拍打或穴位按压。③孕妇不要做足底按摩,因足底包含着身体多部位的反射区,强力按压可能诱发子宫收缩引起流产或早产。④按摩过程中,若感到腹部不适应立即停止操作。

105. 孕妇为什么不要泡温泉或洗桑拿浴

泡温泉、洗桑拿浴可以放松身心,是人们喜爱的一种休闲娱乐方式。温泉的温度通常高过体温,多在 43℃ 左右;桑拿浴时的室温更高,通常达 45℃～60℃。

在高温条件下,人体为保持身体内温度的恒定便会通过体表血管扩张、发汗及增加呼吸等途径来散发热量。这样一来便会使有效循环血量有所减少,再加以体表血流量增加,势必要降低内脏的血流量。对于孕妇来说,就是降低了子宫胎盘的血液供应,从而可能造成胎儿缺氧、宫内窒息,危害胎儿健康,因此孕妇不应该泡温泉或洗桑拿浴。就是平时沐浴时也要注意,水温不可过高,时间不要过长。

106. 孕期乳房保健包括哪些内容

众所周知,母乳是婴儿的理想食品。为了产后能顺利地哺乳,准备工作应始于孕期。孕期的乳房卫生保健非常重要。

(1)防止乳房下垂:妇女怀孕后,乳房进一步发育长大,孕期不宜穿过紧的

上衣,以免由于压迫而妨碍乳房的发育,应佩戴合适的乳罩。

(2)清洁乳头:孕妇的皮脂腺分泌旺盛,乳头上常有积垢和痂皮,强行清除可伤及表皮,应先用植物油(香油、花生油或豆油)涂敷,使之变软再清除。妊娠4~5个月后,每日用毛巾蘸肥皂水擦洗奶头数次,以增加其弹力,并可使表皮增厚,从而可耐受婴儿吸吮,减少产后乳头皲裂的发生。

(3)纠正乳头内陷:内陷的乳头,于擦洗干净后,用双手手指置于乳头根部上下或两侧,同时下压,便可使乳头突出。乳头短小或扁平者,可用一手压紧乳晕,另一手自乳头根部轻轻挤压,将乳头牵出(有早产倾向者不宜采用)。这些都是简便、易行的纠正方法,每日可进行10~20次,甚至更多,数月后,就可见到成效。

107. 孕妇应回避哪些工作及环境

妊娠期,凡是对孕妇身体不利的工作和环境都应该回避。

(1)过重的体力劳动,如搬运工作。

(2)须频繁上下楼梯的工作。

(3)接触刺激性物质或某些有毒化学品的工作。

(4)受到放射线辐射的工作。

(5)震动或冲击能波及腹部的工作,如公共汽车的售票员工作。

(6)不能得到适当休息的流水作业的工作。

(7)长时间站立的工作,如售货员、乘务员、招待员等。

(8)高温环境的工作,或环境温度过低,如冷库工作。

(9)高度紧张的工作,如某些机器作业工作。

(10)单人操作,万一发生问题无人帮助。

(11)高噪音环境。

以上情况均对孕妇身体不利,应暂时回避。为了母、儿的健康,在孕期应调换其他能够胜任且无害的工作。

108. 噪声对孕妇及胎儿有什么影响

噪声对孕妇及胎儿的影响,既往对此重视不够,现在有资料表明强噪声对母、胎均有危害,应引起大家的关注。通常认为音强<60分贝对人体无害,60~110分贝之间为过渡区,属于噪声范畴,噪声越强危害越大。我国卫生安全

标准规定 85 分贝为安全阈值上限,高于此值属于强噪声(常见噪声,如汽车发动机音强为 80～100 分贝,电视机 85 分贝,电锯 110 分贝,喷气式飞机 130 分贝)。噪声对身体的危害是潜在和慢性的,其危害程度往往与音强及暴露时间有关。

噪声干扰孕妇情绪导致内分泌功能紊乱,可能诱发流产、早产、胎儿生长受限或妊娠期高血压疾病等。强噪声可能导致胎儿畸形。国外资料表明,居住机场附近者新生儿畸形率高于正常人群。发育中的胎儿耳蜗对噪声非常敏感且易受损伤,噪声还可能引起脑部分区域损害,影响日后听力及智力。因此,孕妇应注意避免接触强噪声,电视、音响的音强要适度,避开歌厅及建筑工地,远离喧嚣场合。

109. 孕妇进行 B 超检查对胎儿有害吗

声波是一种振动波。人耳能听到的声波频率介于 16～20 000 赫兹之间;若声波频率在 20 000 赫兹以上,人耳就不能听到了,称之为超声波。目前使用的超声波检查仪的原理是:基于人体内各种器官、组织的密度不同,超声波进入人体后能产生不同的反射、折射、吸收、衰减,通过反射波在 B 型超声(简称 B 超)仪器上便可显示人体内部器官的影像。因此,超声检查是一种物理检查方法。国内外各种 B 超仪器用于诊断的超声剂量,对胎儿和孕妇尚未发现有不良的影响。由于 B 超安全、简便、无创,可以重复检查,目前已成为产科常用且不可缺少的产前诊断及胎儿监护的方法。

110. 孕妇能接受 X 线检查吗

X 射线是一种放射线,对人体具有一定的危害性。由于放射诊断的 X 射线强度有限,照射时间也不长,一般来说对人体的影响不大,但对孕妇则不然。因为,在妊娠 13 周前是胚胎各个器官形成的时期,X 射线对胚胎有很强的致畸作用,可导致唇裂、腭裂、心脏畸形、肢体畸形、小头畸形等,还可以引起流产、死胎,故应避免 X 射线检查。妊娠 13 周,胎儿的大部分器官已形成,但牙齿、生殖腺及中枢神经系统还在继续发育中,仍应尽量避免 X 线检查。妊娠晚期,胎儿各器官均已发育成熟,做 X 线摄片检查只用很小剂量,不致引起胎儿的变化。临床观察了 1 000 名曾做过 X 线骨盆测量的孕妇所生的子女,通过近 20 年的随访,没有发现他(她)们有智力低下或神经系统的疾病,表明临床若确有必要时,在妊娠晚期还是可以做 X 线检查的。但如 X 线照射次数多、剂量大,即使在妊娠晚期也不能说绝对没有影响。

总之,对孕妇的 X 线检查需持慎重态度。如能用其他方法进行诊断时,则不用 X 线诊断;当必须做 X 线检查时,摄片比透视好,因胎儿接受的放射量较小;如检查部位不在腹部时,应设法屏蔽腹部,以减少胎儿接受的照射量。

111. 孕妇能看电视吗

有的电视机是通过显像管重现图像信息的。当显像管工作时,的确会产生一些射线,但是所产生的这些射线穿透力很弱,容易被物体吸收。凡通过了电视机安全检测标准(依据国际电工委员会 IEC 65 号公告),其电离辐射率均不超过 0.5 毫伦。我国广播电视产品检测站曾对许多进口及国产的电视机进行了检测,发现这些产品的电离辐射率远远低于 0.5 毫伦,表明人体不会受到射线的危害。对孕妇来说,看电视同样也不会产生危害。但孕妇看电视的时间不宜太长;避免看刺激性强的电视节目,以免引起疲劳和精神紧张,从而影响休息、睡眠及身体健康。

112. 孕妇看电视要注意什么

目前,电视已成为每个家庭最重要的家电产品之一。通过电视可以了解国家的政策、法令、国内外发生的大事件,很多人能从中获取个人所需要的多种信息。电视也是最大众化的休闲娱乐工具。

电视在通过显像管重现图像、信息工作中会放出一定量穿透力弱的射线,一般其电离辐射率<0.5 毫伦,不会对人体产生不良影响,然而长期少量的辐射积聚对胎儿也是不利的。

早孕妇女最好不看电视。中、晚期妊娠的妇女收看电视要注意以下事项:①人机距离应在 2 米以上,音强要适度。②连续收视不超过 2 小时,避免眼疲劳。③室内最好有 3～8 瓦的小灯照明。④避免饭后立即收视,以免影响消化。⑤坐的姿势要正确,看 1 小时就要起来活动活动,不要看得太晚。⑥多看风光片、喜剧,不要看恐怖片和悲剧片。⑦注意室内空气流通。

113. 孕妇看电影应注意什么

年轻的夫妇往往追求时尚,喜欢看新片、大片,时常会光临电影院。看电影需要注意以下事项:①不要在人群密集的时段去,最好在白天人少的时段去。②尽量坐在人少的后排靠边,以免受到挤撞。③首选条件较好的影院,如有孕妇席最好,有的还提供隔音枕、抱枕,避免噪声对胎儿影响,散场时有快速通道。④呼吸道疾病高发季节应避免去人群密集场所,包括影院。

114. 经常使用计算机的孕妇如何进行防护

计算机是目前广为应用的办公用品,但它有一定的电磁辐射作用。很少量的电磁辐射对人体无碍,当辐射量达到一定强度时才会危害人体健康。市售的通过国家检验标准的计算机,特别是新一代采用液晶显示屏的电脑,电磁辐射非常少,使用者不要过分担心。到目前为止,还没有权威的统计调查资料显示,电脑产生的电磁辐射与胎儿健康间存在必然的联系,一般的电脑使用对孕妇及胎儿无不良影响。

孕妇往往对周围环境十分敏感,顾虑不良因素对胎儿产生危害,这点是可以理解的。以下有些可能减少电磁辐射的措施提供给大家参考。

(1)计算机屏幕前加防辐射屏,远离辐射强的计算机背面及两侧。

(2)坐姿要正确,身体离计算机 50 厘米以上。

(3)每日操作最好控制在 4 小时左右,不要连续操作,其间要有适当的活动。

(4)多进食富含维生素 A、维生素 C 食品,如动物瘦肉、肝,西红柿、绿茶等,有助于保护视力。

(5)室内不放闲杂金属物品,以防次生波;注意通风换气。有人提倡摆放竹炭或仙人掌等植物来吸收电磁辐射。

(6)培养良好习惯:屏幕亮度适中,用毕洗脸及手,以去除粘在面部的辐射颗粒,减少辐射影响。

115. 孕妇可以使用手机吗

国内使用手机始于 20 世纪 90 年代初期,近 20 年来手机的功能日益增多,价格贵贱不一,现今几乎人手一部,成为当前最广泛使用的通讯、娱乐工具。

怀孕后能否使用手机成了广大孕妇关心的问题。由于手机存在一定射频线,孕妇最好少用,更不宜随身携带,应将其放入提包内,需要打电话时也要长话短说,更不要以手机作为聊天及娱乐的工具。国外一项对超过 1.3 万名儿童的大型研究表明,孕妇每日使用手机 2～3 次,可能会增加学龄前儿童多动症、行为障碍、情感障碍及关系障碍,发生概率比不使用者高 54%。当然,偶尔使用几次也没有必要过分担忧。

116. 孕妇能接受免疫接种吗

免疫接种是将生物制品,如疫苗或类毒素等接种到人体内,使人体产生对传染病的抵抗力,以达到预防疾病的目的。但这些生物制品均是异性蛋白质,能使接种部位发生红、肿、痛等反应,或发生全身反应,如高热、头痛、寒战、腹泻等。

孕妇免疫接种的反应与非孕妇女并无多大差异,局部反应及高热等不适,在某些免疫接种中较为明显,可引起流产、早产。某些免疫接种,如风疹疫苗可致胎儿畸形,孕期禁用;其他,如流行性腮腺炎、脊髓灰质炎、麻疹、黄热病等疫苗亦忌用,因为它们都是活疫苗,可以通过胎盘到达胎儿体内,造成不良影响。如有必要,孕妇可以接种狂犬病或伤寒疫苗;在白喉、鼠疫传染病流行地区工作或居住时,应该进行该类疫苗接种,因为一旦染病,将危及孕妇的生命。秋冬季节流行性感冒高发,流感高热对胎儿不利,孕妇可以注射灭活的流感疫苗进行预防。在注射疫苗前,孕妇或家属应签署知情同意书。

117. 孕妇用药应注意什么

人生病用药治疗,是大家都熟悉的事。许多个人或家庭都有一些自备药物,小的毛病不一定都去就医。对孕妇来说则不能这样,用药时应格外小心。这是为什么呢? 主要是必须考虑到体内的胎儿。早孕 3 个月内,是胎儿各种器官形成的重要时期,胎儿对来自外界的影响极为敏感,用药不当可导致胎儿发生一种或多种畸形。另外,凡对母体有毒的药物,对胎儿也有同样的毒性,而且不受妊娠阶段的影响。为了减少药物对胎儿的不良影响,向孕妇提出以下几点建议。

（1）月经一向规律的已婚妇女,在准备怀孕的周期就不要随意用药,一旦月经逾期就要想到妊娠的可能,更不能自己随便用药。就医时别忘了告诉医师,自己正在备孕可能已经怀孕。

（2）确实患病需要治疗时,要在医师指导下用药。只要在医师的指导下,选择对胎儿无影响或影响最小的药物,便可避免不良后果。由于药物的种类繁多,对胎儿的影响还有其他因素参与,极其复杂,孕妇很难掌握哪些药物能用,哪些药物不能用。一句话,就是用任何药都应在医师的指导下,不能疏忽大意。

（3）母体患有严重疾病应及时治疗。不治疗则自身难保,也就谈不到胎儿的安全。用药虽对胎儿有危害,但别无选择,必须进行治疗。妊娠早、中期用过对胎儿有危害的药物,待母亲病情稳定后,可考虑行人工流产或中期引产手术。药物对妊娠晚期胎儿的影响相对较小,可听其自然。

118. 孕期的性生活应注意什么

性交对阴道及子宫颈的机械性刺激,通过神经反射和体液的调节,导致子宫内源性前列腺素释放。另外,流入阴道中的精液也含有大量的前列腺素,该激素能诱发强烈的子宫收缩。

早孕3个月内,胎盘尚未形成,强烈的子宫收缩可导致孕卵自子宫壁部分或全部剥离而发生流产。此时,孕妇常由于妊娠反应,身体健康情况欠佳,往往对性生活不感兴趣。在妊娠末3个月,性生活可致强烈的子宫收缩而引起早产、胎膜早破,还可能将细菌带入阴道,成为产后感染的祸根。因此,妊娠早期及晚期不宜有性生活。

妊娠中期,孕妇的精神及身体已适应孕期的变化,精力比较充沛,是相对稳定的阶段,性生活一般不至于引起不良后果。但是性生活要求做到,性交前双方清洗外阴,避免粗暴的动作,阴茎不要插入过深,以免造成损伤或引起子宫收缩;性交体位可以适当改变,避免压迫孕妇腹部。

上述情况是针对一般孕妇而言。对有严重孕期并发症的孕妇,如已出现流产、早产征兆、有习惯性流产史、胎位不正或胎盘前置等,则应禁止性生活。

119. 哪些孕妇应避免性生活

孕13周后至33周前是妊娠相对稳定的阶段,此间多数孕妇可以有性生活。但有以下特殊情况的孕妇最好还是避免性生活,以免引发不良后果:①习惯流产或早产史。②胎盘位置低或有产前出血。③胎位不正,横位、臀位。④严重的孕期并发症,如妊娠高血压综合征、心脏病心功能不全、羊水过多等。

120. 什么是胎教

胎教在我国自古有之,但被加上迷信的色彩,从而把胎教本意歪曲了。实际上"胎教"就是搞好母体的精神卫生。它强调的是孕妇的精神活动可以影响胎儿的健康,孕妇的心理状态和情绪变化会影响胎儿的发育,如孕妇有悲哀、恐惧、愤怒、不安等精神活动时,会引起体内循环、消化系统等的功能改变,降低对营养物质的吸收。母亲健康受到损害,胎儿营养及发育也会受到影响,甚至可导致流产、早产或胎死宫内。母亲和胎儿的神经系统虽然没有直接联系,但通过血液中的化学物质及内分泌素可以进行沟通,如孕妇过度紧张、惊恐,会引起肾上腺皮质激素分泌过多,若此时正值胚胎的某些器官开始形成,便可能造成缺陷或畸形。有人发现孕妇情绪压抑时,胎动的频率、强度及持续的时间都会增加和延长,这是表明胎儿有窘迫不安的情况。上述种种都证明了孕妇的精神因素对胎儿有重要影响。如何搞好母体的精神卫生,就是"胎教"的实质。

121. 如何进行胎教

胎教的内容和实质涉及母体的精神卫生,对消除精神上的种种压力至关重要。方法是听音乐,欣赏美术作品,阅读轻松愉快的小说、故事。要以慈母之心对待腹中的胎儿,经常进行母、胎交流。在妊娠中、晚期,父母亲可以用手轻轻地抚摸或轻拍腹部;还可以对胎儿说说爱抚的话;也可以播放柔和的音乐给胎儿听。有调查表明,播放音乐时,胎动增加;音乐还可以增加臀位转胎的成功率。

孕妇可以阅读有关妊娠与分娩的书籍,增加卫生保健知识,减少对妊娠与分娩的顾虑和恐惧。重要的是家庭和睦,丈夫体贴,父母关心,邻居和工作单位同志的关怀与帮助,使孕妇能生活在一个温馨舒适的环境中。

122. 妊娠期有多少周，划分早、中、晚期妊娠有什么意义

整个妊娠期约经历 280 天，共 40 周。习惯上所谓的"十月怀胎"是指特定的妊娠月，即以 28 天算为 1 个妊娠月。

为了便于掌握妊娠不同阶段的特点，常用的分期是将妊娠前 3 个月，即妊娠 14 周以前（按末次月经第一天计算），称为早期妊娠；妊娠 14～27 周末，称为中期妊娠；妊娠后 3 个月，即妊娠 28 周以后，称为晚期妊娠。

各妊娠期有各自的特点，需要注意的事项也不相同。孕早期，主要应确定是否妊娠；有无严重的并发症，如流产、异位妊娠或严重的心、肝、肾等不适合妊娠的疾病等。发现异常时，需酌情给予处理或及时终止妊娠。中期妊娠时，需要注意胎儿的发育情况。晚期妊娠时，要注意有无妊娠期并发症，如妊娠期高血压疾病、妊娠期糖尿病等。此外，还要注意胎位、胎儿大小、母亲骨盆情况，以制定合理的分娩方案，保证母、儿安康。

123. 孕早期胎儿的发育为什么特别重要

早孕 3 个月内是胎儿发育的决定性阶段，最为重要。因为胚胎各个器官都在这个时期内形成及发育，如受外来有害因素的影响，包括药物、辐射、感染等，最容易引起胎儿畸形。根据人类胚胎发育时间的研究，引起主要器官畸形的最危险时期为：脑在卵细胞受精后 15～27 天，眼在 24～29 天，心脏在 20～29 天，四肢在 24～36 天，生殖器在 28～62 天。所以，在早孕 3 个月内，孕妇应注意加强防护，以避免发生胎儿畸形。

124. 围生期感染主要包括哪些，有何危害性

孕妇免疫力低容易患病，围生期常见的感染有：巨细胞病毒、风疹病毒、单纯疱疹病毒及弓形虫等的感染。孕妇感染，其本人可能仅表现为轻度上呼吸道感染的症状，常被认为是一次感冒，若病原体通过胎盘便可以感染胎儿。感染对胎儿的影响与胎龄的关系密切。孕早期，胎儿各器官正在发育、分化，受到感染造成的危害最大，可以导致流产，胎儿先天畸形（如无脑儿、脊椎裂、小头畸形、脑积水、腭裂或先心病等），胎儿生长受限或胎死宫内，幸存者往往遗

留神经系统功能障碍。

孕早期新发感染者,可以考虑行人工流产术;孕 20 周左右确诊胎儿受染者可行引产术,当然要征得夫妇双方同意。围生期感染最好在孕前检测,发现新感染应治愈后再怀孕。当今围生期感染的检测未被列为产前常规检查项目,仅适用于高危人群。

125. 孕早期妇女患风疹及感冒有什么危害性

风疹病毒是一种最危险的致畸因素。早孕 3 个月内是胚胎器官形成的重要时期,此时孕妇受感染,病毒可以通过胎盘感染胎儿。受感染时间越早危害性越大,可导致胚胎停育、流产,或影响胚胎发育,产生多种先天性损害,称为先天性风疹综合征。此综合征的主要表现有眼(白内障、青光眼、视网膜病变及小眼球),耳(耳聋),心(先天性心脏病),中枢神经系统(小头畸形、脑炎、智力障碍),其他还有骨损害、肝脾大、血小板减少和新生儿出生体重低下等。有些症状于出生后即能表现出来,有些需经数月至数年才出现。因此,早孕妇女若确诊为风疹感染,应行人工流产术终止妊娠。需要指出的是,风疹不是荨麻疹,可根据咽部分离出的风疹病毒及血清中查到特异性抗体来确诊。

流行性感冒是由流感病毒引起。若高热持续半日以上可影响胎儿脑细胞发育,故早孕妇女患流感伴持续高热者,可考虑行人工流产术。孕妇注射灭活的流感疫苗可预防流感。

一般感冒多由非特异性病毒引起,对胎儿无明显危害,仍可继续妊娠。

126. 孕妇感染巨细胞病毒的危害性如何

巨细胞病毒是引起人类先天性感染性疾病最常见的病因之一。其传播途径是通过接触受染的体液,包括唾液、尿液、粪便、血液、泪液、精液、宫颈及阴道分泌物、羊水及乳汁等。

成年人感染后,可以完全没有症状,部分患者有低热、乏力、咽痛、淋巴结肿大、关节或肌肉酸痛等,类似上呼吸道感染的症状。受染者(含新生儿)可以长期排出病毒。

孕早期受巨细胞病毒感染后,常导致流产、胚胎停育或死胎;亦可因干扰胎儿的器官发育导致畸形。妊娠晚期受染可导致胎儿的先天性巨细胞病毒感染。妊娠各期受染均能危害胎儿。新生儿多为隐性感染,出生后虽无明显症状,但经数年后仍可能出现发育异常。新生儿有明显症状者预后差,常见的症状有低体重,黄疸,肝、脾肿大,血小板减少性紫癜,脑、小头畸形,抽搐等,多在数周内夭折;幸存者常存有智力低下,听力丧失迟发性中枢神经损害等远期后遗症。

孕早期,确诊为巨细胞病毒新感染者可行人工流产术;继续妊娠者于孕20周左右行羊膜腔穿刺检验巨细胞病毒包涵体及抗体 IgM,确诊胎儿已受染时则应终止妊娠。新生儿先天性巨细胞病毒感染,可自尿中排毒,应做好隔离防止感染扩散。产妇乳汁中病毒阳性者,不能母乳喂养。

127. 孕妇患生殖器疱疹有什么表现,怎么办

生殖器疱疹多由单纯疱疹病毒 2 型引起,由性交接触传染,属性传播疾病。首次感染后,病毒可以长期在体内存留。当机体抵抗力降低或受某种刺激时,如精神创伤、过度疲劳、感冒、发热及胃肠疾病等,体内潜伏的病毒便可以被激活而再次发病。

生殖器局部感染后,在会阴部、阴唇、阴蒂、阴道黏膜或宫颈上出现成簇的红色小丘疹,迅速变成小疱,后形成糜烂或浅溃疡,有时可发生在肛门周围。患者常感局部轻度瘙痒、刺痛,并可有发热、头痛等全身不适及局部淋巴结肿大。经过 7~10 天,病灶处可以结痂,待痂皮脱落而自愈。该病容易反复发作。疱疹病毒通过胎盘传播的概率低,而通过产道传播的概率高。早孕期感染可导致流产;妊娠中晚期的感染可致胎儿生长受限或早产。当胎儿经产道分娩时,新生儿发生感染的机会约为 40%,还有报道可高达 95%。新生儿受染后表现为发热、出血倾向、黄疸、肝大、痉挛等,病情危重,预后不良,往往在10~14 日内死亡,病死率高达 70% 以上,部分幸存者还往往留有神经系统后遗症。

妊娠足月伴有生殖器疱疹感染的孕妇或分娩前一个月有过感染者,应行剖宫产分娩。该病以预防为主,应讲究性卫生,不与患病者接触。

128. 孕妇感染弓形虫病对胎儿有什么危害性

弓形虫病是一种人、畜共患病。有报道,我国成人弓形虫感染率不足10%,远低于欧美各国。弓形虫的最终宿主是猫,病猫粪便中排出弓形虫卵囊。若食物(含容器)、水源、饲料或人手受其污染便可经口使人和畜(羊、猪、

牛及鸟类)患病。患病家畜的肌肉中含有弓形虫包囊,短时间的加热不能将其杀灭,因此若进食半熟的肉类也能使人受染,这点不可忽视。

受染孕妇临床症状轻微或无症状,但弓形虫可以通过胎盘感染胎儿。妊娠早、中、晚期受染,胎儿受累的概率分别为15％、25％及60％;但胎儿受累越早,危害越大。胎儿感染可导致流产、胎停育、早产或胎死宫内。新生儿弓形虫病主要表现有:视网膜脉络膜炎、脑内钙化及脑积水等,即使出生时无明显症状,日后仍可能出现视力障碍或神经系统后遗症。

孕妇豢养宠物或从事屠宰、肉类加工等高危职业者,孕前应进行弓形虫抗体检测,发现新感染者治愈后再怀孕。孕早期发现新感染可行人工流产;继续妊娠者应在医师指导下用螺旋霉素治疗,早期治疗可使胎儿受染的机会减少,并应定期B超监测胎儿发育及早发现异常情况。孕中期羊膜腔穿刺或脐带血穿刺检查确诊胎儿受染者可以引产。可能受染的新生儿即使出生时没有症状也应进行治疗。

预防措施:①豢养的宠物应健康无病,定期体检及注射疫苗;宠物不要放养;保持环境卫生。②注意饮食卫生,生熟分开,饭前要洗手。③不吃半生不熟的肉类。

129. 孕妇感染肠道病毒对母、儿有何危害性

肠道病毒感染很常见,多发生于夏、秋季节。常见病毒的血清型为柯萨奇病毒A、B型及埃可病毒。病毒通过呼吸道飞沫及消化道分泌物传播。

妊娠期柯萨奇病毒感染,可以引起胎儿宫内感染,导致非麻痹性脊髓灰质病变、心脏病变及胎儿畸形。母、儿传播途径包括经胎盘传播;经产道分娩时,受到粪便污染;分娩后,通过呼吸道或消化道等途径传染。该病毒耐酸,对理化因素抵抗力强,故一般的消毒措施难以奏效。

(1)妊娠期柯萨奇病毒感染:①柯萨奇病毒A型,可引起新生儿感染,表现为胃肠炎和腹泻。②柯萨奇病毒B型感染,可致胎儿先天性心脏病或其他畸形,如尿道下裂、消化道畸形及死胎,但不引起流产。新生儿严重的柯萨奇病毒B型感染多发生于生后10天内。国内曾有某医院婴儿室暴发过柯萨奇病毒感染的报道,在短期内有数名婴儿死亡的教训,值得重视。

(2)妊娠期埃可病毒感染:以发热及下腹痛为特征,但很少引起胎儿畸形。妊娠晚期感染可致死胎。新生儿严重感染多在生后7天内发病,表现为脑膜炎、肺炎、心肌炎和肝炎,亦可引起婴儿室的暴发性流行,可导致婴儿死亡。存

活者还可能留有神经系统后遗症。

目前,对以上病毒的感染尚无有效的治疗药物。主要应加强预防,隔离传染源,流行季节加强房间的通风、换气及病室内空气消毒,发现并治疗隐匿性感染。

130. 使用避孕药的妇女为什么还可能怀孕,应如何处理

避孕药物中,复方18炔诺孕酮短效口服避孕药在我国妇女中使用较为广泛。此外,还有其他类型的短效或长效的避孕针、避孕药及探亲避孕药。这些药物都是人工合成的性激素,如使用得当,避孕效果可达99%以上。用药过程中仍受孕,绝大多数是由于漏服或用药时间有误造成的,只要严格按照规定服药,失败的可能性是极少的。

关于避孕药物对胎儿的影响,虽然存在不同意见,但确有资料表明,性激素药物对胎儿有致畸、致癌作用,并可影响胎儿的性器官分化。还有报道,在孕早期使用过口服避孕药的妇女生下多发畸形的胎儿,故对此不能掉以轻心。在用药过程中受孕,还是及早施行人工流产为好。

131. 放置宫内节育器后怀孕了怎么办

宫内节育器使用方便,避孕效果可靠,无严重不良反应,取出后不影响日后再怀孕,是育龄妇女广为应用的一种长效节育措施。避孕效果受宫内节育器种类、型号、质量及放置技术等多种因素影响,仍有一定的失败率,故戴节育器的妇女又妊娠并非罕见之事。以金属单环为例,戴节育器受孕率约10%。经过多年的不断研究,现已开发出多种新型的节育器,质量不断改进,放置技术也有所提高,戴节育器受孕率较前有所下降。

妇女放置宫内节育器后,一旦发生闭经,要高度警惕受孕的可能。应尽早就医,确定诊断,以免延误到妊娠中、晚期。虽然戴节育器妊娠的妇女可以正常分娩,节育器黏附于胎膜上被排出,但容易发生并发症如流产、早产,甚至影响胎儿发育。目前提倡,凡戴节育器受孕者,应及早行人工流产,并取出节育器。

此外,要注意宫内节育器不能防止异位妊娠。故戴节育器妇女若发生闭经、阴道出血或腹痛时,万万不可疏忽或误认为是节育器的不良反应,而应及

时就诊,以便得到正确的诊断与处理。

132. 服紧急避孕药失败者可以继续妊娠吗

紧急避孕药适用于偶尔的无保护性性生活,或所采用的避孕措施失败又确实不愿意怀孕者。通常应在性生活后 72 小时内服药,服用越早效果越好,24 小时内使用效果最佳。常用的有左炔诺孕酮(毓婷每片 0.75 毫克,顿服 2 片,或金毓婷每片 1.5 毫克,服 1 片),米非司酮(每片 10 毫克或 25 毫克,顿服 1 片)。应用 1 次失败率约为 2%,若同一周期服药后,再次发生无保护性性生活,失败率可高达 50% 以上。

紧急避孕失败后,本次妊娠的取舍尚无一致公认的意见。理论上讲,服药多在排卵期,在下次月经来潮之前(月经周期规律者),也就是说在胚胎器官分化之前,若药物产生了影响,此胎将不能继续发育,最终必定会流产;如胚胎能继续正常发育则表明药物对其没有产生明显的影响。到目前为止,尽管也有少数服紧急避孕药(如毓婷)失败者继续妊娠,分娩的婴儿与未服避孕药者分娩的婴儿相比较先天畸形的发生率无统计学差异,但毕竟缺乏大样本的临床验证资料,因此对妊娠的取舍,医生很难提出具体的意见,主要取决于夫妇双方的意愿。若服米非司酮失败者,则建议行人工流产术,因该药是孕激素受体拮抗药,对胚胎有潜在的不利影响。

在此提醒广大的妇女们,对紧急避孕药的使用,一是要使用正确;二是要持慎重态度;如果失败,就不要继续妊娠,千万不可以和自己开玩笑。如确实能做到上述各点,也就不存在失败后能否继续妊娠的问题了。

133. 什么是早孕反应

停经 6 周左右的怀孕妇女,尽管没有病,也常会出现恶心、食欲缺乏,消化不良或呕吐,吐出胃内容物或黄绿色苦味液体。此时,孕妇对一些气味特别敏感,如烧饭气味、油腻味等都可引起恶心。有时饮食的嗜好会突然改变,出现挑食、偏食、嗜酸辣,或想吃一些过去不喜欢吃的东西。其他还可能出现头晕、头痛、失眠、乏力、畏寒、烦躁、焦虑或便秘等,有些孕妇感到舌干或有流口水情况。这些都是妊娠早期特有的症状,称为"早孕反应"。这种反应多持续 4～6 周后逐渐缓解,少数孕妇的妊娠反应可以持续更长的时间,甚至到妊娠 5～6 个月才好转。当然,还有少数孕妇可以没有任何反应,也属正常。

134. 早孕反应是否需要治疗

早孕反应不是病,它的发生原因目前还不清楚。一般认为与绒毛膜促性腺激素的刺激,胎盘毒素的影响,孕妇的自主神经功能失调,精神因素等有关。由于孕妇对这些因素不能通过自身调整来适应,从而出现机体功能的紊乱。

早孕反应持续的时间、症状,反应的程度则因人而异。部分孕妇无明显反应,多数孕妇(约80%)有轻度反应。出现早孕反应时,只要自己想些办法,如身心放松,注意休息,不愿做家务就暂时放下,吃一些自己喜爱的食品,就能缓解症状。此时不用担心胎儿的营养问题,因为孕早期胎儿很小,其所需的营养有限。还可参加一些自己喜爱的娱乐活动。早孕反应一般不需治疗,经过数周即可自行缓解。仅有少数孕妇早孕反应严重,不能进食,频繁呕吐,甚至吐出胆汁或咖啡色物,并出现皮肤干燥、眼窝下陷及体重明显减轻等,称为"妊娠剧吐"。它对孕妇及胎儿会造成不良后果,应及时就医,进行治疗。

135. 妊娠剧吐的危害性是什么,如何防治

妊娠早期,部分孕妇于晨起或饭后出现恶心、呕吐等现象称为妊娠呕吐。多数患者症状轻微,不影响身体健康及工作,经过适当的生活调理即可自愈。少数孕妇呕吐频繁,滴水不入,引起明显的脱水及酸中毒,称为妊娠剧吐。

妊娠剧吐的患者,由于脱水和蛋白质及糖的缺乏,以致短期内体重明显下降;热能不足导致机体动用脂肪,脂肪氧化不全产生酸性代谢产物而出现酮症酸中毒。水、盐(电解质)及代谢的严重紊乱,可导致身体多脏器功能受损,如引起高热、黄疸及肾功能损害等。

妊娠剧吐的患者需要及时进行治疗,主要包括调整患者的精神状态,保证充分的休息;可适当应用镇静药,纠正水、电解质失衡及酸中毒等。通常需要静脉滴注葡萄糖液、生理盐水或含钠的碱性液体,根据脱水程度及电解质紊乱的情况,给予针对性的补充。另外,还应补充高热能制剂,以解除患者的饥饿状态及代谢紊乱。要指出,单纯输入葡萄糖液对治疗妊娠剧吐无补。妊娠剧吐患者的治疗要彻底;治疗后的生活调理也十分重要,否则还会复发。个别控制不满意或出现了严重并发症的患者,除应积极治疗外,往往还需要终止妊娠。

妊娠呕吐的患者如能很好地调理自己的饮食起居,如少食多餐,选择富含

蛋白质及维生素的食物,避免进食过多的油腻食物,安排适当的休息;必要时辅以药物治疗,便可以避免发生妊娠剧吐。

136. 早孕反应时饮食应注意什么

早孕反应的症状是各种各样的,每个孕妇的表现都不相同。但大多数有胃部沉重感、食欲缺乏、恶心,甚至呕吐。为了不使母亲的健康及胎儿的成长受到较大影响,就要想办法进食以取得营养。饮食上有以下几点应注意的事项。

(1)饮食不要求规律化,想吃就吃;每次进食量少一点儿,可以多吃几次;不必过分考虑食物的营养价值,只要能吃进去就可以。待早孕反应过后,再恢复正常的饮食规律。

(2)空腹时,即感胃部不适、恶心者,应事先准备一些自己爱吃的食品:如饼干、点心或酸奶等,放于床旁,可供随时取用。这样有助于控制恶心、呕吐。

(3)设法增进孕妇食欲,根据其爱好进行调味:如喜食酸者,可准备些酸梅、柑橘或在菜肴中加醋;喜冷食者,可做些凉拌菜,如凉拌豆腐、黄瓜、西红柿,以及冰酸奶等。不断改善烹调方法,促进食欲。

(4)避免刺激性气味:尽量远离炒菜、炖汤等油腻味。

(5)避免便秘:因便秘可引起腹胀而加重早孕反应。建议多食蔬菜、水果及含纤维素的食品,并多饮水以预防便秘。对已有便秘者,可采用开塞露或乳果糖等通便。

(6)补充水分:除进食水果、汤菜、牛奶外,还可饮淡茶水、酸梅汤、柠檬汁,甚至糖盐水以补充水分,避免由于摄入量少及频繁呕吐引起的脱水。

137. 早孕妇女轻微腹痛需要治疗吗

月经逾期刚查出怀孕的妇女往往感觉下腹部轻微的疼痛,类似来月经的感觉,这是十分常见的情况。这种现象可能是由于妊娠子宫充血,宫腔内孕育了胚胎,子宫肌肉受到轻微牵张后产生的反应。若轻度腹痛没有加重,不伴有阴道出血,一般不需要治疗,经过一段时间会自行缓解。

138. 孕妇白带增多需要治疗吗

正常情况下,妇女的白带是阴道渗液和子宫颈黏液的混合物,内含阴道杆菌及生殖道黏膜的脱落细胞,以阴道和宫颈上皮细胞为主,偶有输卵管上皮细胞及子宫内膜细胞,呈乳白色。邻近排卵期时,白带量多、质稀,如蛋清样。

孕妇的子宫颈管被稠厚的黏液栓堵塞,此时的白带主要是阴道的渗液及脱落细胞。妊娠期生殖器官发生充血及组织增生等变化,阴道皱襞增多、松软而富于弹性,表面积增大。此外,胎盘分泌的大量孕激素,阻断了雌激素对阴道上皮细胞的增生及角化作用,阴道上皮细胞停留于中层的阶段,阴道黏膜变薄,故渗液比非孕时明显增多。多量的渗液呈乳白色,此乃正常妊娠的生理变化,不需要治疗。由于白带增多,外阴部经常处于潮湿状态,对局部皮肤有一定的刺激作用。孕妇宜常用温水清洗,保持外阴部清洁、干燥,最好穿质软、透气的棉织内裤。

如果白带量增多,而且质地异常,如白带呈豆渣样或凝乳块样、灰黄色、有异味,伴有不同程度的外阴及阴道瘙痒,则属病理情况,应及时到妇产科就诊,查明原因,进行治疗。

139. 孕妇小便次数增多是病态吗

妇女的子宫位于小骨盆腔的中央,其前方为膀胱,后方为直肠。子宫体可因膀胱和直肠充盈程度的不同而改变位置。正常膀胱贮存尿液达 400 毫升时,方可使人产生尿意,平均约 4 小时排尿一次,饮水量多则时间相应缩短。

妊娠后,由于胎儿的发育,子宫逐渐增大。3 个月左右的妊娠子宫尚未升入大腹腔,在盆腔中占据了大部分的空间;妊娠 8 个月后,胎头与骨盆衔接,由于妊娠子宫或胎头向前压迫膀胱,膀胱的贮尿量比非孕时明显减少,因而排尿次数增多,每 1~2 小时就要排尿一次。此种尿频现象,不伴有尿急和尿痛,尿液检查也无异常发现,属于妊娠期的生理现象,不必担心,也不需要治疗。若排尿的次数增多,不是发生在上述妊娠阶段,或伴有尿急、尿痛,则是异常情况。最常见的是膀胱炎,应及时到医院就诊,查明原因,进行治疗,以防感染上行,引起急性肾盂肾炎。

140. 孕妇为什么容易发生腹胀、便秘及痔疮

怀孕妇女的子宫逐渐增大。妊娠3个月后子宫升入大腹腔,在腹腔内占据一定空间。子宫继续长大后,将胃推向上方,肠管则被推向上方及两侧。此外,胎盘分泌大量激素,其中孕激素及松弛素可使胃肠道平滑肌的张力降低,蠕动减弱,从而延缓了胃内容物的排空时间,故孕妇常有上腹部饱胀感。妊娠中、晚期的妇女应防止饱餐,宜采用少食多餐以减轻饱胀感。

此时,肠蠕动也同样减弱,粪便在大肠中停留的时间延长,水分逐渐被吸收,粪便干结而便秘。便秘又进一步影响肠道功能,加重腹胀。

由于增大的妊娠子宫和便秘对下腔静脉及直肠的压迫,以及性激素对血管平滑肌的扩张作用,直肠静脉的回流受阻,造成局部静脉曲张而形成痔疮,故孕妇容易发生痔疮。原有痔疮者,其症状在孕期会加重。若能保持大便通畅,在一定程度上可使痔疮的症状减轻。

141. 孕妇便秘怎么办

孕期体内激素的变化有助于维持妊娠子宫的安定,但与此同时,胃肠道及泌尿系的平滑肌活动也相应迟缓。胃肠蠕动减弱是导致孕妇便秘的原因。

孕妇便秘是十分常见的,严重者3～4日或更长时间才解大便一次。大便不通往往引起腹痛、腹胀及食欲缺乏;解大便困难,久蹲用力又促使痔疮的发生及加重。

孕妇平时应建立每日定时排便的良好习惯。对于便秘,人们通常采用进食香蕉、白薯或饮蜂蜜水等方法促使排便。然而在妊娠中、晚期,特别是有肥胖或伴糖代谢异常者,这些方法则不合适。孕妇也不宜使用泻药,因排便次数过多或腹泻,可以导致流产或早产。适合孕妇使用的安全、有效的方法,一是平时进食些粗粮及含纤维素多的蔬菜,并要多饮水;二是当1～2日未解便时,可以使用开塞露(主要成分为甘油及水),每次使用1～2支,通过膨胀直肠及润滑粪便而促进排便。用时要注意将瓶口剪切光滑,以免插入时损伤肛管的黏膜。还可以使用乳果糖,清晨口服乳果糖1包(15毫升)或1支,24小时仍不能排便时,可加量至每日2包。乳果糖在结肠中被细菌分解为有机酸,降低了肠道的pH值,通过保留水分增加粪便体积,刺激肠蠕动而促进排便。

142. 孕妇为什么容易发生小腿抽筋

半数以上的正常怀孕妇女在孕期中可发生小腿抽筋。最早小腿抽筋发生在怀孕 2 个月,最迟发生在怀孕 8 个月,绝大多数发生在怀孕 3～8 个月之间。该症状是由于小腿后部腓肠肌痉挛性收缩而产生的剧烈疼痛,俗称小腿抽筋或腿肚子转筋。

正常情况下,血中钙离子浓度平均为 2.38 毫摩/升,其波动幅度甚小,是维持肌肉、神经稳定性的重要因素。为了满足自身及胎儿的生长发育,孕妇对钙的需要量明显增加。由于膳食中钙及维生素 D 含量不足或缺乏日照,以及胎盘、子宫循环的建立,孕妇自怀孕 3 个月开始母体血容量增加,血液被稀释,导致血钙水平下降,从而增加了肌肉及神经的兴奋性。因夜间血钙水平比日间要低,故小腿抽筋常常在夜间及寒冷季节发作。

小腿抽筋属于轻度缺钙,严重时可引起手足搐搦。抽筋引起小腿肚剧烈疼痛时,只要将足趾用力扳向头侧或用力将足跟下蹬,使踝关节过度屈曲,腓肠肌拉长,症状便可迅速缓解。

通过摄入含钙丰富的食品,适当的户外活动、接受日光照射,便可以预防由于缺钙引起的小腿抽筋;必要时还可服用钙片及维生素 D。

需要指出的是,当前孕妇缺钙现象是普遍存在的。由于个体对缺钙所能耐受的阈值有差异,部分缺钙的孕妇并无小腿抽筋的症状,若仅以小腿抽筋作为需要补钙的指标是不够准确的。临床上往往在妊娠 4 个月开始,给孕妇进行常规补充钙剂及维生素 D。孕妇若能参加营养咨询,做到有针对性的补钙最好。

143. 孕妇为什么容易发生晕厥

无明显诱因突然发生头晕、跌倒,即晕厥。晕厥是孕早期常见的现象,发生的原因有:血管舒缩中枢不稳定,如久立、久坐时,血液淤滞于下肢及内脏,或在高温环境或沐浴的水温过高时,皮肤血管扩张,均可使回心血量减少,导致低血压及暂时性脑缺血。此外,还可见于妊娠反应伴发低血糖的情况。

孕妇应避免久坐、久立及剧烈的下肢活动,防止突然的体位改变(如由蹲或坐位突然站立),不在高温环境中久留及避免沐浴时水温过高,实行少食多餐或正餐间加以辅助餐,则可保持血压及血糖水平的稳定,减少晕厥的发生。

头晕时,应就地蹲、坐或躺下,以免发生意外损伤。晕厥为一过性的,一旦发生不必惊慌失措。有条件时,可针对原因进行处理,如由于低血压引起者,可饮用咖啡或茶水;低血糖引起者可喝糖水。若发作频繁或伴有其他症状时,应查明原因。

144. 妊娠期妇女发生偏头痛怎么办

偏头痛在生育年龄妇女中很常见。孕妇发生偏头痛大多数有既往发作史,约 15% 在妊娠期首次发作。偏头痛的原因不明,约半数患者有家族史。典型表现为,缓缓发作的单侧或全头部钝痛或跳痛,常伴恶心、呕吐及畏光;发作前或发作过程中还可出现神经、精神功能障碍;头痛往往持续一日,偶有持续时间更长者。70%~80%的患者于早孕过后症状会缓解,少数不再发作,但也有症状加重者。偏头痛对妊娠的结局无不良影响,流产、死胎、妊娠期高血压疾病及胎儿畸形的发生率与正常的妊娠相近。

预防偏头痛应从消除诱因着手,包括避免进食酒类、味精及高酪胺食物(腌腊食物)等;注意生活规律,按时就餐。轻症偏头痛需要在安静、避光处休息,不需要特殊的治疗。重症者可以使用镇静药或镇痛药予以对症治疗;频繁发作者,医师会酌情给予药物预防,应选用对胎儿影响最小,又不诱发子宫收缩的药物。

145. 孕妇为什么容易鼻出血,怎么处理

两鼻孔中间的隔板称为鼻中隔,将鼻腔分为左、右两部分。鼻中隔前下方区域黏膜的血管丰富,位置表浅,当气候干燥或局部外伤时,便容易破损而出血,是最常见的出血部位。

鼻出血是日常生活中较为常见的情况,孕妇更容易发生。这是因为妊娠后,体内的雌激素水平较未怀孕时增高数十倍,受该激素的影响,鼻黏膜肿胀,血管扩张、充血之故。

一旦发生鼻出血,不要惊慌,先坐下来,将头部后仰,立即用手指将出血侧的鼻翼向鼻中隔方向紧压。双侧出血时,则用拇指及食指分别将两侧鼻翼压向鼻中隔。注意压紧鼻中隔前下方最常发生出血的部位。若有干净棉花塞入鼻孔后压迫更好,一般压迫 5 分钟以上多可止血,这是一种简便、易行的止血法。在额部敷以冷毛巾可以促进局部血管收缩,减少出血,加速止血。经压迫

仍不能止血时,应及时到医院诊治。当头部微仰时,鼻内流出的血液可自后鼻孔流入咽部,应吐出。

孕妇若反复、多次发生鼻出血,应予以重视,须到医院进行详细检查,确定是否存在局部或全身性疾病,以便针对原因彻底治疗。

146. 孕妇刷牙容易引起出血的原因是什么

牙龈是包绕牙齿基底部的粉红色龈肉。由于孕妇内分泌的变化,牙龈组织中的毛细血管扩张、弯曲、弹性减弱、血流淤滞及血管渗透性增加等,造成局部肿胀、脆软,牙齿之间的龈乳头更为明显,可呈紫红色的瘤状突起。刷牙时,即使动作很轻,也容易引起出血。当牙龈局部并存炎症或孕妇缺乏维生素 C 时,上述症状常更重。待分娩后可以自愈。

上述变化虽然与妊娠有直接关系,但多发生于口腔卫生不良或牙齿排列不齐的孕妇。为防止其发生及减轻症状,孕妇应注意保持口腔清洁,餐后用软毛牙刷顺牙缝刷牙,避免伤及牙龈,清除食物残渣;选用质软又容易消化的食品,减轻牙龈负担;多吃新鲜的水果及蔬菜或补充维生素 C,有助于降低毛细血管的渗透性及脆性。

147. 孕妇为什么出现妊娠斑与皮肤色素沉着

部分孕妇在妊娠 4 个月后,脸上会出现茶褐色斑,分布于鼻梁、双颊,也可见于前额部,呈蝴蝶形,称为"妊娠斑"。此外,妊娠妇女的乳头、乳晕、腹正中线及阴部皮肤着色加深,深浅的程度因人而异,原有的黑痣颜色也多加深。这种色素沉着是由于孕期的内分泌改变,致使皮肤中的黑色素细胞功能增强之故,属于妊娠期的生理性变化,不必担心,也不需要治疗。

日光照射可使面部妊娠斑加重。因此,夏日外出应戴遮阳帽,避免阳光直射面部。产后数月,皮肤色素斑的颜色变浅,最终可消失,亦有面部的妊娠斑消退不全而遗留淡淡的茶色痕迹。

148. 孕妇皮肤上为什么会出现紫纹

初次怀孕至 6~7 个月后,多数妇女在腹部两侧、乳房及大腿上部等处出现纵行、斜行或放射形的淡红色或紫色条纹,称为"妊娠纹"。条纹中间宽,两端窄,可以平行或融合,摸上去有轻度凹陷感。

由于孕期内分泌的改变,皮下的弹力纤维变弱,脆性增加,皮下毛细血管及静脉壁变薄,扩张。妊娠6个月后,子宫日益增大,乳房由于乳腺组织的发育及脂肪沉积也逐渐长大。上述两方面的改变,导致相应部位皮肤伸展、变薄,弹力纤维发生断裂,从而透显出皮下血管的颜色而形成妊娠纹。妊娠纹是孕期的一种生理性改变,局部可有轻度瘙痒感,无须治疗。产后纹理逐渐变窄,呈银白色,不能消失。

皮肤紫纹并非妊娠所特有,还可出现于使用糖皮质激素治疗的患者,这是由于体内激素水平的迅速增高对皮肤造成的影响。

149. 孕妇为什么发生皮肤瘙痒

有些孕妇在妊娠中、晚期发生全身皮肤瘙痒,往往四肢及躯干抓痕累累。其多由肝内胆汁淤积所致,病因尚不明了,可能与孕期高水平的雌激素有关,有家族发病倾向。

胆汁的主要成分是胆盐及胆色素,由肝细胞分泌,经过肝毛细胆管及肝胆管进入胆囊。正常时,进食可刺激胆囊收缩,使胆汁排入十二指肠,胆盐可乳化脂肪,协助其消化与吸收,并能促进脂溶性维生素的吸收。发生肝内胆汁淤积症时,胆汁反流入体循环中,血中胆盐浓度随之增高,过多的胆盐沉积于皮肤内,刺激皮肤而致瘙痒,症状轻、重不等。瘙痒部位以四肢明显,躯干较轻,亦有累及面部者,可外用止痒药或服考来烯胺治疗。有些病例在发生皮肤瘙痒数日至数周后出现黄疸,表现为皮肤及巩膜发黄,并可伴有轻度恶心、乏力、腹泻及腹胀等症状。对此应予足够重视,需要及时就医,以排除急性病毒性肝炎、妊娠期急性脂肪肝及妊娠期高血压疾病伴发肝损害等严重疾病。

并发肝内胆汁淤积症的孕妇容易发生胎盘功能不全、胎儿窘迫、死胎、死产,还增加早产、妊娠期高血压病及产后出血的发生率,危害母、儿健康,属于高危妊娠,重症患者需要及时住院,进行治疗及严密监测胎儿情况。绝大多数患者于产后1～2周内,瘙痒及黄疸迅速消退,预后良好。此外,孕妇在妊娠晚期常有腹壁皮肤瘙痒,这往往是由于腹壁过度伸展出现妊娠纹,致使腹壁的感觉神经末梢受刺激的缘故,而不是由肝内胆汁淤积引起,症状常较轻微,不需要治疗。

150. 孕妇发生静脉曲张的原因是什么,有何危害性

有些怀孕妇女的腿部或大阴唇部位出现迂曲索状或蜷曲成团的青筋,即下肢或外阴静脉曲张。由于逐渐增大的妊娠子宫压迫下腔静脉,引起盆腔和下肢的血液淤滞,静脉压增高,再加上孕期内分泌的变化,静脉血管平滑肌张力减低等,从而导致外阴或下肢的静脉充盈、迂曲,凸出皮面。静脉曲张的程度随妊娠进展而日益明显,活动后加剧,卧床休息后减轻,局部可有瘙痒或钝痛感,外阴部病变可引起下坠感。妊娠晚期或分娩时,曲张的静脉可能发生破裂出血。产后血栓性静脉炎也容易在静脉曲张的基础上发生,幸而此种疾病在国人中少见。

凡有下肢静脉曲张的孕妇应避免长时间站立,重者于患肢处可以自下而上地缠以弹力绷带,避免翘二郎腿坐姿阻碍下肢静脉血回流,睡眠时宜侧卧并抬高下肢,以促进静脉血回流。外阴静脉曲张的患者睡觉时宜抬高臀部,局部可设法加压。

151. 孕妇手部麻木及疼痛的原因是什么

妊娠晚期,有少数孕妇感到单侧或双侧手部阵发性疼痛、麻木、有针刺或烧灼样感觉,夜间及过度伸、屈腕关节时症状加重。这往往是由于孕期中筋膜、肌腱及结缔组织的变化及组织水肿,使本来有限的腕管容积变得更小,从而压迫通过腕管的正中神经造成的,因而取名为"腕管综合征"。手部疼痛、麻木等异常感觉主要累及拇指、食指、中指及无名指桡侧,影响手指的精细动作,通常无其他严重后果。如抬高手臂,使手保持适中的位置,可以减轻症状,通常无须特殊的治疗,分娩数周至数月后,症状可逐渐减轻、消失。再次妊娠时不一定发生同样现象。

152. 孕妇发生头晕、眼花需要治疗吗

早孕妇女常可发生头晕,甚至晕厥,但多无不良后果。而中、晚期妊娠妇女若出现上述症状则不可等闲视之,它常是某些严重并发症的征兆。

(1)贫血:孕妇饮食中铁、维生素 B_{12} 及叶酸供应不足时,容易引起缺铁性

或巨细胞性贫血。由于血红蛋白浓度下降,血液携氧能力降低,脑组织缺氧而产生头晕及眼前发黑,还常伴有乏力及皮肤、口唇、睑结膜和甲床色浅或苍白。

(2)妊娠期高血压疾病:由于脑部及眼底小动脉痉挛性收缩,引起局部缺血、缺氧,甚至水肿,而致头晕、眼花,眼前冒金星或有闪光亮点,这是疾病发展到严重阶段的预兆,通常伴有头痛、水肿等症状及血压升高和蛋白尿。妊娠中、晚期一旦出现头晕、眼花应及时就诊,查明原因,进行治疗,否则可发展成重度贫血或发生子痫前期,甚或子痫,对母、儿均有危害。

153. 孕妇小腿水肿需要治疗吗

妊娠晚期,约有40%的妇女出现小腿水肿。用手指重压足踝内侧或小腿胫骨前方便出现局部凹陷且午后明显,经常站立工作的人员更为突出。若水肿范围局限在膝盖以下,经过一夜睡眠可以消退,且不伴有血压升高或蛋白尿者,仍属于正常现象,不必治疗。水肿是由于孕期内分泌的改变,以致体内有水分及钠盐潴留。另外,妊娠子宫压迫盆腔及下肢的静脉,阻碍血液回流,使静脉压增高,故水肿经常发生在下肢远端,以足部及小腿为主,站立工作的人员更明显。孕妇若能避免长时间站立,白天有适当的休息,睡眠时抬高下肢,坐位垫高足部,不吃过咸的饭菜,则可减少水肿的发生与发展。当水肿范围向上发展超过膝盖,甚至累及全身则为异常,必须查明原因,进行治疗。

154. 健康的孕妇为什么有时也会感到心慌、气短

孕期中,母体内的各种变化及胎儿生长发育,增加了孕妇各组织、器官的工作量。孕妇由于新陈代谢增快,需要更多的氧气,故需通过加深呼吸来增加肺的通气量,以获得足够的氧气及排出二氧化碳。在肺泡中交换的氧气经血循环被输送到组织、器官及胎盘中。

孕期母体血容量比非孕期时平均增加约1 500毫升,血浆增加的比例远超过红细胞的增加,出现所谓的妊娠期生理性贫血,致使血液携氧能力下降;再加上增大的子宫上推,使心脏向上、向左移位,心脏处于不利的条件下工作,上述种种因素都加重了心脏的负荷。机体通过增加心率及心搏出量来完成超额的工作。一般情况下,尚不至于出现症状,但活动量稍有增多,氧气需要量增加,再进一步加重心、肺负担时,便容易出现心慌及气短现象,若心脏没有器

质性病变则无大妨碍。

妊娠中、晚期时，需要为孕妇安排适当的休息。白天如能有 1 小时的午间休息最好。此外，应避免剧烈的活动。

155. 孕妇为什么容易发生腰背疼痛

妇女怀孕后，由于胎儿发育，子宫逐月增大。妊娠中、晚期，腹部明显向前突出，身体的重心随之前移。为保持身体的平衡，孕妇经常需要双腿分开站立，上半身后仰，致使背伸肌处于紧张状态，当腰椎过度前凸时则更明显。此外，孕期内分泌的变化引起脊柱及骨盆各关节、韧带松弛，失去正常的稳定性等，均是造成腰背疼痛的原因。由于腰背疼痛是由肌肉过度疲劳所致，故平时体质瘦弱者更易发生。这种疼痛于休息后可以减轻，若疼痛严重影响活动或疼痛向其他部位放射时，则应到医院检查有无其他疾病。

肌肉疲劳引起的疼痛，若能纠正过度的代偿性姿势，开展适当的体育运动以加强脊柱的柔韧度，避免提重物，睡硬床垫及穿轻便的低跟鞋，腰背疼痛便能得到不同程度的缓解。

156. 孕妇为什么容易患坐骨神经痛

坐骨神经痛是指沿坐骨神经通路及其分布区域的神经性疼痛。妊娠期骨盆关节的韧带松弛，稳定性降低；妊娠晚期胎头下降入骨盆，可对途经盆腔的坐骨神经产生牵拉或机械性压迫而引起坐骨神经痛。坐骨神经痛多见于一侧，常发生在步行及活动后。其主要的临床表现为：疼痛自臀部或髋部开始，向下沿大腿外侧、腘窝、小腿至足背外侧，呈放射性疼痛、持续性钝痛，或阵发性烧灼痛。严重时，下肢肌肉痉挛，活动受限，甚至走路呈跛行。临床症状常不典型，严重者为少数。目前，尚无有效的治疗方法，口服或肌内注射维生素 B_{12} 可能有一定的帮助，重症则需要休息。产后解除了压迫，疼痛会自行消失。

157. 孕妇为什么容易情绪不稳定

一般来说，妊娠对一个盼望做母亲的女性来说是一件喜事，因此大多数孕妇在妊娠期情绪是乐观的。但由于妊娠也会给妇女带来一些问题，以致部分孕妇会发生情绪不稳定现象。如早孕反应使孕妇进食受到限制，严重的恶心、呕吐、不能进食,引起脱水及酸中毒而需要住院治疗;孕中期以后,逐渐增大的腹部给孕妇的行动带来不便;孕期出现的一些并发症或合并症关系到母、儿的安危时,则更会给孕妇带来沉重的精神负担及心理压力。此外,对今后生活、工作安排的种种考虑也会使孕妇的情绪不稳,甚至引起烦躁、失眠。

要解决这些问题,孕妇应该坦诚地与医师进行沟通,学习孕期有关的医学知识,配合医师的治疗。生活问题应多与丈夫及家人沟通,才能得到合理安排,这一点也极为重要,不可忽视。

总之,孕妇要积极地对待妊娠及分娩,遇到问题应主动地寻求解决的方法,尽量克制自己的情绪,以平和的心态及愉快的心情迎接宝宝的出世。

158. 什么症状说明孕妇有耻骨联合分离现象

耻骨联合是由人体骨盆左、右两块耻骨在正中线处由纤维软骨及韧带联合而成。正常情况下,该关节相当稳定,两骨不能错动。妊娠后,由于内分泌变化的影响及胎儿先露部的压力使耻骨联合处的关节、韧带变得松弛或发生分离。行走时,左、右耻骨发生错动,可引起剧烈疼痛。进行检查时,压迫耻骨联合疼痛加剧,两下肢外展及坐起时亦发生困难,不能行走。由于耻骨联合分离常同时合并耻骨联合关节软骨炎,通常辅以消炎治疗;更重要的是要卧床休息及少动,并可试行吊带固定骨盆以减轻症状。产后此症状会逐渐缓解消失。

159. 流产的常见原因是什么,如何防治

孕期不足 28 周,胎儿提前产出称为流产。发生在孕 13 周前,称为早期流产;发生在孕 13 周及以后,称为晚期流产。流产的胎儿通常不能存活。

引起流产的原因:属于胚胎方面的,如孕卵发育异常是早期流产最常见的原因之一,主要由于精子或卵子的缺陷,或二者均有缺陷所致;也可能是孕卵在发育过程中,受到外界因素的干扰(如 X 射线等)引起分裂异常所致。属于母体方面的,如内分泌失调、子宫局部因素、母体的疾病及围生期感染等。早期妊娠时,若卵巢黄体功能不全,其所产生的孕激素不足可致子宫蜕膜发育不良,从而影响孕卵着床及发育。甲状腺功能减低时,甲状腺素分泌不足,细胞的新陈代谢降低,从而影响胚胎发育。子宫局部因素,如子宫畸形(双角子宫、纵隔子宫等)、子宫肌瘤,尤其是黏膜下子宫肌瘤可影响胚胎生长的环境而致流产。此外,患有子宫颈内口关闭不全时,逐渐长大的胎儿及其附属物,对子

宫颈口施加的压力与日俱增,以致原来关闭不全的子宫颈内口不堪重负,终将引起胎膜早破而发生晚期流产。急性传染病,如流感、肺炎等的细菌毒素或病毒可以通过胎盘进入胎儿体内引起胎儿中毒、感染而死亡,高热也可引起子宫收缩导致流产。母体的慢性疾病,如严重的心、肝、肾等疾病,或引起胎儿缺氧,或引起胎盘损害而发生晚期流产。母、儿 Rh 血型不合时,由于母体产生对抗胎儿的抗体,致使胎儿无法在子宫内继续生长而流产。围生期的各种感染,如风疹病毒、巨细胞病毒、单纯疱疹病毒及弓形虫感染等也可能造成流产。

确诊为妊娠的妇女,如发生下腹痛或阴道出血,则应该考虑流产的可能;若发生于极早期妊娠时,还需排除异位妊娠的可能。许多早期流产的胚胎本身存在着染色体的异常,因此流产实际上是一种自然淘汰现象。出现流产征兆的孕妇,应及时去医院就诊。腹痛越重、阴道出血越多的孕妇,发生流产的可能性越大。若在怀孕的极早期,孕妇发生少量阴道出血,经休息或适当采用保胎药物,如黄体酮及镇静药等治疗,症状消失后,还必须随诊胎儿的发育情况。需强调,不可以盲目地进行长期保胎,在治疗 7～10 日后必须到妇科检查,做 B 超检查以确定胎儿发育情况,然后再决定进一步的处理。

孕妇应注意孕期卫生,预防并及时治疗急性传染病。尽量避免接触有害物质。存在内分泌失调,生殖器官疾病或慢性内科疾病者,在孕前就应该进行医学咨询,根据病情确定能否妊娠,尽量争取在疾病治愈后或病情控制和稳定时再怀孕为好。

160. 什么是习惯性流产,能预防吗

连续自然流产 3 次或以上,称为习惯性流产。习惯性流产的妇女大多很苦恼,祈盼能生育一个健康的孩子。怎样才能防止连续发生流产呢,主要应针对其原因进行预防。

产生习惯性流产的重要原因之一,是夫妻一方或双方的染色体异常,导致孕卵发育不正常,而这种不正常的胚胎终将被淘汰,这种与遗传有关的因素是难以预防的。胚胎在发育过程中因受外界因素影响(如放射线等)引起的异常,再次妊娠时,孕妇避免接触这些有害物质便可以防止流产的发生。引起习惯性流产的原因,若是因内分泌失调所致的卵巢黄体功能不足,通常可采用药物治疗,如克罗米酚、绒毛膜促性腺激素、黄体酮或中药等,治疗后多能达到促进黄体发育及改善黄体功能,从而避免了流产。如果引起流产的原因是母亲生殖器官的疾病,如某些子宫畸形(如子宫纵隔)可行手术切除;合并子宫肌瘤

者可行肌瘤剔除，以改善胎儿生长的子宫腔内环境；子宫颈内口关闭不全引起的晚期流产，可以在孕前或孕期中行子宫颈内口修补或子宫颈环扎术，术后便可以获得足月妊娠。

已有两次早、中期流产的妇女，应在非孕期做以下检查：男方应检查精液，注意精子的数目、活动能力、畸形情况及有无炎症。女方应做基础体温测定，以了解黄体功能；检查有无生殖器官疾病及有无慢性高血压、糖尿病、甲状腺功能异常或免疫问题等。此外，夫妇双方还应检查有无血型不合，有条件时最好检查夫妇双方的染色体。针对检查所发现的异常，尽可能地进行治疗或纠正后再妊娠。这些都是预防习惯性流产的重要措施。

习惯性流产的妇女在流产后，应间隔半年再怀孕，以便使身心得到较好的康复。再次怀孕时，应尽早确诊妊娠，并进行保胎。保胎的时间应超过既往流产的最大孕月为宜。

161. 保胎有哪些注意事项

早孕妇女发生腹痛、阴道少量出血常常是先兆流产的表现，这种情况极为常见。流产往往是一种自然淘汰，使不健康的胚胎流掉，这样出生人口的质量才能相对健康。因此，对来诊的先兆流产患者，医生首先就要进行检查以判断胚胎发育是否符合规律及排除子宫外孕的可能。只有胚胎发育符合规律时才有保胎的价值。

黄体功能不足是引起流产的常见原因，补充黄体酮（孕酮）当然便成为一项重要的保胎措施。这里需要提醒的是休息对保胎来说是与用药同等重要的。保胎只能用天然黄体酮。因为人工合成的孕激素大多有强弱不等的雄激素效应而会干扰胎儿的性分化。市售的天然黄体酮有针剂、胶丸及凝胶。针剂需在医院或卫生服务站注射，多有不便；胶丸生物利用度低，剂量要比注射的大 10 倍，其代谢产物有镇静、催眠作用，常有头晕、嗜睡等不良反应，使用者应避免驾车及登高。黄体酮软胶囊及黄体酮凝胶可以阴道用药，从而避免口服的不良反应。目前还有一种最接近天然黄体酮的制剂是地屈孕酮，它具有黄体酮一样的保胎作用，但没有明显的不良反应。另外，它与黄体酮的差别是不升高基础体温，在血中也检测不出来，因此随诊时不会影响对内源孕激素水平的评估。

上述几种药物都可以用于保胎，医师会根据孕妇具体情况选用，使用时间也依不同情况而异。保胎过程中要不断监测胚胎的发育，一旦发现胎儿停止发育,就不应该再保胎了。

162. 什么是过期流产

胚胎停止发育或胎儿死亡滞留在宫腔尚未排出者,为过期流产(稽留流产)。怎样才知道是过期流产呢? 孕早期,孕妇突然感觉妊娠反应消失,可伴有少量阴道出血;当妊娠月份较大时,孕妇发现腹部不继续长大、反而缩小或胎动消失。此时妇科检查会发现子宫大小与妊娠月份不符合,往往小于孕月;尿妊娠试验可由阳性转为阴性,胎心音消失等。在胚胎或胎儿即将排出前,孕妇感觉阵阵加剧的腹痛,阴道出血量增多,甚至可见组织物排出。一般在临床症状出现前,B超检查就能确诊胚胎停止发育或胎儿死亡。确诊后,应及时采用清宫术或引产处理。

停止发育的胚胎或死胎在宫腔内滞留过久,由于羊水被吸收及胎盘出血机化而紧紧地粘连于子宫壁上,给清宫带来了困难;死胎久不排出,还可以引起弥漫性血管内凝血,消耗凝血因子导致凝血功能障碍,以致流产时,血液不易凝固而出血不止,危及孕妇的生命。当阴道出血时间过长时,还容易引起感染。因此,产前检查非常重要,一旦发现胚胎停止发育或胎死宫内,应尽快清宫或促使死胎排出,千万不要盲目保胎,以免发生并发症。

163. 什么是抗心磷脂抗体综合征

抗心磷脂抗体综合征是近年来发现的一种可以导致流产或死胎的疾病。健康的非孕妇女中通常检测不出抗心磷脂抗体,而在正常孕妇中,该抗体的检出率为 2.2%,其中约 1/3 同时还能检出抗红斑狼疮抗体。抗心磷脂抗体综合征在临床上可无特殊的表现,当上述抗体的滴度增高或活性增强时,便会引起血小板损伤、黏附性增加,以致聚集、破坏、产生血栓素,进一步损伤血管内皮,促使内皮素等缩血管因子释放,并抑制内皮舒血管因子的合成及释放。上述一系列病理过程成为血栓形成的基础。若胎盘血管受累发生梗死,则母、胎间的物质与气体交换受阻,导致流产,或胎儿生长受限,甚或胎死宫内。此类孕妇临床表现的特点为血小板计数降低,血栓形成,抗心磷脂抗体及狼疮抗凝物阳性。再次妊娠时,适时采用肾糖皮质激素、中药等降低抗体水平;应用低剂量阿司匹林防止血小板聚集,中断其病理生理环节便可望获得活婴。近来还发现,上述抗体阳性的孕妇中,妊娠期高血压疾病的发生率也较高。

164. 胎死宫内是怎样引起的

胎死宫内是指妊娠 20 周及以后,胎儿在子宫内死亡。届时孕妇感到胎动消失,子宫不再长大反而缩小,医师听不到胎心音,B 超检查也无胎心搏动及胎动。引起胎死宫内的原因是多方面的,半数与宫内缺氧有关,包括:①围生期感染,如弓形虫病、风疹、巨细胞病毒感染或梅毒等。②糖尿病、肾炎、慢性高血压、妊娠期高血压疾病等,均可导致胎盘血管病变。③脐带因素,包括脐带的缠绕、真结、捻转或受压。④胎儿畸形或严重的胎儿生长受限。⑤前置胎盘、胎盘早期剥离或血管前置引起母、儿失血。⑥过期妊娠胎盘功能减退。⑦严重的胎儿溶血或贫血见于 Rh 血型不合或地中海贫血。⑧双胎输血综合征。⑨抗心磷脂抗体综合征。⑩有些病例找不到明确的原因。

165. 胎死宫内后该怎么办

胎儿在子宫内死亡后 2～3 周,多数能自然发动子宫收缩将死胎排出。考虑到胎儿宫内死亡对孕妇是一个沉重的心理负担,而且死胎滞留于子宫内 1 个月以上,蜕变的胎盘及羊水释放的凝血质进入母体血循环,将引起弥漫性血管内凝血,消耗凝血因子,以致在死胎排出时会发生难以控制的大量出血,危及孕妇生命,所以,凡已确诊为胎死宫内的孕妇应及时住院,进行引产,而不主张等待其自然发动宫缩。死胎排出后,应该详细地检查胎儿、胎盘、脐带,并做相关的实验室检查,最好送尸检,以明确死亡原因,便于指导日后的妊娠。另外,死胎排出后,仍会有泌乳,故需给予退奶。

166. 有过死胎史的妇女还能生育正常儿吗

有过死胎史的妇女若能发现明确的原因,而这些致病因素在下次妊娠不复存在时,如前置胎盘、血管前置、双胎、妊娠期高血压疾病、过期妊娠或地中海贫血的纯合子;以及某些疾病得到治愈或病情得到了满意控制,如各种围生期感染、糖尿病、慢性高血压病、肾炎或抗心磷脂抗体综合征等,是可以再生育健康婴儿的。即使有过原因不明死胎史的患者,日后生育正常婴儿者也大有人在。有死胎史的妇女大可不必忧心忡忡,重要的是应该积极配合医师的治疗,控制自身患有的各种疾病;再妊娠时做好产前保健,争取良好的妊娠结局。

有地中海贫血纯合子死胎史者,再次妊娠时须行产前诊断,若证实为杂合子者,便可以获得活胎。Rh 血型不合者应定期进行产前检查,根据库姆实验的抗体滴度给以适当的防治,包括进行胎儿宫内治疗及选择适当时间终止妊娠等;分娩后还要积极防治新生儿溶血症,才可能获得健康的婴儿。

167. 什么是异位妊娠,有哪些表现

正常妊娠时,孕卵种植在子宫腔内,称为宫内孕;若孕卵种植在子宫腔以外的其他部位,则称为异位妊娠即子宫外孕。异位妊娠最多见于输卵管,少数亦可见于卵巢、宫颈等处。当输卵管妊娠发生流产或破裂时,孕卵落入腹腔,偶可在大网膜、肠系膜、膀胱腹膜等处继续生长,形成腹腔妊娠。孕卵自输卵管管壁分离而被排入腹腔,为输卵管妊娠流产;若孕卵绒毛穿破管壁则为输卵管妊娠破裂。二者均可引起腹腔内出血,但后者更严重,由于大量的内出血导致休克,往往危及孕妇生命。

有哪些现象表明有异位妊娠的可能呢?凡生育年龄的妇女一旦出现月经逾期,有时伴有厌食、恶心等早孕反应,提示已怀孕。若突然出现下腹剧痛,持续或反复发作,并伴有恶心、呕吐、肛门下坠等不适,甚则面色苍白、出冷汗、四肢发凉、出现休克时,便要考虑异位妊娠。多数异位妊娠者可有不规则阴道出血,一般少于月经量(注意千万不要将此误认为月经)。因此,典型的异位妊娠可有停经、腹痛、阴道出血三大症状。

异位妊娠是妇科的一种常见而危险的急腹症,必须对其保持高度的警惕。一旦有上述现象出现时,应立即去医院检查、确诊。医师根据检查所见即能及时地进行诊断及处理,从而减少或防止腹腔大量内出血。

引起异位妊娠的常见原因是输卵管炎症或粘连,如慢性输卵管炎、输卵管结核等,积极防治上述疾病可起到一定的预防作用。另外,放置宫内节育器的妇女也可能发生异位妊娠,应提高警惕。

168. 什么是子宫颈妊娠,有什么危害性

子宫颈妊娠指孕卵着床于子宫颈管内,是一种少见的、特殊部位的异位妊娠。子宫颈管黏膜不像分泌期的子宫内膜那样能为孕卵着床提供适宜的条件,孕卵着床在子宫颈管时,绒毛往往侵袭到黏膜下的宫颈组织。其临床表现同样会出现停经、早孕反应及尿妊娠试验呈阳性等。

子宫颈妊娠与一般的异位妊娠一样,在极早期很难与正常早孕相鉴别。典型者于盆腔检查时可以发现宫颈局部膨隆并明显充血,子宫、宫颈呈葫芦形,B超于子宫颈管内探及孕囊时即可确诊。子宫颈妊娠与其他部位的异位妊娠不同之处,在于其不引起剧烈的腹痛及腹腔内出血,即使出血也是从宫颈经阴道向外流出。

子宫颈妊娠的主要危害是孕囊不能从着床处完全剥离,而且宫颈也不像子宫那样可以收缩,流产时往往会发生难以控制的大量出血而危及生命。已确诊的子宫颈妊娠,不可贸然地进行药物流产或人工流产,必须到设备完善的医院进行处理。医师将根据具体情况,或采用药物先杀灭胚胎使滋养细胞退化,或采用血管栓塞阻断子宫的血液供应后再行人工流产术,从而避免术中大出血的风险。

人工流产或药物流产前,进行B超确定孕囊的位置十分必要,可避免手术中发生意外情况。

169. 什么是葡萄胎,如何诊治

如果妇女怀孕后,在子宫内生长的不是胎儿,而是无数成串的大小不等的透明水泡,大者像葡萄,小者像绿豆,由于其外形似成串的葡萄,因此医学上称之为葡萄胎。葡萄胎是由于早期胎盘绒毛中的滋养细胞过度增生及其间质水肿而形成。有以下表现者应考虑患有葡萄胎的可能:生育年龄妇女月经逾期,恶心、呕吐等早孕反应常较一般为重。由于葡萄状物与子宫壁剥离而引起阴道出血持续不断,或间断反复发生,时多时少。有时在血块中可见到一些大小不等的水泡状物,如多量排出时可引起阴道大量出血。半数患者可发现腹部增大迅速,超过其妊娠月份,往往妊娠仅2～3个月,而腹部却像4～5个月大小,也无胎动;少数患者子宫也可与妊娠月份相符,甚至小于妊娠月份。有些患者还可出现高血压、水肿、蛋白尿等现象。因此,凡有月经逾期,出现阴道出血或腹部增长迅速等现象,都应去医院检查。医师根据妇科检查及B超呈现的特异落雪状图像,即能做出葡萄胎的诊断。阴道排出物送病理检查能得到最后确诊。

由于葡萄胎是良性疾病,因此在确诊后不要过分紧张。确诊后,首先应尽快清除葡萄胎。一次清宫往往不能完全吸净,而需要再次清宫。刮出物必须送病理检查。术后,要严密随诊血绒毛膜促性腺激素水平的变化,直至转为阴性。以后还要定期随诊1～2年。随诊中,若发现绒毛膜促性腺激素的水平不按规律下降及转阴，或阴性后又转为阳性，或出现阴道出血、咯血等异常现象，则应警惕葡萄胎恶性变的可能，需做进一步的检查以确诊。

170. 子宫颈内口关闭不全对妊娠有何影响，如何诊治

子宫颈分为外口与内口，分别与阴道及宫腔相通。在正常情况下，由于分娩等影响，外口可呈不同程度的松弛，而内口则紧闭以使宫腔与外界隔绝。引起子宫颈内口关闭不全的原因主要是急产或助产手术导致的子宫颈严重撕裂，人工流产时暴力扩宫，或宫颈锥切时损伤子宫颈内口，以及先天性子宫颈发育异常等，有些病例也找不到明确的原因。

此类患者妊娠后，特别是中期妊娠后，由于羊水量增多及胎儿长大使宫腔内压力增高，致使原来关闭不全的子宫颈内口不堪重负，胎囊自宫颈内口向外突出，宫颈逐渐缩短、扩张，当压力达到一定程度时，终将引起胎膜早破，继之诱发子宫收缩而流产。

子宫颈内口关闭不全的诊断，主要依靠妊娠中期无明显诱因的胎膜自然破裂流产史。在非孕期，8 号黑格(Hegar)扩张器可以毫无阻力地通过子宫颈内口，以及在早孕末期行 B 超检查，子宫颈内口的宽度＞15 毫米等，都具有诊断价值。

子宫颈内口关闭不全是反复晚期流产的原因之一。一旦诊断明确后，非孕期可行子宫颈修补术；亦可在妊娠期行子宫颈环扎术，多在孕 14～16 周时施行，也有在孕 12～20 周时做，但应在既往流产前一周施行。宫颈环扎术是在子宫颈内口的水平进行缝合结扎，人为地使之缩紧。该手术的主要风险是胎膜早破及感染。常规手术风险相对较少；当子宫颈口已扩张，胎膜外凸才施行手术时，风险将明显增加。为减少手术的并发症，术后应卧床休息 1～2 日，并给予宫缩抑制药，酌情使用抗生素。此后，应定期进行产前检查。一旦发生早产征兆、保胎无效时，需及时拆除缝线以免发生宫颈组织脱落。若一切顺利，通常于孕 37 周时拆线。

避免分娩及手术导致子宫颈严重裂伤，有助于预防子宫颈内口关闭不全的发生。对可疑的患者，应尽早明确诊断，并予以恰当的治疗，这样可望使其获得足月活婴。

171. 什么是早产,可以预防吗

早产就是不足月的分娩,确切地说,是怀孕 28~37 周前分娩。由于早产月份的不同,胎儿出生体重及生活能力亦有很大的差异。一般来说,早产的月份越小,胎儿的体重越轻,生活能力也越弱;大月份的早产则与之相反。

早产是围生儿死亡的重要原因之一,特别是月份小的早产儿,因此预防早产是降低围生儿死亡率的重要环节。早产能预防吗?这需要看早产的原因是什么。母亲方面的原因有急性传染病,严重贫血及心、肝、肾等内科疾病,以及孕期并发妊娠期高血压疾病、产前出血、胎膜早破、子宫畸形、外伤等。胎儿方面的原因有胎儿窘迫、双胎、多胎、羊水过多及胎儿畸形等。预防早产,首要的是孕妇应定期做产前检查,及早发现上述疾病,并积极治疗从而减轻或消除这些可能导致早产的原因。其次,孕妇要避免过度劳累、精神紧张,注意孕期卫生,预防传染病。此外,房事要有所节制。有多胎和早产史等情况的孕妇,可适当提前入院观察。

当孕妇出现下腹痛或阴道出血等早产征象时,应及时就医。医生将根据病情采取保胎措施,如卧床休息及应用宫缩抑制药、镇静药等。经过治疗,多数孕妇可以继续妊娠;少数孕妇的妊娠期往往也能得到适当延长,这样便为促胎肺成熟提供了充裕的时间,有利于早产儿成活。

172. 有办法预测早产的发生吗

预测早产的意义:①筛出早产风险高者进行积极保胎,包括住院或转送至具备新生儿重症监护条件的医院;应用宫缩抑制药及促胎肺成熟,尽量延长孕期,改善新生儿预后。②对于早产风险低者进行安抚解除顾虑,避免过度干预,从而节约医疗资源。

早产预测的适应证:具有早产高危因素(早产史、晚期流产史、多胎妊娠、子宫畸形或大型肌瘤及宫颈手术史)及先兆早产者(妊娠 28 周至 37 周前出现规律宫缩或见红)。

预测早产的方法:目前广为应用的两种,一是超声测量宫颈管长度,二是检测阴道后穹隆液的胎儿纤维连接蛋白。

超声监测宫颈管长度:酌情经腹或经阴道超声均可。应由有经验的医师操作,还要进行动态观察。有早产高危因素者妊娠 20 周后可定期监测。正常妊娠 32～35 周前宫颈管长度变化不大,应在 30 毫米以上。国内界定值在 26 毫米。一般来说,宫颈管长度在 30 毫米以上早产的风险低,否则为高风险,应积极保胎。

胎儿纤维连接蛋白测定:胎儿纤维连接蛋白是蜕膜分泌的一种糖蛋白,在正常妊娠 24～35 周应低于 50 微克/升,超过此值为阳性。目前的固相免疫试剂盒可供临床检测,使用简便。阳性者早产风险高,应积极保胎;阴性者则不必过多干预,通常不会在 2 周内发生早产,换句话说,阴性的价值更大些。

173. 促胎肺成熟有什么意义,怎样做

正常情况下,胎儿肺部随胎龄增加而逐步成熟。肺不成熟系指肺表面活性物质生成量不足,不能维持新生儿的正常呼吸功能,见于早产儿,特别是 ≤34 孕周的早产儿。肺表面活性物质缺乏导致呼吸窘迫综合征是早产儿死亡的重要原因。若遇早产情况能采取措施使胎肺提前成熟,便能有效地降低早产儿死亡率。

当前普遍采取的方法是用糖皮质激素促胎肺成熟。使用的药物与途径有多种,如地塞米松 5～10 毫克,肌内注射或静脉推注,每日 1 次,1～2 日;倍他米松 6～12 毫克,肌内注射,每日 1 次,共 2 日;还可以进行羊膜腔穿刺,吸取羊水测定胎儿成熟度,并腔内注射地塞米松 10 毫克等。近年研究表明,糖皮质激素单次或多次应用的效果相似,因此目前多倾向单次应用。需指出用药 48 小时才能达到最佳效果。

174. 孕妇患阴道炎需要治疗吗

阴道炎是妇科的常见病,包括滴虫性阴道炎,外阴、阴道念珠菌病及细菌性阴道病等。临床可以表现为白带增多、性状异常、外阴瘙痒或有异味等。妊娠期妇女同样可以罹患上述炎症。当感染上行后,可以引起绒毛膜、羊膜炎,这是导致胎膜早破及早产的重要原因;还可以引起胎儿宫内感染;也是发生产褥感染的高危因素。为避免受其危害,孕妇一旦发现白带异常,即应就诊,进行治疗。通常采用药物局部治疗,如滴虫性阴道炎及细菌性阴道炎,在孕中、晚期,可以使用甲硝唑阴道栓;外阴、阴道念珠菌病则可应用米可定泡腾片、凯妮汀或达克宁栓剂。在妊娠头 3 个月内,最好不用甲硝唑类药物;孕妇应避免服用氟康唑。需要指出,男方也应同时进行治疗。

175. 什么是高危妊娠，应采取哪些措施

妊娠期存在一些对母、儿不利的因素，包括特殊体质因素、妊娠期并发症或内、外科并发症等，给妊娠及分娩带来一定的风险，这种妊娠称为高危妊娠。高危妊娠通常包括年龄小于 18 岁或大于 40 岁，以及身材矮小，骨盆狭窄等的孕妇。孕期并发症，如妊娠期高血压疾病、胎位异常、产前出血、羊水过多、多胎、胎儿过大或过小及母、儿血型不合等。并发症，如心脏病、肝炎、肾炎、糖尿病、甲状腺功能异常、血液病及性传播疾病等。此外，还包括不良孕、产史，如不孕症、反复或习惯性流产史、早产史、难产史、死胎或死产史，以及子宫肌瘤手术史。

高危妊娠增加了孕产妇及围生儿的病率及死亡率，应予以高度重视。一般医院均设立产前高危门诊，由有经验的医师采用多项指标，如胎儿生长指标、胎心监测、B 超、胎盘功能测定及必要的妇科及内科各项检查，对孕妇及胎儿进行定期监测，并及时予以治疗，以纠正高危状态。对胎儿已近成熟或高危状态又无法纠正的孕妇，还可以选择适当时机终止妊娠。需要强调，高危妊娠的孕妇必须在医院中分娩，这样才能保障母、儿的安全。

属于高危的孕妇也不要过于紧张，应与医师密切配合，通过严密监测及适当的处理，以争取安全地度过妊娠及分娩期。

176. 双胎妊娠应注意什么

一次妊娠同时孕育两个胎儿称为双胎妊娠。在早期妊娠阶段，通过 B 超检查即可确诊双胎。当医师告知你将会得到两个小宝宝时，你一定会欣喜万分。但需知双胎妊娠时，母体的负担加重，容易发生各种妊娠并发症，从而增加了母、儿的风险，属于高危妊娠。

双胎妊娠应注意下列事项：

(1)补充营养、纠正贫血：由于两个胎儿生长、发育，其所需要的营养也要加倍；双胎孕妇的血容量比单胎者也明显增多，因此极易发生贫血。孕妇应尽可能多吃一些营养食品，特别是富含铁质的食物，并根据血红蛋白的情况及时补充铁剂，以预防和纠正贫血。

(2)提前住院待产：双胎孕妇的子宫比单胎孕妇子宫明显增大，这不仅增加了双胎孕妇身体的负担，还由于心、肺及下腔静脉的受压迫，而产生较明显

的心慌、气短及下肢水肿等。双胎妊娠容易并发妊娠期高血压疾病;因子宫过度膨胀也容易发生早产。因此,双胎孕妇常需提前住院待产,以得到充分的休息,减轻压迫症状,控制妊娠期高血压疾病及避免早产。

双胎妊娠通常可经阴道顺利分娩。有些情况,如子宫过度膨胀导致宫缩乏力、胎位异常或单羊膜囊双胎等,则需施行剖宫产术。

177. 什么是双胎输血综合征

由一个受精卵分裂而来的双胎,为单卵双胎;由两个卵子分别受精发育者,为双卵双胎。当单个卵子受精 4～8 日或其后才一分为二时,两个胚胎将共用一个胎盘,而且两胎胎盘间的血管相通。两胎胎盘血管相通的形式可分为动脉与动脉,静脉与静脉相通。此类血管的连接由于两端的压力相当,对胎儿的影响不大。若为动脉与静脉相通,此种形式被称为双胎的第三循环,血液将从压力高的动脉端流入压力低的静脉端,导致双胎输血综合征。动脉端的胎儿为供血儿,因循环血量减少而发生贫血、脱水、心脏小、体重轻、羊水量过少,甚至胎死宫内;静脉端的胎儿为受血儿,其血容量增多,心脏往往肥大,肝、肾均增大,体重增长迅速及羊水量过多等。

双胎输血综合征只发生于单卵双胎。当双胎的两个胎儿发育悬殊时,应警惕此种可能。高度怀疑双胎输血综合征时,可行宫内诊断与治疗,用激光烧灼,阻断动脉与静脉的吻合支。

分娩后,根据两胎儿情况及两胎胎盘血管相通情况便可以明确诊断。

178. 引起孕妇贫血的原因是什么,如何预防

妇女怀孕后,体内新陈代谢加快,需氧量增加。由于子宫、胎儿、胎盘生长发育,孕妇的血容量也日渐增加。在增加的血容量中,血浆增加的比例要比红细胞为多,因此形成了孕期血液稀释的现象,这是一种妊娠期正常的生理过程,医学上称之为妊娠期生理性贫血。妊娠贫血尚无统一的诊断标准,国外采用孕期血红蛋白低于 105～110 克/升(10.5～11 克/100 毫升),即诊断为贫血;国内曾采用血红蛋白低于 100 克/升(10 克/100 毫升),即诊断为贫血。

哪些原因能引起妊娠期贫血呢?红细胞的主要成分是血红蛋白,其合成需要大量的铁。生育年龄的妇女,由于平时月经期失血,或既往妊娠、分娩、哺乳等消耗体内的铁,以致体内的铁贮备往往不足。随着胎儿的生长发育,铁的

需要量不断增加。孕妇常常是先动用体内贮存的铁，当其消耗殆尽而仍未能得到及时补充时，则可发生贫血。因此，凡能引起铁的摄入量不足、需要量增加，或存在铁的丢失等情况，均可导致孕妇发生缺铁性贫血。

孕妇贫血以缺铁性贫血最为常见，少数为巨幼红细胞性贫血。

（1）营养不良引起的贫血：孕早期，孕妇出现厌食、挑食、恶心、呕吐等反应而进食不足；孕中晚期，食物中缺乏足够的铁、蛋白质、维生素 B_{12}、叶酸等，可以引起缺铁性或巨幼红细胞性贫血。双胎的孕妇更容易发生贫血。

（2）胃肠道疾病引起的贫血：如急、慢性胃肠炎时，含铁的食物不能在胃中转化为亚铁盐，铁不能被小肠很好地吸收，以致缺铁而贫血。

（3）急、慢性失血引起的贫血：如胃十二指肠溃疡、痔疮、钩虫病等，均可引起慢性失血而发生贫血。

孕妇贫血严重时，可给母、儿带来多种危害。因贫血造成胎盘缺氧，轻者影响胎儿生长发育；重者可发生早产、胎儿窘迫，甚至胎死宫内。孕妇可因严重的贫血发生贫血性心脏病，手术及产后伤口不易愈合。一旦发生产后出血，极易引起休克，还会因抵抗力差容易招致感染。

为预防孕妇发生贫血，首先要保证膳食中的各种营养，特别是铁及维生素 B_{12} 等的摄入，可多进食动物肝、蛋、瘦肉，以及豆制品、蔬菜及水果等；适时补充铁剂，能有效地预防妊娠期贫血。孕妇应定期检查血红蛋白、红细胞计数，以便及早发现并治疗贫血；还应及时诊断和治疗引起贫血的各种疾病。存在上述疾病的妇女最好治愈后再妊娠。

179. 臀位的纠正方法及注意事项有哪些

怀孕 7 个月之前，由于胎儿较小，羊水量相对较多，因而胎位常不固定，此时若为臀位，可不必处理，多数均能自然转为头位。孕 30～32 周后，仍为臀位则应予以纠正，从而降低发生胎膜早破、脐带脱垂及臀位分娩的风险。纠正臀位最常用又比较安全的方法是采用膝胸卧位。膝胸卧位，是让孕妇跪在硬板床上，双上肢及胸部紧贴床垫，臀部抬高，大腿与床面垂直。这样便可使胎儿臀部从骨盆中退出，并可借助胎儿重心的改变，促使胎儿从臀位转为头位。每日进行 2 次，每次 15 分钟，可安排在清晨或晚上进行，事前应解小便，并松解腰带。通常可在 1～2 周见效。膝胸卧位对于肥胖或有高血压的孕妇来说仍是个不小的负担，国外有学者提出采用臀高头低位也同样可以达到纠正臀位的目的。在睡眠时，将臀部垫高，这种体位不会使孕妇感到太多的不适，更体现了人性化的关怀。其他,如艾灸足部至阴穴,中药或音乐转胎也有一定的效果。采用上述方法不能纠正的臀位,也不必勉强地进行纠正。臀位的孕妇要避免负重及节制性生活,以防胎膜早破;在破膜后要取卧位并抬高臀部,以防止脐带脱垂。

180. 哪些臀位不必进行纠正

臀位是最常见的异常胎位。由于先露部为臀、膝或足,与头位相比,胎膜早破、早产的机会增加,且破膜后容易发生脐带脱垂。分娩时,下肢或臀部在前,最后娩出胎头,若娩头困难则新生儿窒息及产伤的发生率增高。总之,臀位围生儿的病率及死亡率均高于头位,属于高危妊娠。纠正臀位,使之转为头位,可以提高妊娠及分娩的安全性。但存在下述情况时,则不应进行纠正:①双胎一儿或两儿为臀位,因宫腔的空间有限,胎儿不易转动。②子宫畸形,如纵隔子宫、弓形子宫、单角子宫或子宫肌瘤较大,宫腔变形时,胎儿只能取适应宫腔形状的位置。③骨盆狭窄、前置胎盘等,即使纠正了胎位仍不可能自阴道分娩者,或因其他原因需行择期剖宫产者。

181. 横位有哪些危害性

横位是一种少见的异常胎位。横位时,胎儿身体的纵轴与母体的纵轴呈垂直交叉,胎儿以肩部为先露部。一般情况下,横位是不可能自然分娩的,属于高危妊娠。横位多见于弓形子宫,子宫腔的形状适合于胎儿横卧;也常见于腹壁松弛的经产妇或骨盆狭窄者。横位时,由于胎儿先露部不能衔接于骨盆入口,胎儿常自由地活动于子宫腔内。

横位的风险,在于胎膜破裂后易发生脐带脱垂或胎臂滑出。临产时胎膜破裂后,在强烈的子宫阵缩下,若仍未能得到及时的处理,便将成为忽略性横位,胎肩嵌顿于骨盆腔内,不但可以造成胎儿死亡,还可以导致子宫破裂危及母亲的生命。

妊娠30周前如发现横位时,医师会叮嘱孕妇避免性生活及负重,以预防胎膜早破。妊娠30周后,医师会推荐试用膝胸卧位或臀高、头低位进行纠正,这些是较为安全的纠正胎位的方法。腹壁松弛的孕妇,有时医师还可以试行外倒转术。需要注意的是当纠正困难时,特别是对初产妇,切不可强行纠正。横位发生胎膜早破时,孕妇应取卧位,抬高臀部,送往医院,医师会根据具体情况进行妥善处理。妊娠足月仍为横位者,应行选择性剖宫产术。

182. 什么是胎儿生长受限,如何防治

由于某些原因影响胎儿在子宫内的生长、发育,致使其小于同等孕龄的胎儿,医学上称此种现象为胎儿生长受限,并常以其英文名称的首位字母 FGR 来表示。常见的原因为孕妇营养不良或患有严重疾病,如妊娠期高血压疾病、慢性高血压、慢性肾炎、心脏病、贫血等,导致胎盘功能障碍或母体缺氧,从而影响了母体对胎儿的供血、供氧,造成胎儿的营养障碍。子宫畸形、子宫大肌瘤、多胎妊娠或胎盘(如帆状胎盘)、脐带(捻转)问题等,营养不能充分地供给胎儿,致使胎儿生长受限。孕妇的不良嗜好,如吸烟、酗酒或吸毒等,均能导致胎儿生长受限。如不存在上述情况,其原因可能为先天遗传因素,即胎儿宫内的发育受父母身高、体重的影响。另外,少数是因为胎儿先天疾病或畸形(染色体异常、宫内感染等)。

怎样防治胎儿生长受限呢?孕妇要定期进行产前检查。医师可以综合孕妇腹围的大小、子宫底高度及 B 超各项参数的监测做出早期诊断,一旦确诊即应积极治疗。一方面要针对所发现的并发症,如妊娠期高血压疾病等进行治疗;另一方面孕妇应加强营养,保证热能的摄入。必要时,孕妇应入院进行治疗,取左侧卧位,每日定时吸氧,静脉滴注右旋糖酐、葡萄糖液、氨基酸、脂肪乳、能量合剂及维生素等,以改善母体及胎儿的营养状况,纠正胎儿营养障碍。在监测中,除需观察胎儿生长、发育状况外,还应注意有无胎儿缺氧的情况,必要时应行胎心监护。

生长受限的胎儿容易发生胎儿窘迫、胎死宫内、新生儿窒息、吸入性肺炎及新生儿低血糖等并发症,将影响新生儿期、儿童期及青春期体能及智能的发育。若能及时发现,经积极治疗及后天足够的营养补充,多数能够赶上正常的同龄儿童的发育。

183. 什么是妊娠期高血压综合征

妊娠 20 周以后,孕妇出现水肿、血压升高、蛋白尿,严重者有头痛、头晕,甚至抽搐、昏迷,称为妊娠期高血压综合征(简称妊高征)。它是妊娠期特有的并发症,发病原因尚不明了,分娩后上述症状随之消失,可见它与妊娠的存在直接相关。其主要的病理生理变化是全身小动脉痉挛,从而导致各脏器血液

灌注量减少。该病严重危害母、儿健康,是引起孕产妇和围生儿死亡的主要原因之一。

妊娠晚期,由于子宫压迫下腔静脉使下肢血液回流受阻,孕妇常可出现轻微的下肢水肿。经过休息,水肿能自然消退者属于生理性,否则为病理性。有时孕妇虽无明显的可凹性水肿,但体重增长较多(每周超过 0.5 千克)时,这便意味着体内水分潴留过多,应予以重视。血压升高是指相隔 6 小时,2 次测量的血压达到或超过 18.7/12 千帕(140/90 毫米汞柱)或比基础血压升高 4/2 千帕(30/15 毫米汞柱)或以上。正常孕妇的尿中可以有微量蛋白,如尿(清洁中段尿)中出现蛋白(+)以上,则为病理现象。

既往根据血压、水肿及蛋白尿的程度,将妊娠期高血压综合征分为轻、中、重度。目前,趋向于采用国际通用的分类,将其分为:妊娠期高血压,妊娠高血压综合征前期(轻度、重度),子痫,慢性高血压并发子痫前期,妊娠合并慢性高血压。重度子痫前期时,血压达到或超过 21.3/14.7 千帕(160/110 毫米汞柱),并可以出现不同脏器功能的严重受损(心、肝、肺、肾、弥漫性血管内凝血及胎儿窘迫、胎盘早期剥离、胎死宫内或胎儿生长受限等),但不一定全部出现,可仅以某一个或两个脏器受损为主;在子痫前期的基础上,发生抽搐、昏迷则为子痫,均表明疾病已进入严重阶段。

孕妇定期进行产前检查,能及时发现血压、水肿及尿蛋白的变化,经医师的相应处理便可防止其向严重阶段发展。

184. 怎样预防妊娠期高血压综合征

预防妊娠期高血压综合征,特别是重度子痫前期及子痫,是降低孕产妇及围生儿死亡率的重要一环。

首先,孕妇一定要按时进行产前检查,监测血压、尿蛋白及水肿情况。妊娠期高血压疾病初期并不一定都有自觉症状,只有定期检查才能及早发现,孕妇不能怕麻烦而忽视这一点。其次,一旦发现血压升高或水肿等,则应与医师密切配合,注意休息,并采取左侧卧位以减少子宫对下腔静脉的压迫,使下肢及盆腔的血液能充分地回流到心脏,从而保证肾脏及胎盘的血液灌注量。注意多进食高蛋白食物,适当限制食盐的摄入;必要时遵医嘱服用解痉或镇静药物。及时控制轻度子痫前期,避免其向严重阶段发展。

并发了妊娠期高血压疾病的孕妇,一旦出现头痛、眼花、眼前出现闪光点、恶心、呕吐或上腹剧痛等症状,往往提示疾病将发生急剧的变化,应及时就诊。

185. 妊娠晚期阴道出血的原因是什么,如何防治

妊娠晚期指的是怀孕末 3 个月,即孕 28 周至妊娠足月。此期,孕妇阴道出血的主要原因是由于胎盘异常,尤以前置胎盘和胎盘早期剥离为常见。

正常胎盘的位置是在子宫体部的前壁、后壁、侧壁或底部。当胎盘附着部位较低,部分或全部覆盖在子宫颈内口上,则形成前置胎盘。胎盘的下缘位于子宫下段或接近子宫颈内口,为低置胎盘及边缘性胎盘;胎盘部分性或完全性地覆盖子宫颈内口,则为部分性或完全性(又称中央性)前置胎盘。妊娠晚期,子宫不规律收缩,子宫下段扩张,可使覆盖于子宫颈内口处的胎盘与子宫壁分离,而引起出血。前置胎盘的出血量与胎盘覆盖子宫颈内口的程度有关,覆盖面越大,出血越早,量亦越多。反之,则出血晚,甚至临产后才发生出血,量亦少些。此种出血的特点是血色鲜红且不伴有腹痛。

胎盘早期剥离是指正常位置的胎盘在胎儿娩出前,已部分地从子宫壁剥离,常由于妊娠期高血压疾病、外伤或突然大量羊水流出而引起。出血色暗并伴腹痛,重者胎盘后血肿的压力致血液渗入子宫肌层,初期引起强直性宫缩,终致子宫卒中。孕妇感到腹部剧痛,胎动异常或消失,扪之子宫硬、局部压痛且不能放松,子宫卒中时则子宫迟缓。由于胎盘剥离面的出血与阴道不一定相通,以致外出血量与孕妇及胎儿的危重情况不相符合,往往会掩盖病情。因此,密切观察孕妇及胎儿情况的变化是极其重要的。

前置胎盘及胎盘早期剥离,是妊娠晚期的严重并发症。大量的失血,无论是内出血还是外出血,均可导致休克,若处理不及时将会危及母、儿的生命。孕期 B 超检查可以确诊胎盘的位置。但在孕早、中期检查发现胎盘位置低时,由于胎盘可能随孕月增长而上移至正常位置,故此时若无阴道出血,不需特殊处理,可定期随访胎盘位置的变化。孕 34 周,胎盘仍处于低位时,才可做出低置或前置胎盘的诊断。一旦发生妊娠晚期出血,孕妇应立即到医院就诊,必要时住院观察。妊娠晚期或临产后,胎盘低置或轻度胎盘早期剥离的孕妇若阴道出血不多,情况良好时,可以严密观察,有时仍可能自阴道顺利分娩。但若出血量增多、腹痛加重或产程进展不顺利,则应立即行剖宫产结束分娩。

降低人工流产率及盆腔感染,对预防前置胎盘的发生可能有一定的作用。及时发现并治疗妊娠期高血压疾病,避免外伤和胎膜早破等,有助于减少胎盘早期剥离的发生。

186. 什么是前置血管,有什么危害性

正常情况下胎儿通过脐带与胎盘相连。帆状胎盘时脐血管附着于胎膜上,当胎膜上的血管位于胎先露之前跨过宫颈内口时即为前置血管。

一旦发生胎膜破裂(自然或人工破膜),前置血管被撕断导致胎儿失血,少量失血时会出现胎儿窘迫,量多时则引起胎死宫内,是一种很少见的无痛性产前或产时出血。与前置胎盘不同的是其胎盘位置正常。

前置血管的诊断比较困难,仔细的B超检查或在人工破膜前触摸胎膜上有无血管波动可能有助于诊断。阴道出血的涂片中查见胎儿有核红细胞及产后检查胎盘及胎膜即能确诊。

当出血量少但胎儿存活时,及时行剖宫产术可望挽救胎儿。

187. 什么是母、儿血型不合

母体与胎儿的血型不合时,可以导致流产、早产、胎死宫内或新生儿溶血症等。母、儿血型不合最常见的有2种类型。

(1) ABO血型不合:孕妇血型为O型,丈夫血型为A型、B型或AB型时,若胎儿的血型为A型或B型,这就构成了ABO母、儿血型不合。此类血型不合在我国比较常见,但这种血型不合的病情较轻,新生儿很少患重度溶血症,故危害性较小。

(2) Rh血型不合:Rh血型分为Rh阳性和Rh阴性。如孕妇Rh因子为阴性,其丈夫为Rh阳性,若胎儿的血型为Rh阳性时,则为Rh血型不合。在我国汉族人群中的Rh阴性者仅占0.34%,故发生这种血型不合的很少见。但在少数民族地区,Rh阴性者占有一定的比例,如维吾尔族Rh阴性者占4.9%,故在少数民族地区,Rh血型不合的问题就比较突出。Rh血型不合往往可导致严重后果,如引起胎死宫内,或引起严重的新生儿溶血症。当胎儿从父方遗传下来的显性抗原,通过妊娠、人工流产或分娩过程等,反复进入母体达到一定量,或母亲曾输入过Rh阳性的血液,母体就会对这种显性抗原产生相对应的抗体。以后再妊娠时,这种抗体便会通过胎盘进入胎儿体内。母亲的抗体作用于胎儿的红细胞,可导致胎儿红细胞凝集、破坏,造成胎儿严重的溶血及贫血。其危害程度取决于母亲血中抗体的滴度与活性,抗体的滴度愈高、活性愈强则危害愈大。

为了解有无母、儿血型不合的可能性,可靠的方法是检查孕妇及其丈夫的血型。当存在母、儿血型不合的可能时,还应该检查母血相应抗体的滴度。

188. 母、儿血型不合有什么危害性

无论哪种母、儿血型不合,其危害都在于孕妇血内存在抗胎儿红细胞的抗体(抗 A、抗 B 或抗 Rh 的 IgG 抗体)。这类抗体均能通过胎盘进入胎儿血液,多量的抗体与胎儿红细胞膜上的相应抗原发生反应,从而破坏胎儿红细胞,导致溶血。大量的红细胞被破坏致使胎儿发生严重贫血、心脏扩大、胎儿及胎盘水肿,血中有核红细胞增多,常见于 Rh 血型不合。病情轻者,仍可以足月分娩;重者未得到及时处理时,胎儿由于缺氧可致胎死宫内。新生儿可能表现贫血、肝及脾大,早期出现黄疸及血中间接胆红素增高,即新生儿溶血症。间接胆红素可以通过血-脑屏障使脑神经核染黄色,将会影响智力发育及神经功能,又称为"核黄疸"。

凡有母、儿血型不合可能者,均应积极配合医师做好孕期及新生儿的监测,以阻断及减少其危害,决不可麻痹大意或存侥幸心理。

189. 母、儿血型不合时怎么办

对怀疑有可能发生新生儿溶血症的孕妇,如过去有过死胎、死产或新生儿溶血症史的孕妇,再次妊娠时必须进行血中抗体滴度的测定。原则上应当在妊娠 16 周检查抗体的滴度,以后则遵医嘱定期复查,以观察动态变化。若 ABO 血型不合,抗体的效价达到 1∶512;Rh 血型不合,抗体的效价达到 1∶32 以上时,表明病情严重。遇此情况,若胎儿已具有生存能力,则应及早引产。

孕妇如有 ABO 血型不合,抗体效价达 1∶32;Rh 血型不合,库姆试验阳性,且过去曾有过新生儿溶血症史,可给予中药预防,这是临床上常用的方法。有条件者还可采用孕妇血浆置换以降低血中抗体的滴度,或给胎儿宫内输血纠正严重的贫血。由于妊娠晚期抗体产生日益增多,可酌情提前在孕 35～38 周娩出胎儿,多用于严重的 Rh 血型不合需要挽救胎儿的情况。在预产期前 2 周,孕妇口服苯巴比妥,可以增加胎儿肝细胞内的葡萄糖醛酸酶的活性,提高其与胆红素结合的能力,从而减少新生儿溶血症的危害。

胎儿经引产或自然分娩后,必须迅速切断脐带,以减少抗体进入新生儿体

内。密切监测新生儿黄疸情况,及时发现新生儿溶血症并给予相应的处理。目前常用的治疗方法有输入白蛋白,采用波长 425～475 纳米的蓝光照射治疗,中药及激素等药物治疗。个别严重者,还可采用换血疗法,以降低间接胆红素的浓度,减少核黄疸的发生。

如为 Rh 血型不合,应于第一次分娩、流产或异位妊娠手术后的 72 小时内,注射抗 D 球蛋白,以结合、破坏进入母体的胎儿红细胞。这样,母体就不会再产生抗体,从而保护再次妊娠平安无事。

190. 什么是胎-母输血综合征

胎-母输血综合征系指胎儿的红细胞通过绒毛间隙进入母亲血循环,致使胎儿发生不同程度的贫血,而母亲可能发生血型不合的输血反应。正常孕、产妇中胎母输血量<0.5 毫升者约占 93% 是常见的情况;若输血量≥30 毫升者即为胎-母输血综合征,仅占 3/1 000,是比较少见的,输血量越多,对胎儿的危害性越大。

胎-母输血综合征的病因不明,可能与脐动脉和绒毛间的压力差及胎盘损伤(创伤、产前出血、外倒转术、羊膜腔及脐带血穿刺、剖宫产等)有关,可发生在妊娠各期及产时。

临床表现依输血量多少而不同,轻者可以没有症状;重者可以表现胎动减少,胎儿心律失常,胎心监护显示心动过速、减速、正弦型曲线或非应激试验无反应;超声检查可能发现胎儿心脏扩大及胎儿水肿,甚者胎死宫内。存活的新生儿表现贫血(血红蛋白<120 克/升)、心力衰竭或休克。若胎儿 ABO 血型与母体不合,母亲可能出现寒战、高热等输血反应,甚者发生急性肾衰竭;若胎儿血型为 Rh 阳性,母亲为阴性时,可使母亲致敏,给日后再妊娠带来问题。

该综合征发病隐匿,诊断往往困难。通过母血中检测胎儿红细胞数量或血红蛋白的含量推算出胎儿输血量是常用的诊断方法,流式细胞仪测定胎儿红细胞数则更为准确。

一旦确诊,宫内输血是挽救胎儿的有效办法;胎儿已达可存活期应及时终止妊娠,积极治疗新生儿贫血、心力衰竭及休克。救治母亲的输血反应;对 Rh 阳性血致敏的母亲应及时注射抗 D 抗体。

191. 妊娠足月胎头仍不入盆的原因是什么,应注意什么

在妊娠最后1个月,正常初孕妇的胎儿头部多已进入母亲骨盆而不再浮动。但有少数初孕妇至妊娠足月时,胎头仍未能进入骨盆而浮动于耻骨联合之上,这种现象医学上称为初产妇胎头浮。

(1)初产妇胎头浮常见的原因:①部分孕妇是因胎头与骨盆不相称,即由于孕妇的骨盆狭窄(主要是骨盆入口狭窄),致使正常大小的胎头不能进入骨盆。②有些孕妇的骨盆虽属正常,但因胎儿过大或前置胎盘等亦可发生同样情况。③羊水过多、胎儿畸形(如脑积水)等亦可引起。除上述病理性的原因外,有些初孕妇的骨盆正常,胎儿也并不过大,找不出引起胎头浮的明确原因。

(2)妊娠晚期胎头仍浮动的孕妇,首先应确定其骨盆及胎儿情况是否正常;若一切检查正常,则思想上不要过分紧张,应密切与医师配合。临产后,强力的宫缩往往可以促使胎头入盆,多数仍可能自阴道分娩;若确定胎头浮系难以纠正的病理性因素所致,则应听从医师的意见,提前住院,并做好剖宫产准备。胎头浮动时,胎头与骨盆间存在空隙,一旦胎膜早破,容易发生脐带脱垂,故孕妇在破膜后应取卧位并抬高臀部,立即送往医院。卧位时,羊水流出缓慢并可以减少脐带脱垂的危险。

192. 什么是羊水过多,有何危害性

羊水是由孕妇血清经羊膜渗透到羊膜腔内的液体及胎儿尿液所组成。它可保护胎儿免受挤压,防止胎体粘连,保持子宫腔内恒温、恒压,并有助于胎肺的发育。妊娠足月时,正常羊水量约为1 000毫升,若羊水量超过2 000毫升,则为羊水过多。羊水量在数天内急剧增加并超过正常量者,为急性羊水过多;若羊水逐渐增加超过正常量则为慢性羊水过多。

(1)急性羊水过多易发生于妊娠中期,此时由于羊水急剧增加,使孕妇子宫迅速地膨胀,从而引起腹痛、腹胀等不适;压迫横膈、心肺时,可引起心悸、气短、不能平卧等;压迫下肢静脉可出现下肢、外阴水肿及腹水。急性羊水过多常合并胎儿畸形,其中以无脑儿、脊柱裂等神经管畸形为多。慢性羊水过多:由于羊水量是逐渐增加的,一般孕妇多能适应,故上述症状较轻。

(2)胎儿频繁活动于过多的羊水中,往往导致胎位异常。

（3）子宫过度膨胀或羊水压力过高,容易发生胎膜早破及早产。

（4）破膜后,羊水急速流出可引起胎盘早期剥离及脐带脱垂。

（5）临产时,由于羊水过多,子宫过度膨胀,往往导致子宫收缩乏力而引起难产。

（6）分娩后,子宫收缩乏力而易发生产后出血。

由于产生羊水过多的原因尚不明了,孕妇一旦发现腹部增大迅速时,即应去医院检查。以明确是否为羊水过多,胎儿有无畸形及有无其他并发症,如双胎或糖尿病等。若确诊有胎儿畸形,应尽早终止妊娠。若胎儿正常,可根据羊水量的多少及孕妇症状的轻重,在医师指导下采用限盐、口服利尿药或吲哚美辛等治疗,并注意预防胎膜早破。

193. 什么是羊水过少,有何危害性

羊水量少于 300 毫升,称为羊水过少。最少甚至仅有数毫升。羊水量少时,胎儿皮肤与羊膜紧贴,其间几乎无空隙存在。目前,多采用 B 超测定的最大羊水池小于 3 厘米,也有用小于 2 厘米作为羊水过少诊断标准的;还有以脐为中心,测量周围 4 个象限羊水量,当 4 个象限羊水量之和即羊水指数小于 5 厘米,即可诊断为羊水过少。

羊水过少对孕妇的影响较少,对胎儿威胁较大。孕中期羊水过少,常伴有胎儿泌尿系统畸形,如先天性肾缺如、肾发育不全等;孕晚期羊水过少,常与过期妊娠、胎盘功能不全等同时存在。定期产前检查及 B 超检查便可发现羊水过少。当确诊为羊水过少时,应警惕有无胎儿畸形、胎儿窘迫和胎盘功能不全等。若发现胎儿畸形则应及时终止妊娠。胎儿正常的孕妇应密切注意胎动变化,并随诊子宫增长情况,B 超监测羊水量的变化,必要时应动态监测胎盘功能,可随诊血或尿雌三醇(E_3)水平、血胎盘催乳素（HPL）、胎心监护或生物物理 5 项评分（后者系指 B 超下观察最大羊水池深度、胎儿肌张力、胎动及胎儿的呼吸运动,再加上胎儿监护无应激试验的反应性）等,以了解胎儿有无缺氧的情况。若发现异常,而胎儿已达到可活期则应尽早行剖宫产术,使胎儿脱离不良的宫内环境,以保证其安全。

194. 什么是巨大胎儿,需要处理吗

胎儿出生体重达到或超过 4 000 克,也有定义为超过 4 000 克者,称为巨

大胎儿。胎儿过大,可能给分娩带来困难,并给母、儿带来一定的危险性。分娩时,产程往往延长,可导致胎儿缺氧、窒息、颅内出血,甚至死亡;由于胎儿过大常致胎肩娩出困难,若牵拉用力过猛,还可引起胎儿锁骨骨折,臂丛神经麻痹,或母亲骨盆底部肌肉撕裂等;产后由于子宫过度膨胀,子宫肌肉收缩乏力,常引起产后大出血。

对巨大胎儿的诊断,单纯依靠观察孕妇腹部大小来判断是不可靠的,因为胎儿大小常受孕妇身高、体重、产次及羊水多少等因素的影响。一般应测量孕妇的子宫底高度、腹围大小,并通过 B 超测量胎儿头径、肢体长短、胸围、腹围及羊水量来科学地估计胎儿大小。

若确诊为巨大胎儿,医师还需仔细判定胎儿大小,以及与母亲的骨盆是否相称,预测胎儿能否顺利地通过母亲的骨盆娩出,从而决定适当的分娩方式。如胎儿大小与骨盆明显不相称者,则应进行剖宫产;若估计胎儿大小与骨盆大致相称,即可以进行试产,酌情行阴道助产协助胎儿娩出。其他因素,如孕妇是初产或经产,妊娠有无过期及羊水多少等,对巨大胎儿的分娩也有一定的影响,医师会综合予以考虑,酌情放宽剖宫产的指征。

产前检查发现胎儿生长过快时,孕妇应控制饮食,以减少巨大胎儿的发生。

195. 什么是妊娠期糖尿病,如何进行诊断

患糖尿病的妇女怀孕,属于妊娠合并糖尿病。若孕前无糖尿病,妊娠期由于胎盘产生的大量激素削弱了胰岛素的作用,导致胰岛素抵抗,引起明显的糖代谢异常,则为妊娠期糖尿病。该病为常见的妊娠期并发症,其对母、胎的影响与妊娠合并糖尿病相似,均属于高危妊娠。

妊娠期糖尿病的高危因素:①尿糖阳性。②肥胖或体重增长过多。③胎儿增长过快。④羊水过多。⑤孕、产史不良,如畸形儿史、不明原因的死胎或新生儿死亡史。⑥既往妊娠期糖尿病史或糖尿病家族史等。

妊娠期糖尿病的筛查与诊断:目前,许多医院都常规进行了妊娠期糖尿病的筛查。

(1)检测空腹血糖:正常值<5.8 毫摩/升(<105 毫克%)。

(2)50 克葡萄糖负荷试验:妊娠 24～26 周间检查。口服糖 50 克后 1 小时检测血糖,正常值<7.8 毫摩/升(<140 毫克%),异常者查空腹血糖,空腹血糖正常时需做糖耐量试验。

（3）糖耐量试验（100 克葡萄糖）：测定空腹血糖及服糖后 1、2、3 小时血糖。糖耐量测定的正常值尚未取得统一。妇产科诊治规范采用空腹、服糖后 1、2、3 小时血糖分别小于 5.8、10.6、9.2 及 8.1 毫摩/升（105、190、165、145 毫克％）为正常。也有采用美国糖尿病学会的标准，空腹，服糖后 1、2、3 小时血糖分别小于 5.3、10.0、8.6 及 7.8 毫摩/升（95、180、155 及 140 毫克％）为正常。近年来，还有采用服葡萄糖 75 克，空腹、服糖后 1、2 小时血糖分别小于 5.1、10.0 及 8.5 毫摩/升（91、180、153 毫克％）为正常。后者对孕妇的负担更少些。总的趋势是对孕妇血糖的控制日趋严格。存在高危因素者妊娠 32～34 周还可以再复查。

凡符合下列条件之一即可诊断：①两次或以上空腹血糖≥5.8 毫摩/升（105 毫克％）。②50 克糖筛查 1 小时血糖≥11.1 毫摩/升（200 毫克％），空腹血糖≥5.8 毫摩/升（105 毫克％）。③糖耐量试验 4 项中 2 项异常，或 3 项中 1 项异常，即可诊断妊娠期糖尿病，低于此标准的异常为糖耐量受损。

在产后，妊娠期糖尿病者的糖耐量试验能够恢复正常。如果对孕前糖尿病病史了解得不清楚，孕期才发现血糖异常者，可以暂时按妊娠期糖尿病对待，产后复查糖耐量试验正常时便能确诊。

196. 怎样管理妊娠期糖尿病孕妇的生活

妊娠期糖尿病或糖耐量缺损是常见的孕期并发症。它会给母、儿带来不利的影响，只有积极控制，才能改善妊娠结局。饮食控制是基本手段，80％的患者都能奏效。

饮食管理的要点：①限制碳水化合物（主食、土豆、白薯、玉米等）的摄入量，轻体力劳动者每日 300 克（6 两），其中 1/3 应为粗粮。②少食多餐，将通常的三餐分成 5～6 顿，每顿的量要减少；进食顺序以先喝汤吃菜，最后再吃主食为好。③不要喝稀饭，以免吸收过快血糖升高。④吃少量低糖水果，安排在两餐中间吃，不要饭后即食。⑤适量的肉、禽、蛋、奶、海产、豆制品及蔬菜。⑥低盐饮食，少吃油炸食品。饮食控制后，如空腹血糖及餐后两小时血糖能维持在正常或接近正常的水平就可以了。饮食控制需要毅力与坚持。饮食控制不了时，则需要胰岛素治疗。有条件者可在家中监测空腹、三餐后 2 小时及晚10 时的血糖。

除去饮食控制外，还要安排适当的运动，如散步、游泳、体操等，避免孕期体重增长过多。

197. 孕妇尿糖阳性有什么意义

孕妇尿常规检查发现尿糖时,不要过于担心,但也不能不重视。验尿前若吃了大量甜食或喝了甜饮料都会导致尿糖阳性,隔日复查为阴性则可放心。若验尿前未进甜食、饮料或复查后尿糖仍为阳性则应进行血糖检查(见 195 题),以确定有无妊娠期糖尿病。

尿糖阳性,如血糖值在正常范围,表明并非由于糖代谢异常引起,而与肾脏排糖阈值降低有关。非孕期,血糖>10.9 毫摩/升(>194 毫克%)时,糖才能从尿中被排出。而妊娠后,当血糖>8.7 毫摩/升(>155 毫克%)时即可发生糖尿,被称为肾性糖尿。此种糖尿通常对母、儿无大危害,经医师饮食指导、少食多餐,将糖类摄入量分散,使进餐后的血糖水平不至于过高,便可减少尿糖的排出。

198. 糖尿病孕妇分娩的婴儿有哪些健康问题

妊娠期糖尿病患者若病情控制得理想,其所分娩的婴儿与正常妊娠分娩的婴儿没有明显差别。但孕妇糖尿病未得到很好的控制时,母体高水平的血糖会经过胎盘进入胎儿体内,血糖水平高可刺激胎儿胰岛分泌,引起胎儿的高胰岛素血症。高胰岛素血症可促进胎儿细胞摄取氨基酸,加快蛋白合成,降低脂肪分解率,而引起巨大儿。

这类胎儿体重虽大,却存在着许多健康问题。且不说巨大儿给分娩带来的许多困难,单因高胰岛素血症促进胎儿的代谢增加,耗氧量增大,就会导致胎儿宫内缺氧。慢性缺氧可诱导红细胞生成素增加,从而引起胎儿红细胞增多症。糖皮质激素促进胎肺Ⅱ型细胞合成及释放肺表面活性物质的作用,因受到高胰岛素血症的拮抗,以致胎肺成熟延迟。

综上所述,此类孕妇分娩过程中容易出现胎儿窘迫、新生儿窒息,生后容易发生新生儿呼吸窘迫综合征等。由于出生后中断了母亲的血糖供应,而体内的胰岛素仍维持在较高的水平,故往往会发生低血糖症,甚至出现抽搐,此时需要及早补糖。新生儿红细胞增多症,在生后由于大量红细胞破坏引起新生儿高胆红素血症,重者需要进行处置。另外,约半数的婴儿会发生低钙血症,应与低血糖相鉴别。

日后,这类婴儿肥胖及糖尿病的发病率也较正常新生儿为高,因此需要长期的严密监测与管理。在此,要提醒患有妊娠期糖尿病或糖代谢异常的孕妇们注意,只要与医师密切配合,在饮食控制的基础上,必要时应用胰岛素,便可以使妊娠期糖尿病得到满意的控制,从而避免上述种种对婴儿的不良影响。

199. 孕妇患甲状腺功能亢进对母、儿有影响吗

甲状腺功能亢进(简称甲亢)是指甲状腺激素分泌增多,导致机体的新陈代谢增快,出现神经、循环及消化系统兴奋性增高为主要表现的疾病。其中以恶性突眼性甲状腺肿多见,是一种自身免疫性疾病。

恶性突眼性甲状腺肿的患者,有眼球突出、怕热、食欲亢进、乏力、心悸、消瘦、颈部增粗及手颤等症状。如遇感染、发热、分娩等体力消耗或精神紧张等情况,便容易发生甲状腺危象。由于心脏负担增加,可伴发心力衰竭。患者服用的抗甲状腺药物可以通过胎盘,导致胎儿甲状腺功能低下,胎儿畸形、生长受限及甲状腺代偿性增生肥大。胎儿甲状腺肿大在产程中会影响胎头俯屈,造成头位难产,新生儿窒息,围生儿病率及死亡率均升高。分娩后,新生儿体内的抗甲状腺药物撤退,然而促甲状腺激素水平较高,产后1周内可发生新生儿甲状腺功能亢进,需要密切注意。故甲状腺功能亢进病情严重或控制不满意的妇女,不宜妊娠。

在妊娠期,患甲状腺功能亢进的孕妇应由产科医师及内分泌科医师共同监护母、儿情况。主要是控制病情,并定期检查甲状腺功能,调整药物剂量,使孕妇甲状腺功能处于非孕期的高限及选用致畸性最小的药物。孕期禁用同位素碘治疗。孕期通常也不采用手术治疗,仅在妊娠中期药物治疗无效,病情严重的病例才行手术治疗。定期B超监测有助于及时发现胎儿畸形、胎儿生长受限或胎儿甲状腺肿。临产后,密切观察,避免感染、高热、精神刺激,防止甲状腺危象的发生。病情稳定又无产科指征者可以阴道分娩,并做好新生儿复苏准备。

突眼性甲状腺肿为自身免疫性疾病,产后病情可能加重或复发,应监测甲状腺功能,调整药量,不宜哺乳。

新生儿体格检查时,应特别注意婴儿甲状腺的大小,有无舌大及蛙腹,排便有无延迟,还要注意有无畸形及甲状腺功能低下的表现。产后3～4日应检查甲状腺功能,注意新生儿甲状腺功能亢进症状,最好观察1周再出院。

200. 甲状腺功能减退的妇女怀孕后要注意什么

甲状腺功能减退（简称甲减）可以由多种情况引起，包括地方性呆小病、散发性先天性甲状腺功能减退、慢性淋巴性甲状腺炎及甲状腺手术或同位素治疗后的并发症等。

甲减患者临床表现为畏寒，面部水肿、表情呆滞，皮肤干燥，乏力，记忆力减退及便秘等。实验室检查可见 T_3、T_4 水平降低，TSH 水平明显升高。亚临床甲减临床常见，症状可能不明显。实验室检查 TSH＞2.5 微国际单位/毫升。

妊娠合并甲减多以慢性淋巴性甲状腺炎为常见。甲减妇女的新陈代谢率低，怀孕后不能适应孕期自身及胎儿生长发育的需要，而易导致不良的妊娠结局，如胚胎停育、流产、早产、胎儿生长受限，或胎死宫内等。甲减的妇女准备怀孕前，应先到内分泌科进行检查，根据甲状腺功能低下的程度及 TSH 升高的情况，采用甲状腺片或左甲状腺素片纠正其不足，使 TSH 水平维持在 2.5 微国际单位/毫升以下。甲减纠正后再怀孕最好。

甲减的妇女怀孕后，或孕期发现的甲减患者，均应由产科及内分泌科协同管理，采用上述药物纠正甲状腺功能的不足，保持正常的甲状腺功能。每月检查甲状腺功能及 TSH，根据情况调整药量。碘缺乏的地区要适量补碘。定期监测胎儿的生长发育，对孕妇进行营养指导，预防发生胎儿生长受限；避免过期妊娠。

201. 孕妇患系统性红斑狼疮有何危害性

系统性红斑狼疮为结缔组织病或胶原病，影响多个系统，多见于育龄妇女。临床表现多样，任何器官的症状皆可能是本病的早期表现。有人提出下列 11 种较常见的表现：面颊部皮疹、盘状红斑、皮肤对光照敏感、口腔溃疡、关节炎、浆膜炎、肾脏病变、抽搐发作、血液疾患、免疫性疾患及血抗核抗体阳性等。其中有 4 种同时存在或连续出现，即可诊断本病。孕期前、后均可患此病。孕前如肾功能基本正常，孕期可能维持病情不恶化。约有 10% 的孕妇产后病情恶化，但可恢复。10% 的孕妇产后有病情恶化且不再恢复。患病孕妇一旦并发重度子痫前期，可进一步加重肾脏损害。妊娠期除重症患者，一般应停止药物治疗，以免导致胎儿发育不良。早产及胎儿生长受限的发生，约各占

1/3,死产约占 23%;若出现蛋白尿,或肌酐清除率下降,胎死率则更高。存活的胎儿及新生儿,可伴有先天性心脏传导阻滞并可发生心力衰竭。胎儿及新生儿血中可能查到狼疮因子。

此病病因不明,常为终身性疾病。轻者,在缓解较长时间后可以妊娠,但不宜多次妊娠。此种患者往往死于肾衰竭或败血症。重度肾功能不全者妊娠的预后不良,一旦怀孕应尽早终止妊娠。

202. 孕妇患血小板减少性紫癜有什么危害性

血小板减少性紫癜除由药物或化学物质引起外,临床上以特发性血小板减少性紫癜最常见。

特发性血小板减少性紫癜是一种自身免疫性出血性疾病。患者体内存在血小板抗体能将血小板破坏,致使血小板寿命缩短,仅为正常血小板的 1/4(正常血小板的寿命为 9~12 天;致敏者仅为数分钟至 3 天)。此病多见于年轻女性,故孕妇伴发者并不少见。孕妇血小板减少发生严重出血倾向时可以导致流产、早产或胎死宫内;分娩过程中产妇出血,从而增加了孕产妇及围生儿的死亡率。血小板抗体可以通过胎盘,使胎儿发生血小板减少。新生儿自母体获得的抗体消失前,也会有暂时性的血小板减少,重者可以发生颅内出血或头颅血肿。

当血小板 $<100\times10^9$/升(100×10^3/立方毫米),可出现皮肤紫癜、鼻及齿龈出血;若血小板 $<20\times10^9$/升(20×10^3/立方毫米),则可发生自发性出血或血液不凝。

孕妇的血小板应维持在 150×10^9/升(150×10^3/立方毫米)以上,轻度减少可以口服维血宁每次 8~16 克,每日 2~3 次;当血小板 $<50\times10^9$/升(50×10^3/立方毫米),不论有无出血,均应积极治疗,可以用泼尼松 20~40 毫克/日,待血小板计数接近正常水平时,逐渐减至维持量。

不主张孕期行脾切除术。妊娠期输血小板无益,还可刺激产生更多的血小板抗体,使病情恶化。有报道,静脉滴注大剂量多价免疫球蛋白有一定效果,但也有不奏效者。晚期妊娠,孕妇病情严重、胎儿受影响明显时,应行剖宫产分娩,以减少颅内出血或头颅大血肿的发生。近来,于分娩前 10~14 天静脉滴注多价抗血小板抗体,这样有助于安全的阴道分娩,且新生儿血小板的计数也可正常。会阴无严重裂伤或侧切伤口不过大者,出血往往不会太多;剖宫产者通常出血也不多,但分娩前必须备好血,以防产后出血抢救时措手不及。

若无产科指征,母体血小板又不过低者,尽量不行剖宫产分娩;阴道分娩者应缩短二程以防产妇用力引起颅内出血。婴儿出生后应严密检测血小板计数的变化,当出现血小板降低或紫癜时,应给以相应处理。需强调有此类并发症者,在孕产期应由血液科与产科协同处理。

203. 多囊卵巢综合征患者怀孕后要注意什么

多囊卵巢综合征是年轻妇女的常见病。其病因尚不清楚,主要的病理生理是高雄激素血症。由于雄激素过多而影响卵泡的正常发育,卵泡不能成熟和排卵。大多数患者表现为月经稀发,少数患者呈月经淋漓不尽,不孕,基础体温呈单相型,可伴有肥胖,多毛及面部痤疮等。B超检查,典型的表现是多个小卵泡沿卵巢皮质呈环状排列(卵泡直径<10毫米),犹如一串项链。部分患者还存在高胰岛素血症。可见该病并非一个简单的妇科内分泌疾病,它还涉及糖类、脂肪等代谢紊乱,可能是代谢综合征的一种特殊表现形式。

多囊卵巢综合征患者中,少数可有自然的排卵,多数经治疗或采用辅助生育技术后可以怀孕。此类患者怀孕后与正常妇女妊娠相比较存在以下问题:①流产率高。②妊娠期糖尿病的发生率高。③妊娠期高血压疾病的发生率高。因此,该类患者在怀孕最初3个月要注意适当休息,避免过劳;黄体功能不足者,可给予绒毛促性腺激素支持黄体功能,或直接补充黄体酮预防发生流产。妊娠期胎盘分泌的激素促使孕妇产生胰岛素抵抗,容易引起妊娠期糖尿病。孕前已存在胰岛素抵抗的患者,怀孕后自然更会加重,发生妊娠期糖尿病的机会当然也会升高,故怀孕后要在医师的指导下采用合理的食谱,适当限制糖类(米、面、玉米、土豆、白薯及水果等)的摄入量,保持体重的正常增长;酌情在孕早、中期进行糖筛查或行糖耐量试验,必要时可加用胰岛素,使餐后2小时的血糖控制在正常范围。此类孕妇并发妊娠期高血压疾病的机会也增多,怀孕后应采用低盐饮食,合理地安排生活与工作,避免过度的紧张及劳累,按时进行产前检查以便及早发现异常,及时对症处理,防止病情向严重阶段发展。

分娩后,由于疾病的根本原因未被消除,原有的体内紊乱仍然存在,各项临床表现仍可能复现。长期无排卵时,单纯雌激素的刺激往往会导致不同程度的子宫内膜增生,日后子宫内膜癌的发生率明显高于正常人群,因此仍要采用孕激素周期疗法或使用短效口服避孕药进行治疗。此类患者远期发生糖尿病、高血压、冠心病的风险也远超过正常人群,因此采用合理的食谱、控制盐的摄入量,强调有规律的生活及适当的运动是非常重要的,而且需要长期坚持下去。此外,还要定期进行体格检查,了解自己的健康状况,力争减轻及延缓上述风险的发生。

204. 患高催乳素血症的孕产妇应注意什么

患高催乳素血症的妇女怀孕后是否停服溴隐亭,要分别情况对待。特发性高催乳素血症或垂体微腺瘤者,当确诊妊娠后便可停药;对垂体大腺瘤者,学者们有不同意见,有主张继续用药以防孕期肿瘤增大,然而多数主张停药,当出现症状时可以再用药。

高催乳素血症的孕妇在妊娠期该如何随诊病情的变化?孕期本身就会有催乳素水平的增高,因此测定催乳素水平便失去了评估病情的意义。通常可以通过症状(头痛、视力变化等)或眼科视野检查等来了解病情。

产后哺乳问题。这类产妇和一般产妇一样可以进行母乳喂养,虽然平时有泌乳,但产后乳汁分泌也不一定就多。若不能进行母乳喂养而需要退奶时,不可采用通常的雌激素退奶,而要用溴隐亭退奶。

产后还需要用溴隐亭治疗吗?通常在产后不立即用药,观察半年月经是否恢复正常,断奶后还有无溢乳及复查催乳素水平再决定是否用药。有少数患者分娩后,疾病得到永久性缓解而不需要再用药。

产后避孕问题。这类产妇不宜使用雌、孕激素配伍的短效口服避孕药,可以采用屏障避孕法(如避孕套)或放置宫内节育器等。

205. 孕妇患泌尿系感染有什么危害性

泌尿系感染是妊娠期常见的并发症之一,包括无症状菌尿症、膀胱炎及急性肾盂肾炎。不同部位的感染,临床表现相差悬殊。

病原菌以大肠埃希菌为多见。妊娠期激素的影响,致使输尿管的张力减低、蠕动减弱;增大的子宫使途经骨盆边缘处的输尿管,特别是右侧输尿管受压,而产生输尿管部分梗阻及扩张,上述种种均导致尿液引流不畅。大肠埃希菌存在于肠道中,并能黏附于泌尿道上皮细胞而不易被尿流冲走。在尿潴留的基础上,易引发急性肾盂肾炎。此外,也可通过淋巴系统、血行或自尿路上行感染而发病。

轻型泌尿系感染,尿液培养有细菌但无临床症状,尿常规也可正常。发生膀胱炎时，则出现尿频、尿急、尿痛，甚至血尿等。发生急性肾盂肾炎，则有寒战、高热、肾区疼痛及叩痛，以右侧者居多，亦可为双侧；可有排尿困难或血尿；并可伴有恶心、呕吐；尿常规检查有成堆的白细胞及细菌；少数可并发败血症、感染性休克及肾衰竭等。高热可引发早产或胎死宫内等。

治疗主要用抗炎药物及支持疗法，关键是治疗应彻底。孕妇为预防泌尿系感染，应注意养成良好的卫生习惯。每日要清洗外阴部、更换内裤及保持大便通畅，排便后手纸应由前往后擦拭肛门以减少肠道细菌污染阴道及尿道口。医护人员进行阴道操作或导尿时，要严格无菌技术。

206. 孕妇肾绞痛该怎样治疗

肾绞痛是妊娠期少见的并发症，由于肾结石落入输尿管内引起肌肉痉挛性收缩而导致的阵发性腰部剧烈疼痛，常伴有恶心、呕吐，血尿（含镜下血尿）属于急症。检查时发现患侧脊肋角有明显叩痛，超声检查见到患侧肾盂结石，有时还可能在同侧输尿管内发现结石的声影，由于尿液下流不畅，梗阻上方输尿管扩张积水便能确诊。

这种急症虽是泌尿外科的病症，但由于怀孕患者往往来产科就诊。只有结石排出后，疼痛才能够缓解。孕期不适合采用碎石术，泌尿外科医师往往又不会轻易地为孕妇施行手术，临床上常采用黄体酮或其他解痉药肌内注射，使输尿管肌肉放松后结石排出，约半数患者经处理后结石能够排出，疼痛得到缓解，这是最理想的结果。若保守治疗无效，妊娠近足月者可以考虑提前分娩，产后进行彻底治疗。最难处理的是中期妊娠的患者，往往需要与泌尿外科医师协商在膀胱镜下放置 D-J 管（双猪尾管）使疼痛缓解，这可能是唯一可行的办法了，待产后再行妥善处理。

207. 孕妇患急性阑尾炎后果严重吗

孕妇发生急性腹痛除了产科情况外，阑尾炎是最常见的原因之一。由于妊娠子宫逐月长大，阑尾的位置也随之改变，故孕期阑尾炎的症状和体征与非孕期有所不同。这也是孕期阑尾炎诊断困难之所在。

孕期阑尾炎患者中，约 1/3 在孕前有慢性阑尾炎史。疾病发作时，多数患者有恶心、呕吐、腹痛，常较非孕妇为轻。疼痛往往起始于上腹部或脐周，逐渐向右下腹部转移，位置的高、低视妊娠的月份而定。由于炎症常局限于后腹膜或被增大的子宫掩盖,临床上常缺乏典型的腹部体征。患者的体温可以正常,仅有 1/4～1/2 的患者体温超过 38℃。孕期,阑尾的炎症不容易被局限和包裹,常迅速扩散,容易发生穿孔,造成弥漫性腹膜炎,甚至引起膈下脓肿,预后不良。约 1/3 的患者表现尿频、尿急、尿中有大量白细胞,偶有血尿,发生的原因是增大的子宫将阑尾挤向输尿管,阑尾炎累及了泌尿系。严重的感染可以刺激子宫收缩,引起流产或早产;伴发败血症时,可以引起胎死宫内。产后子宫迅速收缩复原,可使已经局限的阑尾脓肿受到牵拉而破裂,引起弥漫性腹膜炎。

妊娠期,急性阑尾炎的早期诊断和及时手术治疗极为重要。一旦确诊,应立即进行手术。高度可疑者应收住院,严密观察病情变化,必要时行开腹探查术以避免上述的不良后果。手术前、后及术中应用大剂量抗生素。术中要注意麻醉的安全性,操作要轻柔,以防引起流产或早产。术后要注意保胎。

208. 子宫颈病变合并妊娠该如何处理

子宫颈病变是生育年龄妇女常见的疾病,因此合并妊娠的情况会时有发生。宫颈病变有轻重之分,轻型病变发展慢,部分还可能自然消退;中、重度病变自然消退的机会少,还可能进一步发展。凡有宫颈病变者最好在治愈后再怀孕。

临床上经常会遇到患者在治疗过程中怀孕了,或是孕妇在产前检查时发现了宫颈病变,遇到上述情况该怎么办? 孕妇若希望继续妊娠,原则上应每 2～3 个月复查细胞学抹片及检测人乳头瘤病毒(HPV),持续为高度病变者可安排阴道镜检查,发现异常时,应在征得孕妇及家属同意后行宫颈活组织检查。确定为非典型鳞状细胞意义不明、低度鳞状上皮内病变或局限非浸润性病变,在孕期暂不做治疗,待产后 6～8 周再复查评估及治疗;极少数病例宫颈细胞高度异常,阴道镜活组织检查不满意,不能排除浸润癌,必要时可做诊断性宫颈锥形切除术(锥高不超过 1 厘米),为预防术后发生流产或早产同时可酌情行宫颈环扎术,事先应将可能发生的流产、早产、出血及感染等并发症告知孕妇及家属,征得同意并签署知情同意书后方可施行;确诊为微小浸润癌时,应将继续妊娠的风险详细告知孕妇与家属,由他(她)们自己决定是终止妊娠或继续妊娠,严密随访;确诊为宫颈浸润癌的患者应动员孕妇与家属终止妊娠,治疗疾病。

鉴于宫颈病变进展缓慢,再加以妊娠期宫颈上皮细胞的一些变化,可能影响细胞学诊断的准确性,因此在处理上相对保守些。产后 6～8 周必须复查,重新评估。

209. 在孕期发现子宫颈癌应该怎么办

子宫颈癌为妇科常见的恶性肿瘤,但发生于孕期并不多见。主要因子宫颈癌的高发年龄在 40 岁以上,而妊娠最多见于 25～35 岁的妇女。国内防癌普查发现,孕妇子宫颈癌的发病率为 0.035％～0.26％;占全部子宫颈癌患者的 0.7％～9.5％。

妊娠期血液及淋巴液循环加速,新陈代谢旺盛,癌易扩散。患子宫颈癌的孕妇,可因反复阴道出血导致贫血及感染。阴道分娩时,胎儿先露部挤压可以引起子宫颈裂伤,子宫颈癌组织撕裂导致大量出血与休克,并可加速癌的扩散及转移;肿瘤也可影响胎儿先露部下降及宫颈口的扩张。子宫颈癌对胎儿无致畸作用。少数因继发的原因可引起流产或早产。妊娠期的子宫颈癌发展迅速,且易并发感染,预后较差。应根据子宫颈癌病变期别、妊娠月份及产妇对胎儿的渴求程度制订治疗方案。患子宫颈原位癌又切盼子女者,可在严密观察下继续妊娠,等待产后处理。确诊为子宫颈浸润癌者(微小浸润癌又切盼子女者除外),原则上应终止妊娠并进行治疗,需与孕妇及家属充分沟通。治疗的方法包括手术治疗及放射治疗。产褥期发现的子宫颈癌,治疗方式与非孕妇女相同。

建议凡准备怀孕的妇女,孕前应行妇科检查,包括宫颈抹片检查,一旦发现宫颈病变,应先进行治疗,待恢复正常后再怀孕为好。

210. 患癫痫的妇女怀孕后要注意什么

癫痫是孕期较为常见的神经系统并发症。患癫痫的孕妇(含用药治疗者),有 85％～90％的机会获得正常的婴儿。胎儿畸形的发生率为正常人群的 2～3 倍,主要的畸形为唇裂、腭裂、先天性心脏病及小头畸形。围生儿死亡率为正常人群的 2 倍。主要的死亡原因有两种,一是严重的胎儿畸形;二是新生儿出血症。日后,这类婴儿还可能患有癫痫及精神发育不良。

患癫痫的妇女在怀孕前应到神经科进行孕前咨询。长期无发作者,在药物减量或停用后病情仍稳定时怀孕最好,至少也要在医师指导下调整治疗方案,能达到有效地控制发作后再妊娠。孕期避免应用有明显致畸作用的药物,如三甲双酮。

孕期除常规的产前保健外,需要注意以下几方面的问题:

(1)补充维生素 D 及叶酸(治疗药物导致维生素 D 及叶酸缺乏)。

(2)监测胎儿发育情况,在孕 18～24 周,使用 B 超监测胎儿有无畸形,有条件者宜行胎儿超声心动的检查,以排除先天性心脏病。

(3)规范地使用抗癫痫药物。按规定服药,不得随意更改原来有效的方案。早孕反应呕吐严重、有条件者可在晚间服用缓释药物;必要时监测血药浓度。

(4)长期服用苯巴比妥或苯妥英钠会导致体内维生素 K 依赖性凝血因子的缺乏,在怀孕 34 周应开始口服或肌注维生素 K 10 毫克/日。

(5)一旦出现癫痫大发作或癫痫持续状态应送医院急诊。

(6)必须在医院中分娩,以保证母、儿的安全。

211. 截瘫妇女怀孕后有哪些注意事项

截瘫多因外伤,特别是车祸,以及神经系统疾病导致的完全或不完全的脊髓横贯性损伤,但对生育能力并无影响,这类妇女仍然可以怀孕。疾病对妊娠无明显影响,但外伤若发生于妊娠期则可能导致流产、早产或胎死宫内。怀孕后,在原有膀胱功能障碍的基础上,增加了妊娠期泌尿系统发生的变化,就更容易发生泌尿系的感染。因此,需要加强膀胱锻炼,减少留置尿管的时间,注意左侧卧位、多饮水、监测尿的变化,积极治疗菌尿症。截瘫患者下半身活动受限,妊娠后的体重增加容易引发压疮,需要勤翻身,做好皮肤的护理。长期卧床需要及早补充钙和维生素 D 以防止骨量过多的丢失;注意纠正贫血。设法通便,防止便秘也很重要。

截瘫的孕妇可能丧失了对子宫收缩的感知,故家人应经常了解子宫收缩的情况,若有家庭宫缩监护最好。通常在怀孕 37 周左右安排入院待产。如无产科指征或胎儿的紧急情况,可以阴道分娩,分娩时待子宫口开全后,进行助产以缩短第二产程。

212. 妊娠妇女发生急腹症怎么办

急腹症是指由于各种原因导致的突发性剧烈腹痛,需要及时的诊断与治疗,一旦延误可能危及生命。妊娠妇女与非孕妇女一样可以患各种疾病,较常见的急腹症有急性阑尾炎、急性胆囊炎、急性胰腺炎、肠梗阻、附件囊肿扭转及泌尿系结石等。妊娠期特有的并发症也可以表现为急腹症,如输卵管妊娠流产或破裂、胎盘早期剥离、子宫肌瘤红色变性及重度子痫前期肝包膜下出血等。

不同原因的急腹症,临床病史及表现有各自的特点,而剧烈腹痛是其共同点,往往伴有不同程度的胃肠道刺激症状,如恶心、呕吐。急性炎症常有发热及白细胞增高;伴出血者,表现面色苍白,但急查的血红蛋白不一定降低,腹腔内出血时腹部膨隆,叩诊可以发现移动性浊音;子宫肌瘤变性时,肌瘤局部压痛明显;胎盘早期剥离时,子宫放松不好或呈现强直性收缩伴有压痛,胎心出现变化或消失。病情危重者,可以发生流产、早产、胎儿窘迫,或胎死宫内。病情发展迅猛导致感染性休克或失血性休克时,则可危及母、胎生命。妊娠妇女一旦发生急性腹痛,不可在家中观察等待,必须立即到医院就诊。医师通过询问病史,进行体格检查及必要的辅助检查,便可以及时做出诊断,根据具体情况采取有效的治疗手段(保守治疗或手术治疗),才能使患者转危为安。

213. 妊娠晚期出现类早孕反应怎么办

妊娠晚期,有些孕妇又会出现类似早孕反应的症状,如恶心、呕吐、进食不佳等。这多是由于随妊娠月份增长,受内分泌激素的影响及子宫压迫,使胃肠蠕动减弱,消化能力降低所致,一般不需要特殊治疗。症状较重者可采用饮食治疗,如少食多餐、选择一些易消化并适合自己口味的食物,也可适当服用一些助消化的药物,如消化酶制剂。若有便秘,采取通便措施后亦会使症状得到缓解。妊娠晚期,多数的类早孕反应是一种正常生理现象。症状严重者应及时就医,以排除合并急性肝炎或并发重度子痫前期等严重疾病,并酌情进行相关的实验室检查及给予相应的处理,以免延误病情。

214. 早孕检查有何重要性

妇女在妊娠 13 周内(最好在孕 2 个月左右)应该进行早孕检查,其重要性如下。

(1)确定妊娠是否正常及怀孕的周数:月经周期不规律者,受孕日期常难判定,早孕时检查子宫大小,对核实预产期有很大意义。

(2)尽早发现不宜继续妊娠的情况:如孕早期病毒感染,接触毒物及患有急性或严重全身性疾病者,可以及早采取对母体损伤较小的人工流产术,以终止妊娠。

(3)有计划的监测孕期疾病:有些异常情况,虽然可以继续妊娠,但需要进行治疗,或在孕期中采取有计划的监测,以确保顺利度过妊娠及分娩期,如贫血、心脏病、糖尿病、某些性传播疾病,以及不良产史等。

①孕早期的血压、体重能代表非孕时的水平,作为基础值,对妊娠晚期并发症的鉴别诊断有参考价值。

②对有不良孕、产史者,需要适时安排进行产前诊断。

③孕早期检查的同时,接受孕期卫生指导,有助于预防各种孕期并发症。

215. 早孕为什么应做妇科检查

早孕时妇科检查简便易行,可以发现多种异常,有些异常是妊娠试验及 B 超不能发现的。这样做对有异常情况的患者能给以必要的指导和及时的治疗,并可进行监测与随诊,也有助于制定正确的分娩方案,对母、儿均有利。因此,除有习惯性流产及多年不孕史者,均应进行此项检查。

(1)用窥阴器直接观察局部病变:通过窥阴器暴露阴道、子宫颈,可以直接观察局部有无炎症、赘生物、息肉、畸形或肿瘤;检查白带有无感染滴虫、真菌及淋球菌等。

(2)双合诊检查目的

①了解有无宫颈举痛(急腹症的腹膜刺激征)。确定子宫大小,作为核对预产期的依据,对月经周期不规律者尤其重要。

②子宫大小是否符合孕周,对月经周期规律者更有意义。子宫小于孕月,可能胚胎发育不良;大于孕月,则应注意双胎或葡萄胎。

③了解子宫的形状,有无肌瘤及其大小、数目、部位,子宫畸形的种类及有无子宫角妊娠的可能。

④发现附件肿物时,应查明肿物大小、性质、活动度及有无压痛。有压痛者还要注意异位妊娠可能。

先兆流产者,可待病情稳定后再施行。轻柔的盆腔检查对正常早孕无不利影响,不必过分顾虑。如胚胎发育异常,就是不检查盆腔,迟早也会流产,只是检查能及早发现,及早使之终止而已。

目前,许多产科医师采用 B 超检查代替了早孕期的双合诊检查,对此也无可厚非。需强调,阴道窥器检查还是不可少的;双合诊在急腹症和病理妊娠的诊断上有重要作用,不可忽视。

216. 产前初诊要做哪些检查

为了保护母、儿安全,初次产前检查应在妊娠12～14周开始,初诊检查的项目如下。

(1)询问病史:①详细了解健康情况及孕产史病史。重点了解月经情况,既往妊娠、分娩有否异常;有否患心、肝、肾及结核等疾病;家庭中有无高血压、糖尿病、结核病,以及其他与遗传有关疾病的患者。②了解本次妊娠的经过,早孕反应情况,有无病毒感染及用药史等。

(2)全身检查:全面体格检查包括心、肺、肝、脾、肾等。并测量孕妇身高、体重、血压及检查乳房发育情况。

(3)产科检查:①腹部检查。测量子宫底高度,并听取胎心音等。②阴道检查。未行早孕检查者应进行此项检查以了解产道情况,做白带检查(含滴虫、念珠菌等)及宫颈抹片检查(一年内未曾检查者)。若行 B 超检查则可免行双合诊。

(4)实验室检查:目前北京各医院产科的实验室检查项目包括,血常规、血型(含 Rh 血型)、尿常规、空腹血糖、肝肾功能、乙型肝炎标记物、丙型肝炎抗体、梅毒血清试验、人类免疫缺陷病毒(HIV)抗体、酌情进行围生期感染的筛查、白带涂片查淋球菌及心电图检查。通常在听得胎心音后安排上述化验,为了减少取血的次数,往往将取血时间安排在15～16周,与产前筛查同时做。妊娠11～14周 B 超检查观察胎儿发育情况,核实胎龄,并测量胎儿颈后透明带厚度(NT)

(5)其他:①高危妊娠者,应酌情增加其他检查项目,如血液生化及血电解质等。②高龄孕妇或不良产史者,如死胎、胎儿畸形、遗传疾病史,则应进行有关化验,通过母亲血清或胎盘绒毛活检、羊水穿刺等获取的标本进行相关的酶、生化、染色体核型及基因分析;还可以通过胎儿镜及 B 超检查等,以筛出胎儿的先天性代谢、遗传和染色体疾病及畸形等异常情况。

217. 胎儿性别能早期预测吗

胎儿性别的预测,主要不是为满足父母早日知道孩子性别的欲望,而是为避免生下有性连锁遗传病的婴儿,即与性别有关的一类遗传病婴儿。如能早日知道胎儿性别,便可决定该胎儿能否保留或必须行人工流产,目前预测的方法有4种。

(1)胎儿细胞染色体检查:妊娠中期从孕妇腹部穿刺到子宫羊膜腔内抽取少量羊水,或孕早期穿刺胎盘吸取少量绒毛组织。将羊水或绒毛细胞培养后,进行染色体核型分析,即可辨别胎儿的性别,性染色体 XY 为男性,XX 为女性。

(2)羊水睾酮测定:在妊娠 15～19 周时,男胎羊水中睾酮水平很高,女胎则低。

(3)B 超检查:有报道,妊娠 21 周从 B 超图像即可观察胎儿外生殖器,妊娠 25 周以后可以更清晰,若见到阴茎显像,则为男胎无疑。

(4)胎儿镜:在妊娠 12～14 周时,从宫颈口插入胎儿镜可以直接观察胎儿性别。

上述方法中,染色体核型分析及 B 超检查,具有快速、准确及相对安全的优点,是临床常用的方法。

218. 如何探测胎儿心跳

胚胎心脏于卵子受精后 18～19 天时发生,21～22 天即开始跳动,并推动血液循环。此时胎儿心脏跳动微弱,目前常用探测胎心的方法还不能将其显示出来。随孕周增长,多数于早孕 6～8 周时(自末次月经第一日算),B 超检查便可观察到胎心搏动并能计数,此时胎心率偏快,可达 180 次/分或以上,仍属正常。妊娠 10～12 周时,用超声多普勒胎心探测仪便可以探得。妊娠 4 个月后,可用各种胎心音听诊器,自孕妇腹部子宫部位直接听取。妊娠后期,胎心音更容易听取,俯耳于孕妇腹部胎背处,便能清楚地听到胎心音。正常胎心率为 120～160 次/分,规律。用胎心仪由家人协助听取胎心音,以监测胎儿情况,是产科的一种家庭监测手段。

219. 孕妇定期产前检查有何重要性

孕妇在怀孕 40 周的过程中,胎儿逐渐发育成熟,同时孕妇体内也发生了一系列的变化。此外,妊娠晚期极易出现各种并发症。只有定期检查,才能做到动态地观察胎儿的发育情况,及早发现及处理胎儿畸形或胎儿生长受限,以及纠正异常胎位。另一方面,了解孕妇的健康状况,发现及治疗各种并发症及并发症,如心脏病、糖尿病、贫血、缺钙及妊娠期高血压疾病等;并进行孕期卫生宣传教育及自我监护的指导。最后,综合孕妇与胎儿的全面情况,初步制定分娩方案。可见,规范的产前检查有利于母、儿顺利地度过妊娠及分娩期。

整个孕期,检查的次数一般应为9～13次,高危妊娠还要相应增加。检查大致安排时间是:早孕12周内应检查1次,以后每月检查1次;孕28周后每2周检查1次;孕36周后,改为每周1次。有些孕妇不做产前检查,临产才来急诊住院,这样对母、儿均不利,应引起重视。

220. 产前检查为什么要测量宫高与腹围

随着胎儿生长发育,妊娠子宫逐月增大。根据子宫大小来判断妊娠月份或估计胎儿大小有一定的参考价值。以往曾用剑突、脐及耻骨联合等作为参照点,以子宫底高度在其上方或下方的横指数表示子宫大小。鉴于参照点间的距离可因各人身材高矮不同而异,而且子宫大小也不能单以其长径表示,故该法欠准确。

宫高是指耻骨联合上缘至子宫底最高点的距离,代表子宫长径,脐水平的腹围代表子宫横径及前后径,综合3个径线能较为准确地反映子宫的大小,是估计孕月及胎儿发育的简便而又较为可靠的方法。一般自第五个孕月开始进行此项检查,定期测量,分别绘出宫高及腹围曲线,构成妊娠图的重要组成部分,与正常曲线对照,可协助发现胎儿生长受限、羊水过多或巨大儿等异常情况。需要注意孕妇体重过轻、过重对腹围测量的影响,在分析结果时应加以考虑。

221. 产前尿检有什么意义

孕妇在产前检查时,几乎每次都要留取尿样进行检查。早孕期尿检发现蛋白及血细胞要注意肾炎的可能,出现尿糖要警惕糖尿病,均需做进一步检查;尿比重高,呈酸性伴酮体阳性表明妊娠反应较重已导致体内水、电解质及酸碱失衡,需要进行治疗。

妊娠中、晚期尿检发现蛋白时要注意妊娠期高血压疾病及肾病,必要时需做24小时尿蛋白定量;出现大量炎细胞则表明有泌尿系感染存在;糖尿病孕妇尿酮体阳性要警惕酮症酸中毒;尿中出现胆红素要注意肝、胆的问题。准确的尿检查可以提供许多相关疾病的信息,有助于诊断。

222. 如何正确地留取尿样

孕妇尿检查有重要意义。正确的留取尿样是获得准确结果的保证。尿道毗邻阴道,孕妇白带往往增多,白带是阴道血管的漏出液含有大量蛋白及血细胞,留尿时若不小心很容易受到白带污染,污染尿液的检查便失去了意义。

要求孕妇留取清洁中段尿。方法是在留尿前多喝些水使膀胱内存有较多的尿液,这样才可能留得中段尿。另外,尿前应先将外阴擦洗干净,于排尿时接取中间一段的尿,如此获取的尿样最干净,检查的结果才具有诊断价值。

223. 产前定期测量血压的意义与要求是什么

妊娠期最常见的并发症之一是妊娠期高血压疾病。它通常发生于妊娠20周之后,但最常见于妊娠28周后。主要表现有高血压、水肿及蛋白尿。前二者常先出现,严重时出现头晕、眼花、头痛、抽搐或昏迷,危及母、儿生命。其发病原因尚不清楚,可发生于平时血压正常的孕妇,也可见于有原发性高血压病或肾炎者。迄今尚无可靠的预测方法及有效的预防措施。要减少其危害,只能通过定期产前检查时测量血压,发现早期病例进行及时处理,防止其向严重阶段发展。一般在相隔 6 小时以上,有两次血压≥18.7/12 千帕(140/90 毫米汞柱)或较早孕的基础血压升高 4/2 千帕(30/15 毫米汞柱),伴有不同程度水肿时,就应视为本病早期症状,需进行处置。可见,产前测量血压是十分必要的。

为了测量结果的准确,要求测量前,孕妇先静坐 10 分钟,以免受途中劳累、挤车等因素干扰。测前脱下紧袖衣服,每次均测同侧上肢血压。

224. 产前定期测量体重的意义与要求是什么

妇女怀孕后,由于胎儿的生长发育及自身的变化,体重会不断增加。整个孕期约增加 12 千克,前半期增加 4 千克,后半期增加 8 千克。妊娠不同阶段体重增加的速度有快、慢之分,但毕竟是一个循序渐进的过程,有一定的规律可循。孕晚期体重增加较迅速时,每周也不应超过 500 克。

通过产前定期测量体重,可了解体重的增加是否符合规律。若体重增长缓慢,要注意有否胎儿生长受限或母体营养不良;超过限度的增重,可见于水肿(包括隐性水肿)、羊水过多、巨大胎儿或孕妇体胖等情况,需要结合其他检查进行判断。

要准确地测量体重,应取得孕妇的配合。无论是冬季或是夏季,均应脱掉鞋子,着单衣裤,事先排空小便再测量体重。只有真实的体重相互比较,才有意义。

225. 如何更准确地了解胎儿在子宫内的情况

测量宫高及腹围,反映子宫大小,只能间接地了解胎儿发育情况。B超检查可以直接而全面地观察胎儿、胎儿附属物及其周围环境,是监测妊娠的简便、可靠而又无创的方法。通过B超检查可协助了解以下各方面的情况:

(1)判断单胎或双胎,以及胎儿是否存活。

(2)诊断某些胎儿畸形,如脑、心、肾及肢体等畸形。

(3)测量胎儿各种径线,判断胎龄或发现胎儿生长受限。

(4)确诊前置胎盘、羊水过多或过少及发现脐带绕颈等。

(5)胎儿超声心动检查可以诊断胎儿某些先天性心脏病。

(6)以B超为主的生物物理5项评分(详见本书问题242)有助于了解胎儿在宫内有否缺氧的情况。

(7)经阴道B超,还可以测量骨盆的大小。

综上所述,B超有助于发现多种妊娠与分娩的高危因素,是现代产科的一项重要产前监测手段,凡有条件者均应定期进行。迄今为止,国内外的研究资料表明,当今用于临床诊断的超声剂量对胎儿及孕妇均无不良影响,因此不必过分担心。

226. 妊娠期B超检查的目的及价值如何

B超是将超声波的物理特性和人体组织结构的声学特点密切结合的一种无创性物理检查方法。它可以显示人体切面图像,并可进行动态观察,目前在产科方面应用很广泛。

(1)观察胎儿生长发育及周围环境:停经5～6周的早孕,B超检查就能显示出宫腔内的胎囊。随着孕期的增加,可以观察胎儿的发育情况,测量胎儿头臀长度、双顶径、股骨长度等以估计胎龄,核实妊娠周数。

(2)有助于发现异常情况:孕11～14周,B超测量胎儿颈后透明带厚度可作为某些胎儿染色体异常的初筛方法；孕 5 个月左右进行胎儿 B 超排畸检查。通过 B 超能发现胎儿畸形、多胎、胎儿生长受限、胎位不正、羊水过多或过少、脐带绕颈、前置胎盘或胎盘过熟等。此外，还有助于葡萄胎、异位妊娠，以及妊娠伴发子宫肌瘤或卵巢肿瘤等的诊断。

总的来说，B 超诊断简便、迅速、安全又无创伤，能及时发现异常情况以便进行处理，有利于改善某些高危妊娠的预后及减少围生儿死亡率，从而提高围生期工作质量。现在 B 超已成为产科必备的监测手段。整个孕期应该做几次 B 超并无严格的规定，医师会根据孕妇的具体情况进行安排。

227. 产前检查为什么要测量骨盆

胎儿从母体娩出，必须通过骨盆腔，即所谓的骨产道。分娩顺利与否和骨盆的大小、形态有密切关系。骨盆的大小与形态因各人的身体发育情况、营养状况、疾病、遗传因素及种族不同而有差异。骨盆的大小，是用骨盆标志点之间的距离（即骨盆径线）来表示的。当骨盆各径线测量值正常时，骨盆形态多属正常，也就是说具备了阴道分娩的基本条件。若骨盆径线狭窄或形态明显异常，如不对称、畸形等，便会影响胎儿的通过，造成难产。

分娩的顺利与否，除受骨盆大小的影响外，还与胎儿的大小有密切关系。过大的胎儿，即使骨盆正常，也常难以通过，此为相对性胎头与骨盆不相称。若胎儿较小，往往可以通过边缘性骨盆而顺利分娩。为了了解骨盆的大小、形态和估计胎儿和骨盆之间的比例，产前检查时必须做骨盆测量。临床主要测量骨盆的出口横径及耻骨弓的角度，更重要的是要做阴道检查，以测量骨盆腔内的径线（内测量）。一般在妊娠 28～34 周测量最为适宜，因妊娠早期会阴、阴道组织不够松弛，影响测量效果；若太晚测量，容易招致感染或引起胎膜早破。遇胎位不正（横位、臀位），前置胎盘，骨盆狭窄等准备行选择性剖宫产者，应免做骨盆内测量。

目前 X 线骨盆测量在临床上已不再应用。经阴道 B 超进行骨盆内腔测量，是一种较准确且对母、儿无害的新方法。

228. B 超胎儿颈后透明带增厚有什么意义

妊娠 11～14 周间，B 超下测量胎儿的颈后透明带的厚度是一项无创性筛查胎儿异常的方法。颈后透明带 ≥3 毫米为异常，需结合有创性产前检查来确诊胎儿染色体有无异常。此外,还应进行超声随诊观察胎儿有无其他方面的畸形。透明带增厚越明显,胎儿异常的机会越高。国内的资料表明,颈后透明带3毫米为异常的界值,胎儿异常假阳性率为0,以2.5毫米为界值时假阳性率4.3%,两者的异常胎儿检出率均为100%。

目前,此项检查已被多数医院列为产前常规检查项目,颈后透明带厚度≥3毫米定为异常;当厚度≥2.5毫米就应警惕胎儿异常的可能,最好进行有创性产前检查。

229. B超胎儿心室内强光点有什么意义

孕妇B超检查发现胎儿心室内存在强光点是常见的,占3.1%～5%,多见于左心室,右心室及双心室者占1.5%～7.6%。强光点多为1个,偶有2个或以上者,直径大小多在1～3毫米不等。形成强光点影像的可能原因:①心室内乳头肌中有矿物质沉积。②乳头肌腱索增粗。③乳头肌及腱索不完全穿孔(心房、心室发育中的一种变异)。④乳头肌内冠状动脉末梢支早期缺血的改变。妊娠30周后,大多数胎儿心室内的强光点会逐渐缩小或消失。它并不代表胎儿心脏有畸形或异常,因此,孕妈妈们不必为此过分担忧。

极少数心室内有强光点的胎儿有染色体病,右心室或双心室有强光点者风险高,应进一步检查,包括:①请资深的超声医师做胎儿超声心动检查,未发现异常时可严密随诊。②B超详细检查胎儿有无其他异常,如羊水过多、肾盂扩张或胃肠道畸形等。③必要时安排产前诊断,如生化筛查或羊膜腔穿刺染色体核型分析等。

230. 哪些孕妇需要做胎儿超声心动检查

先天性心脏病(先心病)是常见的出生缺陷,也是新生儿及婴幼儿死亡的重要原因。若能在产前筛出那些严重又无法治疗的先心病儿给予终止妊娠,将会有效地降低缺陷儿的出生率及围生儿死亡率。

胎儿超声心动检查是通过超声扫描胎儿的心脏,了解心脏结构、心律及心功能而有助于胎儿先心病的诊断。该项检查是一般B超检查不能替代的。这种特殊检查未被列入产前的常规检查。有下列情况者建议做胎儿超声心动检查:①家族先心病史、孕妇本人是先心病患者或曾分娩过先心病儿。②早孕期不良因素接触史或病毒等微生物感染史。③胎心率过快、过慢或心律失常者或其他检查疑及胎儿心脏有问题者。④孕妇患糖尿病、结缔组织病或酒精中毒。⑤羊水过多、过少或水肿儿。⑥胎儿染色体异常者。

胎儿超声心动检查最好安排在妊娠 20～34 周（24～28 周更好），此时胎儿位置相对稳定，图像相对清晰。

231. B超发现胎儿肾盂扩张有什么意义

胎儿肾盂扩张是产前超声检查中常见的一种异常情况，被视为泌尿道畸形的信号。尿液自肾脏产生后通过肾盂、输尿管流入膀胱。肾盂增宽标志着尿液流出不畅。

胎儿肾盂的正常宽度依孕周不同而异，孕 15～20 周应<4 毫米，21～30 周<5 毫米，31～40 周<7 毫米，40 周以上<10 毫米。超过上述各值时则为肾盂扩张。根据扩张程度可分为轻、中及重度。当肾盂宽度≥15 毫米则为肾盂积水。

肾盂扩张提示可能存在先天性泌尿道梗阻，以输尿管梗阻及多囊肾为常见，个别还可能伴有染色体异常，21 三体儿的风险较正常者高 8 倍。轻度肾盂扩张（<10 毫米）、单侧肾盂扩张、泌尿道中段及高位梗阻者预后较好。

需指出：胎儿肾盂扩张可能为短暂性，由于胎儿尿量相对多，再加以孕激素的影响导致暂时性肾盂扩张，随着胎儿发育，肾血管阻力、肾小球滤过率及浓缩能力逐步完善，尿量逐步减少，在妊娠晚期或新生儿期肾盂扩张便可以自行缓解，也就是说，多数肾盂轻度扩张的胎儿并不存在真正的泌尿道梗阻。因此，胎儿有轻度肾盂扩张的孕妈妈不必过分担忧，可在分娩后根据新生儿泌尿系的变化进行评估与妥善处理。

232. B超发现胎儿侧脑室增宽有什么意义

胎儿侧脑室增宽是产前超声检查较为常见的情况，发生率为 1/1 000～2/1 000。侧脑室增宽可能是胎儿畸形或某种遗传病的早期表现之一，也可能是一个孤立性表现，后者胎儿预后良好。

胎儿侧脑室宽度在妊娠 14～38 周相对恒定，平均为 7.6 毫米，10 毫米为正常值上限。达到或超过 15 毫米为重度侧脑室增宽。由有经验的医师进行准确的测量极为重要，以避免假阳性。

重度侧脑室增宽的胎儿中 60% 伴有其他畸形，以中枢神经系统异常多见;中度侧脑室增宽的胎儿约 43％合并其他超声结构异常或染色体异常,以21 三体儿多见,难以纠正,预后均差。侧脑室增宽合并胎儿结构异常时,胎儿染色体异常的发生率也增高,宜考虑终止妊娠。

胎儿侧脑室轻度增宽不伴有其他超声结构或染色体异常,又无围生期感染者,约有 1/3 在孕期可以自行消失(宽度＜13 毫米自行消失的可能性更大),这可能是由于脑脊液暂时性引流延迟或分泌过多所致。其中有 16％可进展为重度侧脑室增宽。继续妊娠者应严密随诊,于妊娠 28 周及 32 周分别进行系统超声检查,有条件者还可以在 30～32 周行胎儿头部磁共振检查以排除胎儿颅内出血。侧脑室宽度恢复正常者胎儿预后好。

233. B 超发现胎儿单脐动脉有什么意义

正常胎儿的脐带中有 2 条脐动脉及 1 条脐静脉,若 B 超发现脐带中仅有1 条脐动脉者即为单脐动脉。单脐动脉发生率在单胎活产婴儿中为 0.46％,多胎中为 0.8％,染色体异常儿中为 6.1％～11.3％。单脐动脉是胎儿发育异常的标志之一。

单脐动脉干扰了胚胎发育过程中的血液供应,其中 30％～40％胎儿合并有其他的畸形,可涉及心血管、中枢神经、消化道、呼吸道、骨骼及泌尿生殖等系统发育异常;还可能合并有染色体异常。因此,对单脐动脉的胎儿应做仔细的超声检查及染色体检查以确定有无异常。合并其他畸形或染色体异常者应及时终止妊娠。

若胎儿仅为单脐动脉,不伴有其他结构异常及染色体异常时,也应当作高危妊娠对待,因早产、胎儿生长受限及低出生体重儿的风险增加,然而经严密随诊及妥善处理多数能获得良好的妊娠结局。

234. B 超发现胎儿脉络丛囊肿有什么意义

B 超胎儿脉络丛囊肿的检出率约为 1％,是比较常见的情况,多见于妊娠14～24 周。脉络丛囊肿可以单侧或双侧,直径多在数毫米。脉络丛囊肿被认为是染色体异常的标志之一,发现该囊肿时要核实产前筛查有无异常,还要做仔细的 B 超检查了解有无其他畸形,必要时做染色体检查。合并染色体异常或有其他畸形者预后不佳,宜终止妊娠。没有上述异常者,可以随诊。90％以上的囊肿会在妊娠 26～28 周前自然消失,预后良好。因此,孕妈妈们对该类囊肿不必过分担忧。

235. 胎儿水肿的原因有哪些

胎儿水肿，孕妇往往察觉不到，多是 B 超检查发现的。超声显示胎儿水肿、胸、腹腔积液，胎盘大而厚，可伴有羊水过多。胎儿水肿基本是由于严重贫血、畸形、染色体异常或感染等导致心力衰竭的表现。临床上分为免疫性胎儿水肿和非免疫性胎儿水肿两类。

免疫性胎儿水肿最常见的是 Rh 血型阴性的孕妇，孕育了 Rh 阳性的胎儿。这些孕妇往往有过流产、分娩或输入 Rh 阳性血液的历史，已被致敏，体内产生的抗体滴度及活性高，攻击胎儿红细胞导致胎儿发生严重溶血性贫血、心力衰竭及胎儿水肿，胎盘也肿大。若能及时进行宫内输血及适时分娩，可望挽救胎儿。

非免疫性胎儿水肿见于 a 型地中海贫血纯合子，胎儿畸形、感染、染色体疾病及慢性重度胎母输血综合征等。a 型地中海贫血常见于东南亚地区及我国南方，是一种常染色体隐性遗传病。若夫妇双方均为致病基因携带者，子代有 1/4 机会为 a 型地中海贫血的纯合子。此类胎儿不能合成 a 血红蛋白链，因此血中缺乏 HbF，而 b 链聚合成 HbH。这类血红蛋白对氧的亲和力高，在氧分压较低的情况下不能将氧释放，从而造成胎儿组织严重缺氧及心力衰竭，往往胎死宫内。

236. 孕妇为什么必须检验血型

经妇产科医师确诊为妊娠的妇女，均应检验 A、B、O 血型；外籍或我国少数民族的孕妇，还应加做 Rh 血型检查，现此项检查在有些医院已被列为常规检查项目。血型的检验具有重要的临床意义。

（1）有利于手术及抢救失血性休克时及时进行交叉配血：妊娠过程为 40 周，此间可能发生各种并发症。孕早期时的不完全流产，孕晚期的前置胎盘及胎盘早期剥离，分娩后子宫收缩乏力或胎盘剥离异常等，均能引起多量的子宫出血，使孕产妇陷入休克状态。及时配血及输血对抢救工作十分重要，做到分秒必争是获得抢救成功的关键。Rh 血型阴性者在欧美国家约占 15%，而我国某些少数民族，如苗族、维吾尔族中所占比例也较高。该类血型的血源十分困难，需要尽早知道，以便做好应急的血源准备。

（2）便于及时发现母、儿血型不合：O 型血的孕妇，如其配偶为 A 型、B 型或 AB 型者；孕妇为 Rh 阴性，而其配偶为阳性者，均有可能发生母、儿血型不合及新生儿溶血症。及早了解便于采取相应的预防措施，以及做好孕期中的母、儿监测，确定适宜的终止妊娠时间，并做好新生儿溶血症的各项监测及处置，减少其危害。

237. 什么是孕期的自我监护与家庭监护

按时进行产前检查、B 超监测等，是了解孕妇及胎儿情况的重要手段，但均需在门诊部或医院中进行。

孕妇本人对其自身情况最了解，通过接受孕期卫生知识宣传教育与指导，便可能察觉出异常情况，及时就医，只要定期检查，就不至于有大的问题。但是对胎儿来说则完全不同，在正常妊娠过程中仍可能出现异常情况，特别是难以预料的脐带因素，常导致胎儿窘迫，甚至死亡，即使定期检查仍然显得不足。鉴于母、儿间的密切关系，胎儿的某些变化，孕妇可以最先感知，若教会孕妇自己观察胎儿的正常与否，便可能做到每时每刻的监护，这就是自我监护的基础。由于胎儿自缺氧至死亡常需要经历一段过程。在此过程中必定会出现胎动的变化，胎动或频繁或减弱，故于妊娠 28～30 周后，若能指导孕妇做胎动计数，发现胎动异常及时就医，便可能挽救濒危的胎儿。每日早、中、晚各计数胎动 1 个小时，正常胎动为＞3 次/小时；也有将 3 小时计数之和乘以 4 作为 12 小时内的胎动数，正常应在 30 次以上。异常的胎动为增多或减少，提示胎儿有异常情况，应及时就诊。

妊娠 36 周后，可教会家人自孕妇腹部听取胎心音，这样便可以在家中进行胎心监测。正常的胎心率为 120～160 次/分，规律；胎心率增快、减慢或不规律均为异常，要及时去医院检查，这就是简易的家庭监护。若能在家中测量体重及血压，则能做到更全面的监测。将自我监护、家庭监护与医院的围生保健工作结合起来，便能及时发现胎儿异常情况，从而可以得到及时的处置。

238. 什么是电子胎心监护

胎儿心脏活动是在中枢神经系统控制下，通过交感神经及副交感神经进行调节的，主动脉弓及颈动脉窦的压力及化学感受器可接受循环中压力及血中化学物质变化，并将这些信号传递至脑部参与调节。电子胎心监护，就是采用一种电子仪器将胎儿心脏瞬时活动进行即时并连续地描记,形成的图像即胎心监护图。根据上述原理可以明了,胎心监护图主要反映的是胎儿脑部的调节功能。大脑调节功能直接受氧供应的影响。缺氧时,胎心监护图便出现异常变化,借此可以及时发现胎儿窘迫。它较既往凭听胎心来诊断胎儿窘迫要准确、简便。

正常胎心监护图的基本要素:基线胎心率(120~160/分),基线在一定幅度内上下波动称之为变异;胎动时胎心率增快超过 15 次/分,持续超过 15 秒钟。但要注意胎心监护图受胎龄、胎儿睡眠及孕妇用药等因素影响,诊断时要注意排除这些因素的干扰。医生通常会根据胎心监护图的变化综合分析,以判断有无胎儿窘迫及其程度。

胎心监护是重要的胎儿监护措施之一,适用于存在胎儿缺氧的各种高危妊娠,也适用于临产后的入室试验。入室试验是凭借胎心监护来评估宫缩时胎儿对短暂缺氧的承受能力,以确定适当的分娩时间及分娩方式。

239. 引起胎动异常的原因有哪些

胎动计数是孕妇的自我监测,通常在妊娠 28~30 周时开始进行胎动计数。胎动正常表明胎儿平安,异常(过频或过少)则预示胎儿可能面临危险。

胎动异常主要提示胎儿缺氧。导致胎儿缺氧的情况有:①胎盘功能减退,常见于妊娠期高血压疾病,胎盘早剥,慢性高血压、慢性肾炎或糖尿病等合并妊娠。②脐带因素,包括脐带缠绕、捻转、真结、脱垂及受压(常见于羊水过少)。③偶见于胎-母输血综合征。

胎动异常应及时就诊,查明原因后给以治疗或适时终止妊娠便能挽救大多数的胎儿,万不可麻痹大意听之任之而丧失抢救时机。

240. 胎儿会打嗝吗

妊娠晚期进行胎动自我监测时,许多孕妇反映除一般胎动外常有高频规律的跳动感,每分钟达数十次,并可持续数分钟,疑惑是否为异常的胎动。这种动作不是胎动,当频率与孕妇脉搏一致时可能是胎儿压到了母亲大血管,否则可能是胎儿打嗝。

胎儿打嗝是由于胎儿吞咽羊水时,膈肌阵发性痉挛收缩引起的胸壁震动为母亲感知所致,其频率每分钟高达数十次,持续时间 2~5 分钟或更长,一日内可发生数次。打嗝是胎儿成长过程中提升肺功能的一种方式。因此,胎儿打嗝不会带来不良后果,往往用手轻轻抚摸腹部数分钟后打嗝会停止。

241. 什么是远程胎心监护

电子胎心监护通常需要在医院中施行,而孕妇只是在产前检查时才到医院中来。产前检查往往也仅是询问胎动的情况,听胎心音,不可能每次都为每个孕妇做胎心监护。晚期妊娠时,两次产前检查相距短则一周,长则半个月,此间孕妇只能监测胎动。既往曾试图将胎心听诊器借给孕妇,并教会其丈夫听取胎心音,这样可以在家中为妻子监测胎心,此种方法在实际运作中有一定困难。

远程胎心监护就是将一个简单的,但随时能显示出胎心率的仪器租借给孕妇,并教会其使用,还要将最基本的异常情况告知清楚。孕妇可以每日在家中定时进行胎心监护,或在胎动有特殊变化时进行监护。当监护发现异常,随时可以用电话与所属医院的产科医师取得联系,必要时还可以将胎心监护图形传送到医院。当然,最好直接到医院就诊,这样便能得到及时的指导与处置,减少由于缺氧给胎儿带来的危害。

242. 什么是生物物理 5 项评分

目前,国内外采用的生物物理 5 项评分是在 1980 年 Manning 提出的综合评估胎儿宫内安危方法(胎儿呼吸运动、胎动、肌张力、羊水径线及胎心监护非应激试验)的基础上加以改进而成。综合胎心监护及 B 超进行评分。评分标准:①30 分钟内,见到胎儿呼吸运动≥1 次,持续≥30 秒。②30 分钟内胎动≥3 次,躯干和肢体运动,连续出现算一次。③30 分钟内,躯干、肢体伸展屈曲,手指张开合拢≥1 次。④羊水垂直径线≥2 厘米或羊水指数≥8。⑤30 分钟内,胎心监护非应激试验阳性。上述每一项达标评为 2 分,满分为 10 分,≥8 分属正常,6 分为可疑,≤4 分提示胎儿窘迫。综合评分反映胎儿情况更全面,优于任何的单项评分,但较费时,每次至少需要半小时或以上。

243. 唐氏综合征的产前诊断有什么重要意义

唐氏综合征(唐氏儿)即先天愚型,系因第 21 对染色体数目比正常多一条所致,又名 21 三体病。它是引起弱智的一种较为常见的原因。患儿除具有一定的体表特征外,还伴有智力低下,部分合并有心脏畸形。此类患儿因抗病能力低下,往往在婴幼儿期夭折;幸存者由于智力低下,仅能从事简单劳动;严重呆傻者生活不能自理,成为家庭与社会的负担。

已知唐氏综合征发病率在高龄孕妇中明显高于年轻孕妇,25～35 岁发病率为 0.15%,35 岁以上为 1%～2%,40 岁以上则为 3%～4%;生育过 1 次患儿者,再分娩同类患儿的概率为 1/60。当然,年轻孕妇也仍然有分娩唐氏综合征儿的可能。资料显示,唐氏综合征中有 60%～85% 是由低龄孕妇所分娩,这是由于低龄孕妇在人群中所占的比例大的缘故。

值得庆幸的是,现在医学水平对唐氏综合征完全可以做到产前诊断。唐氏综合征产前筛查的方法,包括 B 超观察胎儿颈后透明带的厚度,血生化检测(含甲胎蛋白、绒毛促性腺激素、游离雌三醇及妊娠特异蛋白等比值的变化),胎儿细胞(绒毛细胞、羊水细胞或血细胞)的染色体核型分析,或荧光原位杂交技术检测第 21 对染色体数目等。后二者为确诊的手段,但它是一种有创性检查,有一定流产的风险。血液生化筛查简便,无疑有助于筛出高危人群,少数高危人群再进一步行羊水检查,这样可以节约医疗资源。目前,许多医院对年轻孕妇也常规进行唐氏综合征的血液生化筛查,35 岁以下无高危因素的孕妇筛查为低风险时,便可以继续妊娠;筛查为高风险时,则应行有创性产前诊断以确诊。国内围产保健建议 35 岁以上的高龄孕妇直接行有创性产前诊断。有些医院仍进行血生化筛查。即使筛查为低危时,也应向孕妇说明筛查试验存在假阴性及假阳性的可能,孕妇本人可根据个人具体情况进行知情选择。拒绝有创性产前诊断者,个人需要承担后果。唐氏综合征血液生化筛查最好安排在 16 孕周左右,发现异常时仍可留有充足的处理时间。羊膜腔穿刺通常在孕 15～21 周(有些医院放宽至孕 24 周)进行。

一旦确诊为唐氏综合征,即应抓紧时间进行引产,这样便可避免残疾儿的出生,有助于提高出生人口的质量。

244. 什么是 18 三体综合征

18 三体综合征是仅次于 21 三体综合征的先天性染色体三体疾病。目前可以通过产前初筛发现高风险人群,经有创性产前诊断确诊。18 三体儿约 70% 至少有一种 B 超影像检查异常。常见的异常包括:胎儿脉络丛囊肿、心脏畸形、脑积水、单脐动脉、生长受限、羊水过多等。

18三体儿的体表特征：枕部后突，眼裂小，畸形耳、低位耳，小颌，胸骨短小，手握拳、拇指紧贴掌心等。

18三体儿的预后：仅5%的胎儿能活到预产期，生后大多在一年内夭折。一旦确诊，应尽早终止妊娠。

245. 什么是产前3项筛查

产前3项筛查在国内许多医院已作为围产保健的常规检查项目，包括21三体儿（唐氏综合征）、18三体儿及开放性神经管畸形儿的筛查。前两者属于先天性染色体疾病，后者则是多基因与环境交互作用的结果。

筛查对象：通常适用于35岁以下的单胎妊娠。

筛查时间：一般安排在妊娠15～20＋6周间。一周左右可以得到结果。及早检查为好，一旦发现异常还能为进一步检查留有充分的时间。

筛查方法：属无创性的生化筛查。孕妇空腹抽取静脉血5毫升，通过检测甲胎蛋白、游离雌三醇、游离B～hCG、妊娠特异蛋白中的3项，再结合孕妇年龄、孕龄、体重、种族、以及吸烟与否等因素（数据要准确）计算出风险值。该值高于阈值（1/270）为高风险，低于阈值则为低风险。该项检查为初筛手段，不是直接检测胎儿的细胞及组织，其准确性约为70%左右。筛查前需向孕妇解释清楚并签署知情同意书。

筛查方法对筛出21三体儿及18三体儿的有效性与羊膜腔穿刺，核型分析基本等同，但有相当的假阳性率，假阴性却极少；其限制在于不能检出染色体结构的异常及性染色体的非整倍体。高龄孕妇最常见的染色体异常是21三体儿及18三体儿发生率高。基于此点，有些发达国家对35岁以上的高龄孕妇经遗传咨询后可以知情选择产前筛查，筛查阳性者再行有创性产前诊断。这样可以节约医疗经费及医疗资源。

246. 产前3项筛查结果为高风险该怎么办

筛查结果为高风险也不是百分之百就有问题，此时需要安排进一步检查以确诊。21三体儿或18三体儿高风险者应行羊膜腔穿刺或胎儿脐带血穿刺，吸取羊水或脐带血，培养胎儿细胞并做染色体核型分析以确诊。一旦确诊为21三体儿或18三体儿应安排尽早终止妊娠。

筛查结果为高风险者不想做羊膜腔穿刺，还希望重做一次生化筛查，说实话重复生化筛查没有意义,还会无谓耽搁时间。有些筛查结果为高风险者由于胎儿极其宝贵,不愿冒万一流产的风险,可以采用较生化筛查更准确的无创性产前基因检测,仍属于筛查,若检测结果仍为高风险就应进行有创性产前诊断,拒绝者只能签署知情同意书,后果则要自负了。若筛查结果为开放性神经管畸形高危者,其确诊手段不是通过羊膜腔穿刺,而是需要仔细的 B 超检查来确诊。

247. 怎样正确认识产前筛查

前面谈到产前筛查只是初筛,不是确诊手段,也就是说筛出高风险并非准有问题,低风险也不都是正常的,因此有人认为筛查不筛查两可,反正都不能给出准确结果。这种想法是不全面的,因为初筛的准确性虽仅约为 70%,若筛查结果为低风险,孕妇年龄又不足 35 岁,也无不良孕产史,便不需做进一步检查;筛出高风险者是少数,这些人才需要做进一步检查。进一步检查,通常是羊膜腔穿刺或胎儿脐带血穿刺,细胞培养及染色体核型分析,是一项有创性检查,极少有胎儿丢失的风险。由此可见,初筛可使大多数孕妇免于进一步检查,免于胎儿丢失的风险,同时也节约了大量的医疗资源。

248. 什么是有创性产前诊断

有创性产前诊断包括:绒毛活检、羊膜腔穿刺、胎儿脐带血穿刺及胎儿镜检查。这些检查是收集绒毛、羊水或脐血,从中获取胎儿的细胞或直接采取胎儿组织进行检查,如取材及培养成功,其结果的准确性近于 100%,但有一定胎儿丢失的风险,若在规范的医疗单位,由有经验的医师操作可将风险降至最低。

此类检查适用于:①35 岁或以上的高龄孕妇(指预产期时达到该年龄)。②夫妇一方为某种单基因病患者或为染色体平衡易位或倒位者。③脆 X 综合征。④曾分娩染色体异常儿。⑤原因不明的流产、畸形儿、死胎或新生儿死亡史。⑥胎儿镜下取胎儿皮肤、肌肉活检用于诊断胎儿白化病、严重的遗传性皮肤病及假性肥大性肌营养不良等疾病,还可以直接观察到胎儿体表的畸形。胎儿脐带血穿刺及胎儿镜检查还可以同时进行胎儿宫内治疗。另外,胎儿脐带血穿刺还有助于胎儿血液病的诊断。

各项有创性检查前均需征得孕妇本人或家属同意,并签署知情同意书。

249. 怎样选择应用有创性产前诊断

有创性产前诊断中,胎儿镜检查的创伤相对大,胎儿丢失的风险也相对要高些,故其临床应用受到限制。常用者为绒毛活检、羊膜腔穿刺及胎儿脐带血穿刺3种。该3种方法均能达到产前诊断的目的,但又各有特点,可以根据具体情况选用。

绒毛活检最适宜的时间是妊娠10~14周,一周内便可以获得结果,对不正常的胎儿能及早终止妊娠,从而减少对孕妇的身心损害。

羊膜腔穿刺吸取羊水进行检查最适宜的时间是妊娠15~20+6周,胎儿丢失的风险是3种方法中最低的(0.5%)。如在规范的医疗单位由有经验的医师操作,风险还可以降低,除进行染色体及基因的检测外,还可行生化、酶缺陷及免疫抗体等检测。传统的检查需4~5周才能得出结果。国内围产保健组织对35岁及以上的高龄孕妇均推荐做此项检查,不做产前筛查。

胎儿脐带血穿刺可以在妊娠20周后的任何时间进行,为了异常胎儿能在围产期前终止,穿刺时间不要晚于妊娠24~26周。一般需8日左右得出结果。胎儿脐带血穿刺的技术操作较羊膜腔穿刺复杂,胎儿丢失的风险也高于羊膜腔穿刺。

250. 什么是无创性产前基因检测

无创性产前基因检测是从孕妇静脉血中提取游离的DNA,采用新一代高通量测序技术结合生物信息分析测出胎儿染色体非整倍体的风险率,也是近年来开展的一项无创性的产前筛查。其筛查效率可以达到99%,远高于传统的产前生化筛查,通常在2~3周可以得出结果,适宜的筛查时间在12~24孕周。此法在开始阶段主要是筛查21三体儿,现在逐步扩展到筛查18三体儿及13三体儿。

适应证:①35岁或以上的高龄孕妇,以及产前筛查高风险拒绝行有创性产前诊断者。②有创性检查失败者。该法应用的限制是不能检出性染色体的非整倍体、染色体嵌合体、染色体易位、微缺失、微重复,以及染色体结构异常等,因此它不能替代有创性产前诊断,仅是一种效率更高的筛查手段。筛查为高风险者,仍建议行有创性产前诊断确诊。筛查前孕妇要签署知情同意书。

禁忌证:①多胎妊娠。②孕妇曾接受异体输血,移植手术或干细胞治疗等。由于外源 DNA 会影响检测结果,不适合采用此法。

251. 产前筛查出人体免疫缺陷病毒抗体阳性者该怎么办

孕妇血液中人体免疫缺陷病毒(HIV)抗体阳性,表明曾受过 HIV 的感染。受 HIV 感染的孕妇在妊娠、分娩及产褥过程中,或通过胎盘,或分娩时胎儿接触母体的血液及阴道分泌物,或母亲哺乳时,通过乳汁等途径将病毒传播给胎、婴儿,这些传播方式称为母、婴垂直传播。新生儿一出生就受到 HIV 的感染,最终发展成为艾滋病(一种致死性传染病)的患者,岂不是一场悲剧。遇此情况应详细地向孕妇及家属说明 HIV 感染对胎、婴儿的危害,为免于让子女受害,选择终止妊娠是上策。若已到妊娠晚期或坚决不愿终止妊娠者,则应向她们提供必要的医学咨询及相关的产前诊断。

目前认为,HIV 感染不影响产科的转归;妊娠也不影响母亲 HIV 的病程,重要的是应设法将母、婴传播降到最低程度。降低母、婴传播的措施包括以下 3 个方面。

(1)药物阻断:无论在妊娠的任何阶段,都应进行抗反转录病毒的药物治疗,即鸡尾酒疗法,以抑制病毒的复制,提高机体免疫功能。分娩时,仍应继续抗病毒药物治疗。产后,对新生儿也要及时地给予抗病毒药物的治疗。抗病毒药物治疗可以降低体内的病毒载量,当病毒载量<1 000 拷贝/毫升时便能有效地预防母、婴传播。

(2)分娩的处理:母、婴传播的 3 个环节中,分娩过程的感染占 70%。提倡在破膜前行剖宫产术,避免人工破膜、内监护、胎头吸引及产钳助产等操作。

(3)建议人工喂养:乳汁中的病毒可以通过母乳喂养传播到婴儿,人工喂养便可阻断这一传播途径。

需指出的是,这类患者应到指定的传染病院接受规范的母、婴阻断治疗及监测,包括定期监测孕妇体内的病毒载量、免疫指标的变化、治疗药物的不良反应及胎儿生长发育情况,并对新生儿进行长期随访。有研究表明,对 HIV 抗体阳性的孕妇若不给予任何干预,其母、婴传播率为 25%~40%;当进行有效的干预后,母、婴传播率最低可降到 2% 以下。目前,国家为感染艾滋病的孕妇免费提供母、婴阻断的药物及婴儿检测试剂,这对控制艾滋病的流行与传播将起到积极的作用。

252. 为什么要禁止非医学需要的胎儿性别鉴定

目前,科学的发展能有条件查出宫内胎儿的性别,最准确的方法是胎儿细胞(绒毛细胞、羊水细胞或血细胞)经培养后进行染色体核型分析;孕中期的 B 超检查也可以诊断胎儿性别。有些遗传性疾病,如血友病患者孕育的男胎可能为患儿,而女胎仅是致病基因的携带者,在没有条件进行基因诊断时,为避免血友病患儿的出生,可采用终止男胎妊娠,保留女胎的做法,此属于有医学指征的胎儿性别鉴定。

非医学指征的胎儿性别鉴定,是指那些不具备医学适应证,只是为了达到生男孩的目的,一旦查出女胎便将其打掉,仅保留男胎。然而,社会上也确实有个别医师为这种错误的行为开了绿灯。此种做法人为地破坏了自然的生态平衡,也是违法的,现已明令禁止。

男、女比例失调将会给社会带来一系列的麻烦。联合国常驻中国的协调员马利克表示,艾滋病、环境的可持续性及男女性别差距,是影响中国发展及消除贫困的 3 个主要障碍(网上资料)。这一问题已引起相关部门的重视,并制定了关于终止妊娠问题专题整治的法律条文,禁止非医学需要的胎儿性别鉴定,禁止选择性别的终止妊娠,违反者将受到法律的制裁。

253. 什么是围生期和围生期保健

从妊娠 28 周至产后 7 天,称围生期。这是分娩前、后的重要时期,母、儿在这个时期容易发生问题。因此加强围生期保健是十分重要的,保健的内容有 3 个方面。

(1)高危妊娠的监护:在妊娠期母、儿有某些并发症或存在某些致病因素能危害母、儿或导致难产,称为高危妊娠。"高危"的提法,是在于引起医师的重视和孕妇的警惕。为了母、儿的健康必须加强监护,通过监护发现问题,并给以及时的处置,有助于预防及治疗妊娠期并发症与并发症,从而保证母、儿安全。

(2)加强分娩期监护:分娩过程中随时可能出现异常情况,若未能及时发现与处理,就可能发生难产,危及母、儿生命。加强产程的监护十分重要,内容包括观察宫缩、胎心、子宫颈口扩张、胎儿先露部的下降,以及孕妇的血压、脉搏、呼吸等全身状况,配合电子胎心监护图还可以了解子宫收缩时胎心率的变化等,有助于及早发现胎儿窘迫及难产征兆,从而得到及时的处理。

(3)新生儿保健:出生后1周内的新生儿保健很重要,直接关系到新生儿的存活与健康。保健的内容包括:新生儿窒息的抢救,新生儿体检及对其健康的全面评估,新生儿的喂养、护理,先天性疾病的筛查,计划免疫及预防新生儿常见病等。

做好围生期的保健,可确保母、儿健康,降低围生儿死亡率。

254. 什么是胎儿宫内治疗

胎儿宫内治疗,包括非手术治疗及手术治疗。非手术治疗通常是向母体投药,药物通过胎盘进入胎儿体内,起到治疗作用。这类治疗在产科应用已很普遍,如给母体肌内或静脉内注射地塞米松,促胎肺成熟;给母体静脉内滴注右旋糖酐、葡萄糖液、能量合剂及维生素等,治疗胎儿生长受限。经羊膜腔穿刺注入地塞米松促胎肺成熟,或注入生理盐水增加羊水量以缓解由于羊水过少导致的胎儿窘迫,则是更直接的治疗。胎儿宫内手术治疗,是通过手术治疗胎儿的某些疾病。这项治疗只有在生物化学、分子生物学及影像学高度发展的今天才成为可能。胎儿疾病的及时诊断与治疗,可进一步降低围生儿的病死率,提高新生儿的生命质量,也是围生医学的重要进展。

国外在20世纪80年代,开展了采用脑室羊膜腔沟通术治疗胎儿脑积水,膀胱羊膜腔沟通术治疗下泌尿道梗阻,两项手术治疗的存活率分别达到44.2%及82.3%。其他可以进行的胎儿手术,包括肺囊腺瘤畸形切除、骶尾部畸胎瘤切除、膈疝修补及先天性心脏病的手术治疗;胎儿宫内输血挽救严重贫血的胎儿;电凝或激光阻断双胎胎盘间的动-静脉交通支,治疗双胎输血综合征等。双胎输血综合征治疗的成功率达到60%。由于胎儿皮肤再生及修复的能力强,愈合后不留瘢痕,因此唇裂、腭裂宫内修复可能会获得更理想的效果。此外,宫内造血干细胞及骨髓移植可望成为治疗胎儿代谢性、免疫性及血液疾病的方向。

胎儿宫内手术治疗是一项具有广阔发展前景的学科。开展胎儿宫内手术治疗,需要特殊的医疗设备及医术精湛的专业技术人才。国内由于种种原因,胎儿宫内手术治疗开展极少。近期,有香港学者采用宫内手术治疗双胎输血综合征成功的案例。胎儿宫内手术治疗的范围很广,根据我国的国情,有计划地开展一些具有较为广泛应用前景的手术是很有必要的。

255. 分娩第一期的辅助动作有哪些,怎样练习

分娩第一期,是指从规律的子宫收缩开始至子宫颈口开全。在子宫颈口近开全时,阵痛最强烈。辅助动作的目的是使全身放松,以减轻子宫阵缩及宫颈口扩张引起的不适。下面介绍几种简易有效的动作。

(1)胸式呼吸:适用于第一产程早期。可以稳定情绪,减轻痛苦。

①仰卧,略向侧方,双手放在胸前,用鼻子呼吸。

②轻轻吸气,使胸廓扩张,吸足气后,再缓缓呼出。保持吸气与呼气相等,每分钟呼吸 15 次左右。

(2)腹式呼吸:适用于子宫收缩较强时。

①仰卧,略向侧方,双腿屈膝。

②深吸气,使腹部隆起。

③吸足气后,慢慢呼出,腹部随之落下。

④每分钟进行 15 次左右。

(3)松弛法:适用于宫缩的间歇期。采取自觉舒适的侧卧位,使全身的肌肉放松,以消除疲劳,稳定情绪,保持体力。

(4)按摩与压迫法:适用于子宫收缩强烈时。

①双手四指并拢,手掌置于下腹部两侧,配合腹式呼吸。于深吸气同时,双手向内上方推起。

②呼气时,双手向下及侧方按摩。

③腰痛者,单手或双手握拳置于腰部痛处进行压迫。

上述辅助动作可于妊娠 32 周开始练习,要持之以恒。每日练习 1~2 次,每次练习 5~10 分钟。当向侧方仰卧仍感不适时,可取半坐位进行练习。

256. 分娩第二期的辅助动作有哪些,怎样练习

分娩第二期,是自子宫颈口开全至胎儿娩出。进行辅助动作的目的是配合子宫收缩,正确地使用腹压,避免第二产程延长造成胎儿窘迫。在胎头即将娩出时,还要学会控制用力地强度,以免胎头骤然冲出,造成盆底及会阴组织的严重裂伤。

(1)正确地使用腹压

①半坐位,双腿屈膝,两腿尽量分开,双足跟靠近臀部。

②胸式呼吸，深吸气（假定宫缩开始），吸足气后，屏住气，然后像解大便一样，向肛门方向用力。用力时，下颌抵住胸部，后背紧贴床面。宫缩过后，再缓缓呼气。在分娩时，双手可紧拉产床两侧的铁环，更便于用力。

③吸气、用力至呼气结束，约15秒钟。

（2）练习张开口哈气、短促呼吸：保持呼气与吸气相等，以控制用力地强度。当胎头即将娩出时，接生者会提醒产妇不要再用力了。此时，产妇应松开手中的铁环，双手放在胸前，张口哈气。

上述动作可以在妊娠36周开始练习，要持之以恒，还要注意掌握要领，不要真正用力。每日练习1～2次，每次3～5分钟。有先兆早产或胎膜早破者不要练习，确诊骨盆狭窄或胎位不正需行选择性剖宫产者不需要练习。

第三章 主动配合平安分娩

257. 到预产期就一定分娩吗

月经周期为 28 天的妇女,自末次月经第一日起计算,满 40 周(280 天)时,即是预产期。人类胎儿在母体内发育过程,平均需要 265 天。鉴于排卵日期可能提前或错后,胎儿的成熟及分娩又存在一定的个体差异,实际上只有5％的孕妇恰好在预产期那天分娩,其余的绝大多数在预产期前 3 周内或后 2 周内临产,故妊娠 37～42 周分娩者,均属足月产。超过预产期未分娩是常见的情况,不属异常,对此不必过分焦虑。

超过预产期 2 周或以上仍不临产者,为过期妊娠。此时若胎儿过大或胎头过硬,分娩时便不容易通过产道;胎盘老化或功能减退伴发羊水过少,致使胎儿不能耐受产程中强烈的子宫收缩而易发生胎儿窒迫等高危情况,故应设法避免过期妊娠的发生。

超过预产期的孕妇,仍应按时进行产前检查。经医师仔细核对预产期,若确定已超过预产期 1 周时,应遵照医师要求及时入院,并接受适当的引产措施,以保证在妊娠 42 周前顺利分娩。

258. 如何确定住院分娩的时间

妊娠足月时,孕妇出现了有规律的子宫收缩,表明临产的开始,应立即到医院就诊。然而,若发生胎膜早破,虽然尚未开始宫缩,也应及时入院。

孕妇若无并发症则不需要提前入院,以免待产时间太长,吃不好、睡不好,再加上受其他产妇的影响,加重思想负担,造成产前身心疲惫,而且增加了经济负担。

对有并发症的孕妇,医师会根据病情确定入院时间,孕妇及家属应予以理解与配合,不可自作主张,以免发生意外。需要立即入院的情况有:重度子痫前期,子痫,突然发生的胎动或胎心异常及产前出血等。此外,还有按计划需提前入院者,如试产病例、胎位不正或骨盆狭窄。凡决定做选择性剖宫产者,应在预产期前 1～2 周入院;妊娠达 41 周者也应入院进行引产。至于有其他并发症者,还需与有关科室医师协商确定入院时间。

259. 孕妇住院分娩前后需要做哪些准备

孕妇在妊娠 37 周后,随时可能临产而住院。在此之前,应该做好各项准备,以免临时手忙脚乱。

(1)住院前的准备:备好现金或开好支票,随时可以办理入院手续;联系好交通工具,以备夜间临产可以及时送往医院;还要准备好日用杂物,包括洗漱用品、水杯、汤匙、餐具,消毒的卫生纸及卫生巾,乳罩、吸奶器和婴儿奶瓶等。最好再准备一些饼干或点心,以供产程中或产后食用。将各种物品整理打包,一旦需要,提起就走。

(2)出院需带的物品:婴儿的衣服、尿布、包单、被子,天冷时还要准备帽子;产妇的衣服、鞋袜、头巾或帽子。

(3)家中的准备:混合喂养或人工喂养者,应备好牛奶、奶粉及消毒的奶瓶与奶嘴;住处要清洁、干燥、温暖,冬季要有良好的取暖设施。

260. 出现哪些征兆表明即将临产

孕妇在妊娠末期若出现了下述现象,则预示近期内会临产,应区别情况做好准备。

(1)子宫不规律收缩的频率增加:孕妇常感到子宫发紧、变硬,提示子宫肌肉的敏感性增强。

(2)阴道流出血性黏液:称为"见红"或"血先露"。这是由于不规律的子宫收缩频繁,致使子宫颈管变松,微小血管破裂,血液混入黏液栓中,自宫颈管流出所致,属正常现象。一般见红后一两日或更长时间才临产,如无规律的子宫收缩则不急于住院,只需注意保持外阴部清洁。

(3)阴道流水:突然大量流出似尿液或少量持续不断的阴道流水,极可能为胎膜破裂。破膜后,子宫腔与外界相通,增加了上行感染的机会;在胎头浮动或胎位不正时,还增加脐带脱垂的危险。此时,无论有无规律的子宫收缩,均应及时就诊。一旦确定为胎膜破裂便应住院。为防止发生感染,局部应使用消毒的会阴垫。胎头浮动或胎位不正者,应就地取卧位抬高臀部转送医院,以减少脐带脱垂的风险。

261. 什么是胎膜早破,应该怎么办

正常情况下,胎膜应在有规律的子宫收缩及宫颈口开大后才破裂。若胎膜破裂发生在临产前,则为胎膜早破,是产科常见的情况。胎膜早破可能由于子宫颈内口关闭不全,羊膜腔内的压力不均或过高(见于头盆不称、胎位不正或羊水过多),剧烈的运动或性交刺激,胎膜发育不良,或因炎症致使局部薄弱等原因造成。有些病例找不到明确的原因。

胎膜破裂的位置低、破口大时,可突然出现阴道大量流水。反之,可为持续性少量流液。正常羊水色清,可混有胎脂,若呈血性或黄绿色者为异常。

多数孕妇在破膜后1~2日内自然临产。妊娠已满36周发生破膜时,多无不良影响。如破膜发生过早,尚未成熟的早产儿成活的机会少;破膜后短期内不临产时,由于羊膜腔与阴道相通,容易招致上行感染,累及胎儿及孕妇;发生于胎头浮动或胎位不正时,还易合并脐带脱垂。胎膜早破对母、儿均不利。孕期中,应针对原因做好预防。一旦发生胎膜早破,应立即就诊,以得到及时与合理的处理。破膜后要保持外阴部清洁,使用消毒的卫生巾或纸;胎头浮动或胎位不正者,应抬高臀部,取卧位转送。胎膜破裂后,羊水常不至于完全流尽,况且羊水仍不断产生,对于发生"干产"的顾虑是完全不必要的。

262. 臀位发生胎膜早破应该怎么办

臀位容易出现的一个并发症就是胎膜早破。一旦发生胎膜早破,对母、胎都很不利。因此,当妊娠已达32周,产前检查仍为臀位时,医师将会指导纠正胎位。胎位纠正后既可避免发生难产,又可防止发生胎膜早破及脐带脱垂。纠正胎位最常用的简单方法是胸膝卧位(图12)。将正确的姿势教给孕妇,嘱其在家中每日进行2次,每次15分钟左右。另外一种简易的方法是用艾灸或激光照射至阴穴(双足小趾外侧趾甲角旁,约0.1寸处),每日2次,每次10~20分钟(图13)。也有主张睡眠时将臀部垫高,使胎先露脱离骨盆入口,便于胎儿转位,此法易行,也不增加孕妇的负担。

如果孕妇的腹壁较松,羊水量不少,条件合适时,医师也可能在腹部施行外倒转术,将胎儿臀部转向上方,头推向下方,施行该手术要慎重。采取上述措施,多数的臀位可以被纠正。少数不能纠正者也不必过于紧张,但应注意在妊娠末期要避免增加腹压,如因慢性咳嗽或便秘而向下用力等,要避免性生活

或其他机械性刺激,以防止胎膜早破;有条件者提前入院待产,选择性剖宫产应安排在孕 39 周左右。

胎儿臀位的孕妇,一旦发生胎膜早破,应取卧位抬高臀部送往医院。若住院待产期间,发生了胎膜早破,孕妇应立即卧床,不要下地活动,并记下破膜时间,及时通知医师。医师会立即听取胎心音,若发现异常则需要做阴道检查,以了解子宫颈口开大情况及有无脐带脱垂。当发现脐带脱垂而子宫颈口尚未开大,且胎心音正常时,为了挽救胎儿,可急行剖宫产术。因为这是一种非常紧急,要分秒必争的手术,产妇要充分理解并很好地配合。妊娠未足月的臀位发生胎膜早破后,应卧床、抬高臀部、保持外阴部清洁、严密监测胎动及胎心音的变化,同时应进行促胎肺成熟治疗。胎膜破裂 12 小时仍未临产者,应给予抗生素预防感染。

263. 临产有何标志

规律性的子宫收缩是临产的标志。正常情况下,妊娠末期不规律的子宫收缩逐渐频繁。当 10 分钟内有 2 次宫缩,其强度足以引起腹胀或腰酸的感觉,而每次宫缩持续时间达半分钟或以上,即为规律的子宫收缩。其发展趋势是强度渐增,持续时间延长,间歇期逐渐缩短。频繁而强烈的子宫收缩使产妇不能入睡,并具有扩张子宫颈口及推动胎儿先露部下降的作用。这种有规律的子宫收缩又称为阵缩,是分娩开始的标志,通常称为临产。此时,无论是否见红或破水,均应准备住院。在家中分娩者,应做好分娩前的各项准备,并与助产者取得联系。

264. 决定分娩的三个要素是什么

决定分娩的三个要素是产力、产道(骨产道及软产道)和胎儿。胎儿能否顺利地通过产道从母体娩出,主要取决于这三个要素。如果这三方面都正常,并能相互协调,胎儿便可顺利娩出,就是正常分娩,否则将发生难产。

三个要素均正常是指胎儿发育正常,不过大,也没有畸形,胎位正常;骨产道没有狭窄,软产道也正常,伸展力良好;子宫收缩力强且规律。这样,良好的产力便能推动胎头在骨盆腔内进行旋转,从而促使子宫颈口扩张及先露部下降,最终使胎儿顺利地自阴道娩出。

265. 什么是产力,其在分娩中起什么作用

促使胎儿从子宫经产道娩出的力量称产力。产力是决定分娩的3个要素之一。这种力量来自3个方面,三者发挥得正常并能互相协调,分娩就会顺利。

(1)第一种力量是子宫收缩力:在妊娠足月时,子宫肌肉出现自发而有节律的阵阵收缩及放松,这种规律性的子宫收缩,标志着分娩的开始。当子宫收缩时,产妇感到子宫变硬,并向前突起,数十秒钟后逐渐减弱、消失。这种力量是妊娠足月时子宫容积及肌张力增加,以及内分泌和神经调节作用而引起的自发性子宫肌肉收缩,该收缩力不受人的意志支配。子宫收缩力能促使子宫颈口扩张,迫使胎儿先露部下降。

(2)第二种力量是腹肌的收缩力:当子宫颈口开全时,强力的宫缩迫使胎先露下降,压迫盆底组织及直肠,并反射性地引起产妇的排便感。宫缩的同时,产妇若能很好地配合使用腹压屏气向下用力,则有助于胎头的娩出。当胎儿娩出后,腹压配合宫缩,还可协助胎盘娩出。

(3)第三种力量是提肛肌的收缩力:当胎儿先露部下降达骨盆底部时,提肛肌反射性收缩,可促使胎头向内前旋转;在胎儿头部拨露时,提肛肌收缩又可帮助胎头仰伸。提肛肌的这两种作用,都有助于胎儿的顺利娩出。胎儿娩出后,提肛肌再度收缩,还能配合腹肌及子宫收缩力,娩出胎盘。

上述3种力量虽然都很重要,其中又以子宫的收缩力为主要力量,腹肌和提肛肌的收缩力是产力的辅助部分。

266. 产道在分娩中有什么重要性

产道是胎儿从母体娩出的通道,分为骨产道及软产道两部分。

(1)骨产道:骨产道就是骨盆腔,是产道的重要组成部分。它的大小、形状及有无畸形直接影响分娩的过程。正常女性骨盆腔的特点为前浅、后深,并具有一定的弯度。如果骨盆腔的径线过小或有畸形,就会阻碍胎儿娩出,造成难产。判定骨盆的大小,常用的方法是医师用特制的测量尺和自己的手,来测量骨盆内、外各径线是否够大和有无畸形。然后,再结合胎儿的大小,初步估计二者能否相适应,以制定适当的分娩方案。由此可见,骨盆测量是产前检查的一项重要内容。

（2）软产道：软产道呈筒状，是由软组织形成的管道。由上向下包括子宫下段、子宫颈、阴道、盆底组织及会阴等部分。

①子宫下段。是子宫颈的一部分，又称子宫峡部。未孕时，峡部长1厘米；妊娠后，由于子宫的不规律收缩而逐渐被牵拉向上，妊娠足月时可长达7～10厘米，构成软产道的一部分即子宫下段。

②子宫颈。妊娠期由于体内激素的变化，以及血管的不断增多，子宫颈变得很松软。多数孕妇在临产前，子宫颈已经开始逐渐变软、变短、宫颈管变松弛，这一过程被称为子宫颈的成熟过程。临产时，规律的子宫收缩使子宫颈管进一步变短，最终消失，继之子宫颈口逐渐开大（指初产妇）。

③阴道、骨盆底组织及会阴。通常妇女的阴道前、后壁是互相贴在一起的。临产时随子宫颈口的开大和胎儿先露部下降，盆底组织被推向两侧，阴道皱襞也被展开，阴道呈筒状，变得宽而短，胎儿头可以顺利地下降到达阴道口。当胎儿头部即将娩出时，会阴变得极薄，肛门亦被牵拉而扩张。

上述软产道的各部分如能随胎儿下降而相应地扩张，胎儿便能顺利地通过而娩出。

267. 胎位在分娩中有什么重要性

在妊娠28周以前，胎儿较小，羊水相对较多，胎儿在子宫腔内活动范围大，位置容易改变，这时诊断胎位的意义不大。但在妊娠32周以后，胎儿生长快，羊水量相对较少，胎儿的位置就比较恒定。因此，在妊娠32周以后，每次产前检查一定要查清胎儿的位置。如果发现胎位异常，应当及时纠正。因为胎儿能否通过正常的产道娩出，除了产道、产力和胎儿的大小及发育是否正常外，胎位也是能否顺利分娩的重要影响因素。胎位不正常一样会导致难产。

什么是正常的胎位呢？产道是一个纵行、长而且弯的管道，如果胎儿身体的纵轴和母亲身体的长轴相平行，则为纵产式。当纵产式的胎儿头在下方，臀在上方，即为头位。头位大部分情况能顺利分娩，是相对正常的胎位。

另外，还有一种纵产式，虽然胎儿身体的纵轴和母体的长轴是一致的，但是胎儿的臀部在下而头在上方，这就是臀位。臀位在妊娠期的并发症，有胎膜早破及脐带脱垂；分娩时，先娩出的部分无论是臀，还是足，径线均较头为小，最后娩出胎头常会发生困难，容易引起新生儿窒息、颅内出血或臂丛神经麻痹等并发症。臀位虽然是纵产式，但属于异常胎位。

如果胎儿身体的纵轴和母体的长轴互相垂直，也就是说胎儿横卧在子宫里,则为横位。横位时,通常胎儿不可能从阴道自然娩出,宜采用剖宫产分娩。忽略横位往往导致胎儿宫内死亡,甚至发生子宫破裂,危及母、儿生命。

未得到纠正的异常胎位或临产时才发现者,应向孕妇及家属交代分娩的风险,选择适宜的分娩方式。

268. 头位都能正常分娩吗

头位指胎儿在子宫内是头居于下方,臀在上的倒立位置。通常说头位是相对正常的胎位,这并不意味头位就一定都能顺利分娩。

在分娩过程中,胎头必须随着骨盆各平面的不同径线和形状,进行一系列适应性转动,以其最小的径线通过产道,完成分娩机转。有少数头位,由于头盆衔接的不正常或胎头在骨盆腔内旋转的异常,均可导致难产。常见的头位难产包括持续性枕横位、持续性枕后位、高直后位及前不均倾位,少见的有额先露、面先露。

临产后,规律的子宫收缩迫使胎头下降进入骨盆,胎头取半俯屈状态,随着宫缩的加强,胎头进一步俯屈、下降,同时枕部向内、前方向旋转,才能适应中骨盆及骨盆出口前后径大于横径的特点,依分娩机转进行,才便于胎头娩出。若因某些原因,如骨盆狭窄或宫缩乏力,胎头旋转过程受阻,枕部停留于骨盆后方者,为持续性枕后位;停留于骨盆侧方者,为持续性枕横位,不能完成分娩机转而发生梗阻性难产。高直位及前不均倾位都是因为头盆衔接的异常,胎头在骨盆腔内不能下降,也不能旋转,而发生产程停滞。额先露和面先露是因胎头相对仰伸,以大径通过骨盆腔而难以完成分娩机转,面先露颏后位不可能自阴道分娩。头位难产常表现为产程停滞,先露部下降受阻,产程早期出现尿潴留,子宫口未开全就频频向下用力及子宫收缩乏力等。

头位难产往往在产程中才能被发现。持续性枕横位通过手法纠正,多可自阴道分娩;持续性枕后位,胎儿较大纠正困难者,宜行剖宫产分娩;高直后位、前不均倾位及面先露颏后位则须剖宫产分娩。若不能及时发现及处理,往往可以导致产程延长、胎儿窘迫、新生儿窒息,甚或死亡,以及宫缩乏力性产后出血等母、儿并发症。因此,即使为头位,也需要严密观察产程进展,以便及时发现异常,进行妥善的处理。

269. 分娩全过程分哪几个产程

分娩过程,每个产妇都不尽相同,有快慢及难易之分,但其共同的规律特点是需要有规律的子宫收缩,子宫颈口开大,胎儿在产力的推动下,才能通过产道而娩出。胎儿娩出后,还有胎盘的娩出。临床上,将分娩的全过程分为3个阶段,也就是通常所说的3个产程。

(1)第一产程:从出现有规律的子宫收缩开始,直到子宫颈口开全为止。子宫收缩时,产妇感到子宫变硬,小腹或腰部疼痛,伴有下坠感。产程开始时,宫缩间隔10分钟左右,持续时间也较短;随着产程的进展,宫缩越来越频繁,间歇越来越短,最后每2～3分钟宫缩一次,每次宫缩可以持续40～50秒钟,宫缩力量也逐渐加强;宫颈口随之逐渐开大,终至开全。在子宫颈口接近开全或开全时,胎膜往往自然破裂,俗称破浆胞,随之有清亮、透明、混有胎脂的羊水流出。

(2)第二产程:自子宫颈口开全至胎儿娩出为止。胎儿随着强力而频繁的宫缩逐渐下降,当胎先露部达骨盆底部压迫直肠时,产妇便会不由自主地随着宫缩向下屏气、用力,胎头也就沿产道下降而娩出,胎体也随之娩出。

(3)第三产程:自胎儿娩出至胎盘娩出为止。胎儿娩出后,子宫体积随之缩小,当子宫再度收缩时,胎盘便自子宫壁剥离,并随子宫收缩而排出。胎盘的排出是产程的结束。

一般来说,第一产程10～12小时,第二产程1～2小时,第三产程为5～30分钟。个体间产程的差异往往是第一产程时间上的差异,第二产程及第三产程在临床上控制比较严格,通常不会有太大的出入。初产妇的总产程约为16小时;经产妇为10～12小时。需指出,临产必须从有规律的宫缩开始计算。

270. 什么是入室试验,有什么重要性

妊娠足月时,孕妇感觉到有规律的子宫收缩,在10分钟内有2次宫缩,每次宫缩持续达30秒钟或以上,而且子宫颈口逐渐扩张即为正式临产。产妇进入待产室后,应进行一次胎心监护,即入室试验。将胎心传感器探头固定在腹部胎心音最清楚的部位,宫缩探头固定于宫底正中稍下方,产妇取半坐卧位进行监护。入室试验与宫缩刺激试验有些相似,前者是自然发动的宫缩,而后者

是采用缩宫素诱发的宫缩,二者的目的是相同的,都是为了解胎儿对宫缩造成的短暂性胎盘供血中断的承受能力。正常胎儿能承受宫缩所造成的短暂缺氧,胎心监护不出现异常的变化。如因各种原因致使胎儿存在宫内慢性缺氧时,则不能承受宫缩所造成的短暂缺氧,在宫缩时胎心率往往出现减速,这提示胎儿面对不断增强的宫缩,将会发生宫内窘迫或胎死宫内。通过入室试验,便能及时将这部分胎儿筛查出来,及早采用剖宫产分娩,从而获得母子平安的良好结局。

271. 产妇在第一产程中应如何配合,有什么辅助动作

第一产程的时间较长,产妇的情绪波动也大。往往因为疼痛、精神紧张而不能很好地进食及休息,从而引起疲劳、脱水,甚至发生呕吐、肠胀气、排尿困难等。这些均会影响子宫的规律性收缩及子宫颈口的开大,终致产程延长,胎儿也易受到损害,使本来可以顺利地分娩变成难产。因此,产妇在第一产程中应该打消顾虑,尽量吃好、喝好、休息好,按时解大、小便,要与医护人员密切配合。饮食方面可吃些稀粥、鸡蛋、青菜、鱼和瘦肉等较为清淡的食物,适量饮水,以保证充沛的精力。因膀胱充盈对胎头下降及子宫收缩有影响,故应每2~4小时排尿1次。如胎膜尚未破裂,产妇可以在室内活动;胎膜已破而胎头仍浮动或胎位异常者,应卧床待产,以免发生脐带脱垂。

当产妇感到宫缩疼痛时,可采取一些辅助动作,如腹式深呼吸,缓缓呼气时用双手轻轻按摩下腹部;腰骶部胀痛较重者,可用手或拳头压迫胀痛处有助于缓解疼痛。上述的动作也可由家属或陪产者协助进行。

272. 产妇在第二产程中应如何配合

若产程进展顺利,子宫颈口逐渐开大,胎膜破裂,胎儿先露部下降达盆底,当子宫颈口开全即进入了第二产程。此时,产妇开始有憋胀感。第二产程能否顺利进展,取决于产妇能否很好地配合。这时,除依赖强有力的宫缩外,还需要腹肌的收缩力协助,二者必须紧密配合,才能较快而顺利地娩出胎儿。

在第二产程中,产妇正确地使用腹压是关键问题。正确运用腹压的方法是当宫缩一开始,产妇深吸一口气后憋住,随着子宫收缩力的加强,向下屏气、用力,直到宫缩结束为止。注意,屏气、用力不要用在头颈部,一定要向肛门方

向用力。宫缩间歇期则安静休息，不再用力。反复的子宫收缩配合腹肌的收缩加压便能加速胎儿的娩出。胎儿娩出为第二产程的结束。

第二产程时限为1～2小时，经产妇相对要快些。第二产程延长对母、儿均不利，可以采用产钳或胎头吸引器助产。

273. 第三产程有哪些表现，产妇应如何配合

第三产程，又称胎盘期，此时又分为两个阶段，即胎盘的剥离与胎盘的娩出。

（1）胎盘的剥离：胎儿娩出后，子宫腔内的压力下降，子宫收缩也暂时停止，产妇感觉异常轻松，如释重负。数分钟后又开始了宫缩，但胎盘却不能随之缩小而与子宫壁发生剥离。在胎盘剥离过程中，产妇不需用力；助产者也不可强行牵拉脐带，以免发生子宫内翻或脐带断裂。

（2）胎盘的娩出：胎盘完全剥离的征兆是子宫底稍有上升，外露的脐带下降，并随之有血液自阴道流出。于宫缩时，助产者一手轻轻按压子宫底部，另一手轻牵脐带便可协助胎盘娩出。胎盘的娩出是第三产程的结束。

第三产程通常历时5～10分钟，若胎盘在胎儿娩出后30分钟仍未娩出者为胎盘滞留，需要进行人工取出胎盘；若虽未达到30分钟，但有活跃出血时，则应提前进行人工剥离及取出胎盘。胎盘娩出前、后的阴道出血量多在50～250毫升。

第三产程结束后，产妇应在产房观察1～2小时，注意产妇的一般情况，血压、脉搏的变化，宫缩情况及出血量等，一切正常才可以送回休养室。

274. 什么是无痛分娩法

所谓的无痛分娩法一般多指非药物性的精神预防性无痛分娩法。这种方法于50年代初由苏联学者提出，曾在我国广泛实行，并取得了一定的效果。其主要内容如下。

（1）给产妇及其家属讲解妊娠和分娩有关的生理知识，使她们对分娩中所发生的阵缩疼痛有所理解，对分娩的安全产生信心。这对消除产妇恐惧及焦急心理，稳定大脑皮质功能以提高疼痛阈极为重要，也有助于产生强有力的宫缩，从而促进产程的进展。

（2）在进入产程的加速期后，每当宫缩时，指导产妇做缓慢的深呼吸动作，

以减轻阵缩时的疼痛感觉。

(3)产妇本人、医护人员或家属可在阵痛时，配合呼吸动作，轻轻按摩腹部子宫区，或双手掌从腹中线向两侧平推落下，也可以用拳头或手掌按压腰骶部酸胀处，以减轻疼痛感觉等。

此外，还提倡待产及分娩时有家属陪伴。因为亲人在旁，产妇会感到无限安慰；家属可及时了解产妇的情况，不致牵挂；医务人员如发现新的情况，也能及时与家属沟通，这些因素都促使无痛分娩法取得成功。非医务人员进入产房可能带来更多的污染机会，但可经换鞋、更衣、戴帽、戴口罩等措施避免交叉感染。

有人在实行无痛分娩法的同时，配合应用针刺疗法，也有一定的止痛效果。取穴简单，常用合谷、内关等穴。如果连接针麻仪，可使效果持续而稳定。针刺止痛对母、胎无不良影响。

275. 陪产有什么好处

对多数产妇来说，生孩子是一个正常的生理过程，多能平安而顺利地分娩。但产程进展快慢与产妇的紧张、恐惧、焦虑等精神、心理因素有着密切关系。据统计，98%的产妇在分娩中有恐惧感，而恐惧、焦虑及紧张会引起宫缩不协调或宫缩乏力，产程延长。

临产后，产妇被送入待产室，接触到的是陌生的环境与不熟悉的医护人员，再加上分娩的阵痛，则恐惧与焦虑便油然而生。据统计，100%的孕妇希望能有人陪伴分娩，大多数为初产妇，她们在产前检查时，往往提出希望有丈夫或家属陪伴分娩，殷切地希望医院能满足她们这一要求。

所谓陪产，是指在待产及分娩过程中由家属，通常是自己的丈夫陪在身边，直到胎儿顺利出生。陪产，在分娩过程中体现了人性化的关怀，在国外早已实行，国内有些医院也逐步开始了这项工作。对于产妇来说，在她最困难的时刻自然希望能与自己的亲人共同面对，渡过难关。有丈夫陪产时，产妇的心理压力会减少，心情也会放松，还可以随时得到亲人的照顾与鼓励。丈夫经过陪产，可以增强其对家庭的责任感，并能加深夫妻感情。要做好一个陪产丈夫，在产前应陪妻子一起到孕妇课堂听课，了解有关妊娠、分娩及育儿知识，熟悉分娩过程中如何使妻子的心情放松以减轻疼痛，学会耐心照顾和鼓励妻子，并与接产人员配合好。临近妻子预产期时，丈夫要提前安排好工作，避免去外地出差，随时陪在妻子身边。产妇即将分娩进入产房时，丈夫必须严格遵守产房的规章制度,穿好消毒的隔离衣、帽、拖鞋并带好口罩才能进入产房。患有传染病的丈夫能否陪产,需征得医师的同意。

1996 年,美国开展了导乐陪产。选择一些有过生育经历、富有奉献精神和接生经验的女性担任导乐,进行全程陪产。业已证明,陪产可有效地减少产妇的心理压力,消除恐惧、紧张及焦虑,保持良好的子宫收缩,从而缩短了产程并减少了麻醉药物的用量。目前,国内各地许多医院也开展了导乐陪产,是由一些经过分娩导乐专业培训的妇女,或由一些具有爱心且经验丰富的助产士担任。这项服务体现了对产妇分娩过程中的人性化关怀,也反映了产科服务模式的转变。

276. 哪种分娩体位对母、胎更有利

传统仰卧位分娩的弊端,是产妇的骶尾关节得不到充分扩张,骨盆出口可利用的空间减少;部分产妇发生仰卧综合征,影响胎盘血流,致使胎儿缺氧;产妇的活动也不自由。可见仰卧位分娩并不是分娩的最佳体位。有学者提出立式、坐式的最佳自然分娩法;还有主张在分娩过程中,产妇可以自由选择体位如站、蹲或跪,并可以自由变换体位,这样有助于胎头与骨盆互相适应。站立时体内分泌的内啡肽物质增多,且胎儿直接受地心引力的作用,有助于维持良好的宫缩、减轻疼痛及加速产程。目前,采取多种体位分娩,对产妇及医务人员都比较陌生,还需要在实践中摸索经验。

水中分娩在国外已经开展,但尚未普及。20 世纪 80 年代后期,美国成立了首家水中分娩中心,估计已有 6 000 名婴儿在水中出生。有条件施行水中分娩的医院,从 1995 年的 10 家发展到现在的 150 家。水中分娩,要求使用消毒水,水温在 36℃～37℃,环境温度为 26℃,整个分娩过程要换几次水,以免发生感染。水中分娩的优点,是产妇进入分娩水盆,在温水中身、心得到放松,水的浮力有助于肌肉放松,包括盆底肌肉,但不影响子宫的收缩;在水中,身体可以自由活动采取不同姿势。以上种种都有助于子宫颈口的扩张和加速产程的进展。此外,新生儿在水中与在子宫内羊水里的感觉相似,可以形成感觉的过渡。水中分娩主要是减轻为时较长的第一产程阵痛的方法,能使产程缩短,从而减少母亲的不适和胎儿缺氧的危险。水中分娩的风险,是当胎儿身体娩出至脐部,往往会开始呼吸,这样便可能发生溺毙或出现中、重度呼吸问题,应引起重视。婴儿出生后,在水中停留的时间不能超过 1 分钟。水中分娩不是每个产妇都适用,只有身体健康的产妇、胎儿体重在 3 000 克左右才可以考虑

水中分娩。实际上，也不是所有水中分娩的产妇都要将孩子生在水里；大多数产妇在胎儿即将娩出时，仍然走出分娩水盆到岸上（产床）分娩。在水中分娩的过程中，如母亲出现感染或胎儿出现异常时均需要及时上岸。

在国外，对水中分娩问题也有不同的观点，在国内还处于酝酿阶段。上海长宁区妇幼保健院已有水中分娩的报道。目前对水中分娩也不必刻意追求，可以随条件成熟而逐步开展。

277. 为什么有些产妇分娩须做会阴切开

分娩过程中，有时会发生会阴裂伤，尤其初产妇因会阴部组织较紧，阴道口较小，当胎儿的头及肩娩出时，会阴部容易被撕裂；经阴道手术分娩，如胎头吸引术、产钳或臀位助产术时，初产妇更易发生会阴裂伤。另外，有的产妇由于会阴体过长、过紧，胎儿较大，阻碍胎头娩出，使第二产程延长或发生了胎儿窘迫，必须迅速娩出胎儿，为预防胎儿颅内出血等，都必须做会阴切开，防止胎儿娩出受阻和自然产或手术产引起的会阴部严重撕裂。

会阴切开并非大手术，无须担心。操作步骤是先消毒局部，然后注射足量的麻醉药，待麻醉生效后，用剪刀向侧斜或正中方向剪开，长度一般为4～5厘米。分娩结束后再将切口对齐，由内向外逐层缝合，直到处女膜缘。产后第五天拆除缝线。用可降解的缝线时，则不需拆线。

有人可能要问，难道每个初产妇分娩都需要做会阴切开吗？不是的，是否会阴切开主要取决于会阴部的条件和胎儿的大小，以及母胎并发症等。如果是正常产，会阴体又不过长、过紧，胎儿也不太大，接生人员注意保护会阴，产妇听从指导，在胎头娩出的一刹那，双手放松，张口哈气，不向下用力，让胎头慢慢娩出，配合得好，严重的会阴裂伤是可以避免的，并非每个产妇分娩都必须做会阴切开。

278. 分娩镇痛方面有哪些新进展

分娩镇痛既往曾被称之为无痛分娩。它是采用心理治疗、药物或仪器等方法，使分娩的阵缩带给产妇的痛苦得到最大限度地减轻，实际上它并不能做到完全的无痛，故称之为分娩镇痛更恰当。许多孕妇惧怕分娩时的阵痛而要求行剖宫产术，这是近年来剖宫产率居高不下的重要社会因素。有些医院的剖宫产率甚至高达70％～80％，这显然是一种不正常的现象。欲解决这个问题,成功地开展分娩镇痛才是必由之路。

分娩镇痛广义上应包括精神、心理治疗,药物应用及仪器的使用。

(1)精神、心理治疗:就是将有关妊娠、分娩的知识教给孕妇及家属,使他们对分娩阵痛有所了解,增强对安全分娩的信心;目前提倡的亲属或导乐陪产均有助于消除产妇的恐惧及焦虑的心理,从而保证良好的子宫收缩,获得顺利分娩。

(2)药物镇痛:要求所用药物对产妇及胎、婴儿无不良影响;药物起效迅速、作用可靠、使用简便;不影响子宫收缩;用药后,产妇意识清醒能配合分娩。在采用神经阻滞时,应强调被阻滞的范围要得当。现将目前常用的几种方法介绍如下。

①全身用药镇痛。如扶他捷,曲马朵口服;哌替啶单次肌内或静脉内注射,或通过自控的静脉滴注系统投以麻醉药品等,但需要在医师指导下使用,对用药时间及用药剂量都有严格要求,使用不当会影响产妇的子宫收缩或引起新生儿呼吸抑制。

②吸入法镇痛。多由产妇本人通过自我控制面罩吸入药品,具有起效快及苏醒快的优点。常用的吸入剂有笑气(氧化亚氮,一氧化二氮),多用50%笑气及50%氧气混合后吸入;其他还可使用甲氧氟烷或安氟醚。所用药物应由医师选择并在医师指导下应用。吸入镇痛在国外应用得较早,也较普遍,国内使用较少。

③区域阻滞法镇痛。腰麻-硬膜外联合投药是目前最常用的分娩镇痛法。使用得当,它能有效地缓解宫缩的阵痛,不抑制子宫收缩,不抑制新生儿的呼吸;一旦阴道试产失败,可以及时行剖宫产,省去了再行麻醉的时间。

分娩镇痛是采用现代麻醉技术为产妇进行的一项人性化的服务,成功地开展分娩镇痛有助于降低剖宫产率。它的实施需要产科与麻醉科的协作,目前我国这项技术已经成熟。

在20世纪80年代,分娩镇痛已成为西方多数国家产科的常规服务项目。统计资料表明,当今国内接受分娩镇痛的产妇不足1%,主要在城市中。为落实这项造福于产妇的人性化服务措施,我们还需要做大量的宣传教育和普及工作。

279. 产妇分娩需要用镇痛和麻醉药吗

分娩是正常的生理现象,一般不需麻醉药。但每个人对疼痛的耐受不同,有的人过度紧张,从分娩一开始就疼痛难忍,有的人大声喊叫,因此有时需用一些镇痛、麻醉药。用药的要求为不影响母亲及胎儿的身体健康,不影响子宫、胎盘的血液循环及营养输送,不影响子宫收缩及产程的进展。镇痛药一般多用于第一产程,当子宫口开大3～4厘米,宫缩强烈,产妇感到疼痛难忍时,可给予小量镇痛药。现介绍常用的几种镇痛药。

(1)镇静药:为达到镇静、安眠、减轻恐惧及焦急的心理作用,可静脉或肌内注射异丙嗪25毫克,可起到镇静、安神、止呕、止吐作用。其他较常用的还有地西泮,每次10毫克,肌内或静脉注射,该药有明显的镇静作用。

(2)镇痛药:用于第一产程最有效的镇痛药物有哌替啶和吗啡。哌替啶在临产镇痛方面应用较广。一般用药量为50～100毫克,肌内注射或静脉给药。用药后2～3小时,血药浓度达到高峰,在用药后短时间内分娩的胎儿不受影响。有时哌替啶与异丙嗪合用,用量为哌替啶50～100毫克,异丙嗪25毫克,肌内注射。吗啡也是强麻醉镇痛药,止痛效果好,但缺点为抑制呼吸,使血管扩张而血压下降及引起呕吐等,因此很少用于分娩镇痛。

(3)麻醉药:在国外产科麻醉药中应用较广的有氯胺酮,静脉给药后可立即产生镇痛作用。还有笑气(氧化亚氮)和氧气的混合气体,产妇在产程后期腹痛时随时吸入,直至胎儿及胎盘娩出为止。国外近20年来,第一产程中有采用硬膜外投药减轻产痛者。近年来,国内也逐步开展了这方面的工作。

产妇使用镇静、麻醉药,应在医师指导下应用,药量不宜过大。用药后应严密观察血压、脉搏、呼吸,以及用药后的反应,如胎心率的变化、宫缩情况及产程进展等。此类药物一般是比较安全的,如果适应证选择得当,不会因应用于产妇而增加用药的后遗症。

280. 产妇在产程中大喊大叫有什么危害性

分娩怎样才能顺利进行,是产妇最关心的问题。分娩的顺利与否主要取决于临产时产道、产力、胎儿这3个方面是否互相协调。产前检查若产妇的产道和胎儿都是正常的,只要在分娩时有良好的产力,就多能顺利分娩。有的产妇对分娩异常恐惧,精神十分紧张,临产时正常的子宫收缩所引起的疼痛对她来说都成为难以忍受的异常疼痛。产程开始不久,宫口刚刚开大,就已忍不住大喊大叫,拒绝饮食,不能睡眠,处于高度紧张状态,这是非常有害的。产妇由于大喊大叫,往往吞入大量气体,引起肠管胀气,以致不能正常进食,随之脱水、呕吐、排尿困难等便接踵而来。由于腹胀及排尿困难,再加上宫缩时过早地向下屏气用力,产妇很快便会精疲力竭,子宫收缩也逐渐会变得不协调或引起宫缩乏力,宫口迟迟不能开大,胎先露不能下降,产程停滞;有时宫颈因受压时间过长而发生水肿;有时即或宫口已经开全,进入了第二产程,产妇亦因全身力气消耗殆尽,不能有足够的力量来增加腹压以娩出胎儿。由于宫缩乏力,胎头往往不能按正常分娩机转顺利下降及内旋转,结果本来可以顺利完成的分娩,最终变成了难产,胎儿也因此而受到损害。胎儿娩出后,第三产程还有可能发生胎盘滞留、产后出血。

因此,产妇临产后应做好分娩中的自我调节,镇静自若,注意休息,按时进食和排尿,主动和医师配合,以保证产程的顺利进展。对阵痛不能耐受者可以申请采用分娩镇痛,千万不可大喊大叫,过早地往下屏气用力,这样是十分有害的。

281. 产程护理及观察有哪些新进展

目前,对产妇常规剃阴毛、灌肠(第一产程中无禁忌证者),以及产程中肛检提出了异议。认为剃阴毛会给产妇带来不适感,有时还会引起毛囊炎,如在接产时彻底清洗外阴和消毒,是可以达到接生区域的清洁,不必剃阴毛。现认为灌肠也不一定刺激子宫收缩,相反灌肠后稀便的不断流出更易造成接生区域的污染。

过去多通过肛查了解子宫口开大的程度、准确的胎位及先露部下降情况,尽量不做阴道检查,以免由此引起细菌感染。但肛查对子宫口大小、特别是胎头的位置往往查得不准确,易延误产程中的处理。现在主张采用阴道检查,通过检查可以准确地了解子宫口的大小、胎头的位置、先露部的高低及胎头水肿、变形等。一般阴道检查在严格的无菌操作下进行,是不会引起感染的,当然检查次数也不要过频。

282. 产妇在产程中还需注意胎动吗

分娩开始后,我们不但要经常听胎心音,注意胎心率变化,还要注意胎动情况。因为胎儿在子宫内由于某种原因缺氧时,常首先表现为躁动不安,胎动频繁。产妇在分娩过程中如感到胎动异常频繁,甚至连续不断,这就表明胎儿在子宫内可能存在缺氧的情况。遇此情况,一定要认真查找胎动频繁的原因,以便及时处理。如果胎动频繁,未能及时发现或未及时处置,胎儿长时间或严重缺氧,胎动将由频繁而逐渐减弱,次数也渐减少,最后胎动消失而胎儿死亡。所以,在临产后仍应当注意胎动变化。

283. 医师为什么要在产程中经常听胎心音

听胎心音是检查胎儿在子宫内安危的重要手段之一。在每次产前检查时,都要听取胎心音是否正常;在分娩开始后,更要时时注意胎心率的变化,以便及时发现胎儿窘迫。正常胎心率每分钟为 120～160 次。当子宫收缩时,用听诊器往往听不清胎心音,宫缩过去后,才可以听到胎心音,胎心率多在正常范围内,有时发现胎心率减慢但很快即能恢复正常。如果宫缩停止后,胎心率久不恢复,或胎心率过快、过慢,都属异常,需要及时给予处理。因此,产程中应严密监测胎心音变化。在第一产程中,应当每隔 1 小时左右,于宫缩间歇期,听 1 次胎心音;第二产程每隔 5～10 分钟听胎心音 1 次。听胎心音时,除注意胎心率是否过快或过慢外,还要注意胎心音是否由强转弱或不规律等,这些情况提示有胎儿窘迫,应当立即查找原因,及时处理。

用听诊器或听筒听胎心音已有悠久的历史,这种方法虽然有不足之处,但仍不失为简便、易行的方法。目前,多数医院产科采用超声多普勒胎心监测仪听取胎心音;对于高危妊娠,往往采用胎儿监护仪来监测胎心音。其监测内容除基线胎心率外,还可以了解基线的变异,宫缩时及其后的胎心率变化,以及随胎动出现的胎心率的反应等。医生再根据监护仪描记的曲线综合起来分析,可以更详细地了解胎儿在子宫内的情况,较听诊器听胎心音更为精确。胎心音监测结果往往是医师处理分娩的依据之一。

284. 什么是滞产,有办法预防吗

正常情况下全部分娩过程的时间,初产妇平均约为 16 小时,经产妇为 10～12 小时。如果因为某些原因使产程延长,总产程超过 24 小时(初产妇),则称为滞产。另外,还有将初产妇总产程超过 20 小时,经产妇超过 14 小时定义为滞产者。发生滞产最常见的原因是子宫收缩乏力,其次为胎头位置不正或胎儿过大等。

如何预防子宫收缩乏力,以避免滞产的发生?最重要的是要使孕妇了解妊娠和分娩是一个生理过程,要想生出一个活泼可爱的孩子,就必须经过这个过程,从而消除一切不必要的思想顾虑和恐惧心理。在整个妊娠期间,生活要有规律,注意饮食和休息,防止便秘,定期产前检查,听从医生指导。在妊娠期间要做力所能及的工作;到妊娠晚期,每天也应有适当的活动和锻炼;在无并发症的情况下,切勿过早休息。有少数人在预产期前几个月,就卧床休息,每天食入大量美味佳肴,以为这样才能储备足够的力量,迎接分娩时"最后的冲刺"。殊不知这样做的后果往往适得其反。另外,由于较长时间的安静休息,容易发生过期不生,胎儿过大,分娩时子宫收缩无力,产程延长,导致滞产。由于子宫收缩乏力,第三产程也容易发生产后出血。

为了防止滞产,除在妊娠期间要做好精神和物质上的准备,孕期要有规律的生活及适当的运动外,特别要强调做好产前检查及住院分娩。这样才能及时发现异常,给予纠正及制定恰当的分娩方案;临产后,严密监测产程进展,及时发现及处理异常,从而避免滞产的发生。

285. 什么是宫缩乏力,能造成什么不良后果

分娩需要子宫有规律性的收缩,宫缩要有一定的强度、频度和持续时间,才能使胎儿由子宫娩出。如果子宫收缩力量很弱,而且没有一定的规律,在子宫收缩高峰时不见子宫体向前隆起和变硬,宫缩持续时间短,间歇时间长而不规则,称为子宫收缩乏力。子宫收缩乏力会给母、胎带来不良后果。

(1)母亲方面:由于子宫收缩乏力,产程必然延长。产妇不能很好地休息和进食,有的人甚至彻夜不眠,体力大量消耗;再加上肠胀气、排尿困难等影响子宫收缩而形成恶性循环。由于不能正常进食,可引起脱水、酸中毒。产程时间长,手术产机会增多,阴道检查次数增多,因此产妇感染的机会也增加。上述种种都会给母亲带来不良后果。

(2)胎儿方面:由于宫缩乏力,在分娩进程中,胎头往往不能顺利地按正常分娩机转完成内旋转,使枕部转向骨盆的前方,而造成难产。宫缩乏力往往导致第二产程延长,从而增加手术助产的机会,如胎头吸引术及产钳术等。由于宫缩乏力,产程延长影响了胎盘血液循环的通畅,容易引起胎儿窘迫。

鉴于子宫收缩乏力,会给母、胎带来诸多不良后果,故应引起足够的重视。

286. 什么是宫缩过强,有什么危害性

宫缩过强是指子宫收缩的节律正常,但收缩力量过强,宫缩过频,以致在子宫收缩开始后不久,子宫颈口就已完全开大,在很短时间内结束了分娩。一

般将子宫收缩过强,总产程不足 3 小时的,称为急产。从表面上来看,产程短,生得快,母亲少"遭罪"是好事,但实际上,宫缩过强对母亲和胎儿是有一定危害的。

(1)对母亲的影响:子宫收缩力过强,产程短,生得快,而子宫颈、阴道、会阴等都未得到充分地扩展,易发生严重的裂伤。生得太急,若没有做好接生的准备,来不及消毒,则容易引起产后感染。当产妇站立,尚未能及时卧倒,胎儿就已生出,则容易发生子宫内翻。急产时,第三产程也容易发生产后出血。

(2)对胎儿的影响:有时更为严重。由于子宫持续过强的收缩,胎盘血液循环受阻,胎儿在子宫内缺氧,容易发生胎儿窘迫、新生儿窒息,严重时可以致死。如果胎儿娩出过快,通过产道时的阻力及娩出后外界压力的突然变化,容易引起颅内血管破裂,发生颅内出血。更有因娩出过急,来不及接生,新生儿坠落于地发生骨折和外伤者。

有急产史的孕妇,在预产期前 1~2 周就不宜外出,最好能提前住院待产。住院过程中,严密监测临产征兆,及时做好预防产后出血及抢救新生儿窒息的各项准备。

287. 双胎妊娠与单胎妊娠的分娩有什么不同,要注意什么

通常一次妊娠子宫内只有一个胎儿发育,如果有两个胎儿同时发育,就是双胎。双胎妊娠属于高危妊娠,在妊娠及分娩过程中的风险高于单胎妊娠。双胎孕妇的妊娠反应往往比单胎者重;到了妊娠 24 周以后,子宫增大较为迅速,腹部比相同月份的单胎妊娠要大得多。到了妊娠晚期,双胎孕妇并发贫血及妊娠期高血压疾病者要比单胎妊娠为多。由于子宫过度膨胀,常易引起早产。双胎胎儿一般要比单胎胎儿小,胎位不正较为常见;当胎膜破裂后,可能并发脐带脱垂。

双胎在分娩期也容易出现一些问题,如子宫过度膨大,容易发生子宫收缩乏力,使产程延长。第一个胎儿出生后,第二个胎儿因活动范围较大,容易转成横位;或因子宫骤然缩小,容易发生胎盘早期剥离,直接威胁第二个胎儿的生命。在分娩过程中,有时两个儿头互相交锁,或两个儿头同时进入骨盆发生嵌顿,而造成难产。双胎分娩的手术产率较单胎为高。胎儿娩出后,子宫由于膨胀过度而收缩乏力,容易发生产后出血。

约有半数的双胎婴儿,出生体重在 2 500 克以下;围生儿的病率及死亡率

均较单胎妊娠为高。

根据上述情况，在双胎分娩过程中，要严密观察，耐心等待，注意胎心率变化，并做好输液、输血和抢救新生儿的准备。接生时要注意，在第一个胎儿娩出后应立即切断脐带，并扎紧胎盘端的脐带，以防单卵双胎的第二个胎儿失血。两个胎儿都娩出后，为预防子宫收缩乏力及产后出血，应及早给予子宫收缩药，同时在产妇下腹部置一沙袋，以防由于腹压骤然下降，血液淤滞于腹腔，回心血量减少引起休克。

一般来说，有些双胎是可以经阴道安全分娩的；但如为单羊膜囊双胎，由于两胎儿同居一室，脐带常相互缠绕，或臀头位双胎，分娩时容易发生意外而提倡剖宫产分娩。

288. 什么是难产，发生难产的主要原因是什么

难产，医学术语称为异常分娩。发生难产的原因很多，但不外乎产力、产道、胎儿这3个因素中，任何一个或一个以上的因素发生了异常，使分娩的进程受阻而发生难产。顺产和难产在一定条件下可以互相转化。如果顺产处理不当，可以变为难产。反之，难产处理及时，也可能变为顺产。

妇女在妊娠期，应定期进行产前检查，妊娠晚期还需要做骨盆的测量，以便对母、胎情况有全面了解。在预产期前2～3周，医师要对产妇的分娩方式做出初步评估，并要告诉其本人，可以阴道分娩、试产或需要施行剖宫产。如果需要行剖宫产，应向其说明原因，以便做好思想和物质上的准备。

当前，我国许多大城市对孕妇实行分区管理，要求孕妇到辖区所属的医院检查及分娩。这样，辖区内的产科医师和孕妇本人，在产前都可以做到心中有数。妊娠足月出现临产征兆，或按医生约定的时间去住院待产。如果能做到上述各项，将有助于减少难产的发生。

目前，难产发生的原因主要是因为有些孕妇从未到医院进行过系统的产前检查，也没有测量过骨盆，更未经医师鉴定是否具备阴道分娩的条件。本人对自己能否正常分娩也心中无数，只是在临近产期或是已经临产才到医院就诊。这时，医师对产妇的情况缺乏全面了解，临时发生问题往往措手不及，难产的机会自然增多。提倡孕妇做系统的产前检查，遵从医师指导，这样便可以有效地减少难产的发生。

289. 臀位可分为哪几类,哪类臀位对分娩最为不利

臀位的先露部为臀部,是异常胎位中最常见的一种,其发生率占分娩总数的 3%～4%。一般所说的臀位并不都是臀部为先露部,根据胎儿下肢所取的姿势可以分为以下 3 类。

(1)单臀位(伸腿臀位):胎儿的双髋关节屈曲,双膝关节伸直,只有臀部为先露部分称单臀位。这类比较多见。

(2)完全臀位或混合臀位:胎儿的双髋关节及双膝关节均呈屈曲姿势,先露部既有臀又有足。这类也比较多见。

(3)足(或膝)位:是胎儿的一足(或膝)或双足(或膝)为先露部分,这类比较少见。

在胎体的各部分中,臀围比头围小,头不但大而且硬。在头先露分娩时,由于有充分的时间使胎头塑形,以适应骨盆的内腔而娩出,当胎头一经娩出,胎体的其他部分便会随之迅速娩出。臀位分娩则不然,如果臀先娩出,最大的胎头后出,而胎儿的肩部和头部的娩出,又必须按一定的分娩机转来转动,以适应产道的条件方能娩出,因而分娩时容易发生后出抬头困难。当胎体娩出达脐部,胎头需在 8 分钟之内娩出,否则脐带受压时间过长,胎儿可因缺氧窒息而死亡。由于出头时间紧迫,助产时强力牵拉容易引起新生儿臂丛神经损伤或颅内出血等。因此,臀位分娩必须在子宫颈口开全,并按臀位分娩机转进行及时恰当的助产,才能减少臀位的围生儿病率及死亡率。

在单臀位和完全臀位时,当先露部下降到阴道口并已外露时,子宫颈口多已开全,阴道也得到了充分地扩张。而足先露时,即使在阴道口看到了胎足,子宫颈口往往也没有开全,有时才开大 4～5 厘米。此时,应给产妇消毒外阴,并敷盖无菌巾;接生者戴无菌手套,于每次宫缩时用力堵住阴道口,以免胎足脱出,称为堵臀。当胎儿臀部随子宫收缩逐渐下降进入盆腔时,子宫颈口及阴道被胎臀充分扩张,当胎足与臀均已降至阴道口,且宫缩力强已无法再继续堵住时,经阴道检查确认宫颈口已开全,这时才可按完全臀位分娩的方法全部娩出胎儿。故堵臀对臀位的顺利分娩至关重要,产妇应与医师很好地配合。另外,足先露破水后,脐带随时都可能从胎儿足旁的空隙滑下而发生脐带脱垂,故应经常注意胎心音变化,及早发现脐带受压或脐带脱垂,并予以相应处理。

因足位分娩所带来的问题较单臀位及完全臀位为多,故对分娩最为不利,

目前对此类臀位提倡剖宫产分娩。

290. 臀位都需要剖宫产吗

臀位俗称"立生"或"坐生",在分娩时胎儿的足或臀部先从阴道娩出,是除了头位以外最多见的一种胎位。

妊娠6～7个月时,胎儿活动度大,臀位比较多见。到了8个月以后,其中多数都能自行转为头位。然而有少数持续为臀位。

臀位分娩有其不利的一面。臀位分娩时,胎儿肩和头必须在一个很短的时间内按着一定的机转进行转动。只要在分娩时处理得当,也可以顺利分娩,故臀位分娩并不可怕,不必过分紧张。如果没有骨盆狭窄,胎儿不过大,又非足先露,产程中助产人员采用堵臀、分娩时进行恰当的臀位助产是完全可以顺利分娩的。

根据以上所述,臀位分娩不一定都需要做剖宫产。在产前检查时,根据产道、胎儿及母体的各项条件综合考虑有无手术指征,然后再决定是否需要剖宫产。如果有骨盆狭窄,胎儿偏大,臀位足先露估计后出胎头有困难;或怀孕不易,胎儿特别珍贵;有产科并发症或有内、外科并发症;35岁以上高龄初产妇;曾有难产史无活婴等特殊情况则可行剖宫产分娩。

291. 什么情况下容易发生脐带脱垂,有什么危害性,孕妇应如何配合

脐带是由胎儿腹壁的脐轮连接到胎盘胎儿面间的一条索状物,一般长50～60厘米,直径1.5～2厘米,中间有两条脐动脉和一条脐静脉,是母、儿间进行物质与气体交换的重要通道。通过脐带,胎儿可由母体不断地获得所需的氧气及各种营养物质,并排出体内的代谢废物。

妊娠期或临产后,当胎膜破裂,脐带经子宫颈口脱出至阴道内或阴道口之外时,就称为脐带脱垂。脐带脱垂之后,往往被挤压在胎先露与骨盆壁之间,脐带血流受阻,中断了母、儿间的气体与物质交换,从而导致胎儿窘迫甚或死亡。因此,脐带脱垂是威胁胎儿生命的严重并发症。

在什么情况下容易发生脐带脱垂呢?常常是因为胎儿的先露部未能与骨盆入口很好地衔接使先露部与骨盆间留有空隙造成的。如异常胎位时,常见于臀位或横位(肩先露),由于衔接不良,胎膜破裂后,脐带就可由先露部旁的

缝隙滑下;亦可见于骨盆狭窄、胎儿过大、头盆不称,胎头高浮于骨盆入口之上时,一旦胎膜破裂,脐带即可随羊水自子宫颈口滑出。在羊水过多时,胎位易于变动,先露部不易衔接进入骨盆入口;脐带附着胎盘的部位接近宫颈口时,也都是发生脐带脱垂的危险因素。如果孕妇具有上述各种异常情况时,有条件者可在预产期前提前入院待产或临产后及时住院,以免胎膜破裂发生脐带脱垂而措手不及。在产程开始后,先露部尚未入盆时,产妇应卧床待产,不要下地活动。接生人员应尽量少做阴道检查,以防胎膜破裂发生脐带脱垂。

292. 什么是胎肩难产

胎儿身体径线最大的部分是胎儿的头部。正常头位分娩只要胎头能够娩出,娩肩就不会成为问题。胎肩难产常见于巨大儿,特别是未经控制的糖尿病孕妇分娩的巨大儿。这类胎儿在宫内接受母体高水平的血糖供应,导致高胰岛素血症,旺盛的合成代谢致使体型过大,胎肩径线超过胎头。当胎头娩出后,胎肩的娩出常会发生困难。胎肩经久不能娩出时,胎儿胸部被挤压于阴道中,头虽然已娩出却不能呼吸,遇有脐带受压或脐带绕颈,在胎头娩出后已切断脐带时,则完全终断了胎盘的氧气供应,势必导致胎儿死亡。接生者遇此惊险情况,多半会焦急万分,千方百计旋转或下压胎肩,力图迅速娩出胎儿。由于过度的用力可能造成胎儿产伤,如锁骨骨折,臂丛神经麻痹;也可能造成产妇会阴严重裂伤。

胎肩难产,应以预防为主。妊娠 37 周做产前评估时,要注意估计胎儿的大小。若因胎儿过大有可能发生胎肩难产者,行选择性剖宫产术为上策。分娩过程中发生了胎肩难产,产妇要很好地配合医师。在医师指导下,采用过度膀胱截石位以扩大盆腔容积,再经医师协助适当旋转胎肩,往往也可化险为夷。

293. B 超显示胎儿脐带绕颈如何分娩

胎儿在子宫内活动于羊水中,脐带缠绕胎儿颈部或躯体是常见的事。接生时,发现脐带缠绕胎儿颈部者可达半数或更多,也就是说,绝大多数脐带绕颈的胎儿可以安全分娩。然而,也有极少数病例是由于脐带缠绕而发生胎死宫内,或在分娩过程中发生问题,包括死产、新生儿窒息、颅内出血等。

脐带绕颈是否导致胎儿窘迫或分娩过程发生问题,主要取决于有效的脐带长度(脐带总长度减去绕颈的部分)、绕颈的周数及缠绕的松紧度。孕期尚无法测量有效脐带长度,只能在下推胎头时观察胎心变化,或临产后子宫收缩胎头下降时观察胎心的变化,以间接推测是否存在有效脐带过短,或通过 B 超了解脐带绕颈的周数及缠绕的松紧度。

经过观察,如怀疑有效脐带过短,脐带缠绕胎儿颈部 2～3 周,或缠绕过紧者,于妊娠足月时宜行选择性剖宫产;孕期应加强胎动自我监测和远程胎心监护。脐带绕颈者产程中应密切注意胎心音变化,有条件者可行胎心监护,以便及时发现及处理胎儿窘迫,从而保证胎儿安全。

294. 分娩时产道裂伤的表现是什么

这里所谈的产道裂伤是指分娩时软产道发生的裂伤。软产道包括子宫下段、子宫颈、阴道和会阴。因子宫下段的裂伤属于子宫破裂,故在子宫破裂一题中介绍,不包括在产道裂伤的范围之内。

在妊娠期间,软产道为适应分娩而发生一系列的改变,如组织变得松软,弹性增加并具有一定程度的伸展性等。虽有这些变化,但胎儿经过产道娩出时,所需扩张的程度较大,多数产妇尤其是初产妇在分娩时,子宫颈、阴道及会阴往往仍会发生不同程度的损伤。

(1)子宫颈裂伤:初产妇分娩时,子宫颈常有损伤,其程度很轻,长度多不超过 1 厘米,既无活跃出血,又没有其他表现,如不仔细检查往往不能察觉,产后可以自然愈合。愈合后子宫颈外口略松,检查时宫颈外口呈一字形横裂。医师往往以子宫颈口是否为横裂,来辨认其为经产或未产妇。如果分娩时,子宫颈发生较深的裂伤,并有不同程度的出血,即为子宫颈裂伤。随胎儿娩出,若有多量鲜红血液流出,便应考虑宫颈裂伤,重者深度可达阴道穹隆部,愈合后,子宫颈外口呈现不规则分瓣形。

(2)阴道和会阴裂伤:阴道壁和会阴部的裂伤是产妇在分娩时最常见的并发症。轻者只限于黏膜或皮肤的损伤,重则累及阴道壁深部、盆底的肌肉组织和筋膜,甚至肛门括约肌和直肠前壁亦被撕裂。发生撕裂后,肉眼即可见到撕裂处有出血,裂伤重而深者,出血量亦多。按其程度,一般将会阴裂伤分为 3 度:①会阴一度裂伤。是指会阴部的皮肤和黏膜,或阴道壁黏膜有撕裂,其范围和面积有的很小,有的较大。②会阴二度裂伤。除皮肤和黏膜有撕裂外,其下面的肌肉和筋膜亦被撕裂,但肛门括约肌尚保持完整。③会阴三度裂伤。裂伤很深,除皮肤、黏膜和肌肉外,肛门括约肌亦被撕裂,直肠前壁往往也被撕裂,肉眼即可以看到肛门括约肌的断端和外翻的直肠黏膜。

发生会阴裂伤后,不论程度轻、重,均应立即进行修补。缝合会阴时,注意将创缘对齐,外边以处女膜为标志,由内向外,逐层缝合,组织间不留空隙。此外,还必须注意无菌操作及止血,避免发生血肿及感染。会阴黏膜擦伤无活跃出血则不需处理。子宫颈裂伤较重者,应立即缝合。

295. 分娩所致的产道损伤应怎么治疗

分娩引起产道损伤的部位不同,程度也不等,通常有会阴裂伤、子宫颈裂伤、阴道裂伤、阴道血肿、膀胱损伤及直肠壁损伤等,下面主要谈的是比较常见的会阴裂伤的治疗措施。

会阴裂伤按其损伤的程度可分为3度。在缝合之前,须查清损伤的部位、范围及其程度,再根据不同程度进行处理。

(1)判断损伤程度:如仅损伤了黏膜及外阴部皮肤,并未累及肌层或筋膜,这种属于会阴一度裂伤,伤口一般较浅,出血量亦不多;若原有外阴或阴道静脉曲张者,裂伤后出血量往往较多。如果裂伤较深,除皮肤及黏膜外还包括肌层,如球海绵体肌、会阴浅横肌、会阴深横肌、肛提肌时,出血量往往较多,严重时可累及阴道侧沟甚至达穹隆部,如未伤及肛门括约肌,仍属会阴二度裂伤。若肛门括约肌断裂则为会阴三度裂伤。

(2)治疗:会阴裂伤均应进行会阴修补术,缝合时要注意几点:①按解剖关系将裂口缘对合整齐,逐层进行缝合。②彻底止血,不留死腔。如阴道壁撕裂过深达穹隆部时,应向上缝合并超过裂口顶端上方0.5厘米处。③缝线不宜过紧、过密,针距应在1厘米左右。肌层裂伤深者,术者应将食指伸进产妇肛门及直肠内作指引,以免缝线误入直肠。④黏膜及肌层一般用00号铬制肠线连续或间断缝合,皮肤用细丝线间断缝合,日后拆除。使用可降解的缝合线则不需拆线。⑤注意无菌操作,术毕常规肛检。如发现肠线误缝直肠,必须立即拆除重新缝合,以免发生感染,并应检查阴道侧壁有无血肿形成。

如果损伤累及肛门括约肌即属会阴三度裂伤,应先进行肛门括约肌修补术:①缝合前应彻底清洗并消毒伤口。然后找到肛门括约肌断端,两侧各用组织钳提起,对合后用铬肠线或粗丝线间断缝合两针即可。②如肛门括约肌损伤兼有直肠壁裂伤时应先缝合直肠壁,自裂口顶端上方2~3毫米处缝起,先用000号铬肠线或细丝线间断缝合直肠黏膜,线结打在直肠腔内,针距约为3毫米,然后再用00号铬肠线或中丝线缝合肌层,针距约为5毫米,缝合肌层时勿穿透直肠黏膜,待肛门括约肌及直肠壁均缝合完毕后,再按会阴二度裂伤进行缝合肌层及皮肤。会阴三度裂伤修补后注意事项为：每次大小便后立即冲洗会阴以保持局部清洁，严禁灌肠或放置肛管；预防便秘；给予抗生素预防感染。术后 3 日进流食，以后半流食，皮线拆除后改为普通饮食。

296. 子宫破裂的原因是什么，怎样预防

子宫破裂是产科极为严重的并发症，如处理不及时，往往引起母、胎双亡。新中国成立以来，由于各级医疗保健机构的建立，以及人民生活水平的提高，子宫破裂的发生率和由此引起的孕产妇死亡率都有明显下降。

(1)子宫破裂的原因

①梗阻性难产。分娩过程中，凡能阻碍胎先露下降的情况都可以引起子宫破裂，如骨盆狭窄、胎位不正、相对性头盆不称、胎儿脑积水或盆腔内有肿瘤阻塞等，都可使胎先露下降受阻。此时，强烈的子宫收缩却不能使胎儿先露部下降，子宫下段过度地被牵拉而变薄。若梗阻仍得不到解除，子宫下段会越来越薄，终致破裂。

②瘢痕子宫或子宫壁薄弱。子宫上有瘢痕，再次妊娠或分娩就容易在原瘢痕处破裂，如曾有剖宫产史或子宫肌瘤剔除术史者，再次妊娠就容易在原子宫切口的瘢痕处裂开。有子宫穿孔史者，再次妊娠也容易发生子宫破裂。此外，多次人工流产、子宫发育不良或子宫畸形等，子宫壁有薄弱处，分娩过程中也容易发生子宫破裂。

③滥用催产药。是引起子宫破裂的常见原因。缩宫素可使子宫平滑肌收缩，常用于引产和催产；近来还有使用米索前列醇进行引产。以上药物使用时，必须严格掌握适应证及正确的使用方法。适应证掌握不当或使用的剂量或方法不当等，均可导致子宫破裂。

④某些产科手术也可造成子宫破裂。如内倒转术，或子宫颈口尚未开全时，就忙于施行臀牵引术或产钳手术，便可造成子宫下段破裂或子宫颈裂伤。

(2)预防措施：上述各种原因造成的子宫破裂，几乎都是可以预防的。如做好计划生育工作，减少人工流产手术；加强围生期保健，发现胎位异常或头盆不称等，要在医生指导下予以纠正或制定恰当的分娩方案；严格掌握剖宫产指征；正确使用宫缩药。对有剖宫产及子宫肌瘤剔除术史者，要警惕发生子宫破裂的可能性。凡有子宫破裂高危因素者，临产后要严密观察产程，如疑有子宫破裂先兆时，千万不可勉强从阴道分娩，应立即施行剖宫产术，以防子宫破裂的发生。遇上述各种情况，产妇也应和医师很好地配合。

297. 产妇在产程中突然感到剧烈腹痛，应考虑有哪些可能性

产妇在分娩过程中突然感到剧烈腹痛，甚至痛得大声喊叫，烦躁不安，这时首先要想到先兆子宫破裂。遇到这种情况，医生就要冷静思考并再次询问病史，分析是否有这种可能，同时详细检查有无子宫即将破裂的各种表现。

（1）在病史方面，要计算一下从规律宫缩开始到突然出现剧烈腹痛的时间，并结合产程进展的情况进行分析。如果产程进展十分缓慢或停滞，在子宫强有力的收缩之下，先露部分仍迟迟不下降，或出现强直性子宫收缩则要考虑子宫破裂的可能。

（2）还要仔细检查一下，在腹部子宫的上、下段交界处，是否有一条两端弯向上方的横行浅沟。浅沟上方为子宫体，下方为子宫下段。若该浅沟随宫缩不断上升，浅沟下方有压痛出现，是子宫破裂的先兆。临床上称该沟为子宫病理缩复环。

（3）听胎心。如果胎心率快慢不匀，胎动十分剧烈，表明胎儿因缺氧而躁动不安。

（4）这时产妇往往不能自行排尿，子宫下段膨隆明显，膀胱区有压痛，并可导出血尿。这是因为膀胱受压时间过长发生水肿和充血，或者膀胱黏膜受损所致。

（5）产妇的血压虽无明显下降，但脉搏增快、呼吸急促，并连连呼痛，要求迅速结束分娩。

如有上述各种情况出现时，就可确定为先兆子宫破裂，此时不应再等待，应立即行剖宫产术。剖宫产既可挽救母、胎生命，又能防止子宫破裂。

除先兆子宫破裂外，产程中产妇突然感到剧烈腹痛时，还应想到盆腔肿瘤（多为卵巢囊肿）破裂。肿瘤破裂有时疼痛并不十分明显易被忽略，有时亦可突然出现剧烈的腹痛。如肿瘤上的血管也断裂时，还可发生腹腔内出血，并导致休克。此类产妇常有卵巢或盆腔肿瘤的病史，由于肿瘤破裂后内容物流出并刺激腹膜，产妇常有胃部不适伴恶心、呕吐，并可有脉速、呼吸急促，有时体温升高等。检查腹部位于肿瘤破裂的局部有明显的压痛及反跳痛，但整个子宫区并无上述子宫破裂先兆的表现。如果疑有肿瘤破裂时，应当立即剖腹探查。

产妇在分娩过程中，突然感到剧烈腹痛时，除考虑先兆子宫破裂和肿瘤破裂外，还应想到其他外科情况，如肠扭转、阑尾脓肿破裂等，必要时应请外科医师会诊，以确定诊断及治疗。

298. 胎儿娩出前，产妇发生阴道多量出血是正常现象吗

产程中，胎儿尚未娩出就有多量血液从阴道流出来，肯定是不正常现象，一定要查找出血原因。比较常见，也应首先考虑的是胎盘因素引起的出血。

胎盘早期剥离，是引起出血的较为常见的原因之一。在胎儿尚未娩出前，部分胎盘就和子宫壁先分离而发生出血，即为胎盘早期剥离，简称为胎盘早剥。发生胎盘早剥的孕产妇，往往合并妊娠期高血压疾病。该病在体内主要的病理生理改变，是全身小动脉痉挛造成远端毛细血管壁的缺氧与损伤，在痉挛过后的暂时松弛时，这些毛细血管因骤然充血而发生破裂与出血。如果出血正好发生在底蜕膜处，则在胎盘后面形成积血。积血促使胎盘剥离，并可突破胎盘下缘向外流出，所以在胎儿尚未娩出前，就有血液从阴道流出。还可因脐带过短或脐带缠绕胎儿颈部，分娩过程中脐带受到过度牵拉等，也可使得部分胎盘先与子宫壁分离而发生出血。羊水过多破膜后，羊水流出过急，或双胎第一儿娩出后宫腔迅速缩小，均可能引起胎盘早剥而发生阴道出血。

另外一个引起出血的常见原因是前置胎盘。正常妊娠时，胎盘附着于子宫体的前、后壁，侧壁或底部。如果胎盘部分或全部覆盖子宫颈内口，则为部分性或完全性前置胎盘。此类胎盘往往引起产前出血；由于胎盘阻碍胎先露入盆往往合并胎位不正或胎头高浮。若胎盘下缘位于子宫下段或子宫颈内口的边缘时，则为低置胎盘或边缘性胎盘。前置胎盘出血的原因是因子宫收缩，使子宫下段伸展，而附着在子宫下段的胎盘却不能随之伸展，以致胎盘下缘的附着处与宫壁分离，血窦破裂而出血。完全性及部分性前置胎盘出血往往发生得早，可以反复出血，且量大以致常需要提前终止妊娠；低置胎盘及边缘性胎盘往往在临产后才发生出血，而且当胎膜破裂后，胎头下降直接压迫在胎盘上，低置胎盘或边缘性胎盘的出血可以停止。

除了上述胎盘问题发生的出血外，还有比较少见的原因，如前置血管破裂或阴道壁的静脉曲张破裂等。但这些原因引起的出血是极少见的，一般多考虑前两种。无论上述哪种原因引起的阴道出血，对母、胎均有不利影响，必须及时就诊查清原因，针对原因进行处理。

299. 什么是产后出血,由哪些原因引起

(1)产后出血:在胎儿娩出 24 小时内,阴道出血量超过 500 毫升时,称为产后出血。产后出血是引起产妇死亡的主要原因。出血大多发生在产后 2 小时之内。短时间内大量失血,产妇很快就会陷入休克状态,如不及时抢救,往往危及生命。

(2)产后出血发生的原因

①子宫收缩乏力。这是产后出血最常见的原因,占产后出血总数的 70%～75%。正常情况下,在胎儿娩出不久胎盘就与子宫壁分离,宫壁的血窦开放而出血。主要依靠子宫肌肉的强烈收缩压迫子宫壁的血窦使之关闭,局部血流缓慢而形成血栓,出血便会迅速减少。由于某些原因导致产程延长,如产妇体力衰竭、麻醉过深、羊水过多或双胎,使子宫过度膨胀;分娩次数过多、过密,使子宫的结缔组织增多,肌纤维减少,以及子宫发育不良或子宫肌瘤等,都可引起子宫收缩乏力而发生产后出血。过度充盈的膀胱也可以影响子宫正常收缩,导致产后出血。

②胎盘剥离不完全。在第三产程,如果胎盘剥离不完全,部分胎盘与子宫壁分离,其他部分尚未剥离,或大部分胎盘已排出,还有小部分滞留在子宫腔内,都可以影响子宫收缩及血窦的关闭而致出血不止。若部分胎盘和子宫壁粘连,或胎盘绒毛植入子宫肌层内不能完全分离时,出血量往往很大。

③产道撕裂。有时也可引起大量出血。巨大儿、急产或手术产时,均可使产道发生不同程度的撕裂。严重撕裂时可发生大出血。即使行会阴切开术,若不注意止血或缝合不当,也可能造成出血过多。

④凝血功能障碍。如果产妇患有全身出血性疾病,如白血病、再生障碍性贫血、血小板减少性紫癜等,均可引起产后出血。重症病毒性肝炎或妊娠期急性脂肪肝等也可引起产后出血,虽不多见,但后果非常严重。

⑤产科的弥漫性血管内凝血,常引起产后大出血。弥漫性血管内凝血常发生于胎盘早剥、妊娠期高血压疾病、死胎滞留、羊水栓塞等疾病中。遇有上述疾病就应想到有发生产后出血的可能,应事先做好补液和输血等抢救的准备。

300. 如何预防产后出血

胎儿及胎盘娩出后,一般出血量为50～250毫升;如果出血量超过500毫升,即为产后出血。产后出血是引起产妇死亡的主要原因,也是产科常见而又严重的并发症,发生率占分娩总数的1.6%～6.4%。因此,预防产后出血十分重要。

首要的预防方法是做好计划生育工作,避免生育过多、过密或多次行人工流产、刮宫,从根本上预防产后出血的发生。对孕妇来说,预防产后出血应从妊娠、分娩及产后各个时期加以注意。采取相应措施,方能达到预防目的。

(1)妊娠期:要有规范的产前检查,要注意孕妇的一般健康状况,如有无贫血、高血压疾病或其他异常情况,一经发现异常应及时纠正。对有产后出血高危因素的孕妇,如多胎妊娠、羊水过多、妊娠期高血压疾病或以往有产后出血史者,均必须住院分娩,并在临产时做好输血准备。

(2)第一及第二产程:消除产妇思想顾虑,鼓励进食及睡眠,督促排尿,维持体力,防止产程延长。第二产程中,在医师指导下适时运用腹压以促进胎儿娩出。接生时,不可过分用力牵拉胎儿,以避免软产道损伤;必要时,进行会阴切开以免发生会阴严重裂伤引起出血;对于有出血高危因素的产妇,应于胎儿前肩娩出时,立即静脉或肌内注射子宫收缩药,以促进子宫收缩减少出血量。

(3)正确处理第三产程:胎盘未剥离时,不可揉挤子宫或牵拉脐带,以免干扰胎盘的自然剥离过程。胎盘娩出后,应仔细检查胎盘及胎膜是否完整,以免胎盘残留或副胎盘遗留宫内,如发现残缺应立即取出。经助产手术分娩者,产后应常规检查软产道,以便及时发现裂伤,进行修补。如产后出血量多且持续不止时,应迅速查明出血原因,针对原因进行处理。

产后要仔细测出血量,并继续观察1～2小时,了解出血量及全身情况,待情况稳定后送回病房。回到病房仍要定时观察,3～4小时应督促排尿,以免膀胱充盈,影响子宫收缩引起出血。

301. 什么是胎盘滞留,胎盘滞留应该怎么办

胎儿娩出后,子宫因收缩而骤然缩小,胎盘不能相应缩小而自子宫壁分离,凭借腹压、宫缩及助产者的协助而娩出。如胎儿娩出后半小时,胎盘尚未娩出时,称为胎盘滞留。

子宫收缩乏力是影响胎盘剥离，引起胎盘滞留最常见的原因。子宫收缩力极差，胎盘全部不能剥离时，并不引起出血。收缩力较弱，胎盘部分剥离时，影响血窦的关闭，常随之有多量出血。产妇在分娩过程中，精神放松，充分休息，注意进食、饮水及排尿，保存体力，便可避免子宫收缩乏力。这样不但为胎儿的顺利娩出创造良好的条件，也可预防胎盘滞留及产后出血。极个别的情况，如部分胎盘与子宫壁粘连，或部分胎盘绒毛长入子宫肌层中（植入胎盘），导致胎盘不能全部剥离，造成胎盘滞留及大量出血。此种情况常与多次分娩、多次刮宫或宫腔感染有关。做好计划生育，降低人工流产率，在一定程度上可以减少此类并发症的发生。

如果胎盘已经与子宫壁分离，只是排出受阻使胎盘滞留宫内时，阴道出血量多少不定。此时，可让产妇排尿或予以导尿。膀胱排空后，鼓励产妇往下用力以增加腹压，再加上助产者的协助，胎盘多可顺利排出。如果因为子宫收缩不协调，发生子宫狭窄环或子宫颈内口痉挛，使胎盘嵌顿在子宫腔内时，在全身麻醉下，再次消毒外阴，助产者可协助取出胎盘。若胎盘未剥离或有部分粘连，可采用手取胎盘并辅以刮宫术。遇到植入胎盘出血不止时，不可强行剥离，而需要进行手术止血，甚或切除子宫。

在家中分娩，胎盘迟迟不下时，应及时转送到医院处理。切忌乱揉子宫，强拉脐带，或在脱出的脐带上系以重物等，以免造成胎盘剥离不全、子宫翻出或产褥感染。

302. 产后出血应如何治疗

产后出血一旦发生，产妇可在短时间内因大量失血而陷入休克状态。因此早期发现，及时诊断和积极治疗具有重要意义。在治疗时，要注意总失血量，子宫收缩情况及产妇的血压、脉搏、呼吸、表情等。治疗原则为止血与防治休克，其中止血最为关键。

（1）胎盘未剥离或未娩出前出血的处理：若胎盘已与子宫壁分离，但膀胱过度充盈影响排出时，应先导尿排空膀胱，再用手按摩子宫使之收缩，并轻压子宫底，另一手轻轻牵拉脐带，协助胎盘娩出。由于多次人工流产或刮宫，常易发生胎盘与子宫壁粘连不能自行分离，或部分胎盘残留于子宫内而发生出血。此时，应于消毒后更换无菌手套，进行人工剥离胎盘，取出胎盘或残留的部分胎盘组织。必要时，可在全身麻醉下施行。若胎盘已植入于子宫肌层不可能用手剥离时，酌情开腹行髂内动脉结扎或子宫切除，还可以采用超选择性子宫动脉栓塞等治疗方法。切不可勉强用手剥离抠取胎盘,以免引起子宫穿孔及致命性出血。

(2)胎盘娩出后出血的处理:子宫收缩乏力是胎盘娩出后最常见的出血原因。因此,必须采用下述各种方法刺激子宫收缩,促使子宫壁血窦闭合以止血。

①按摩子宫。用左手在产妇耻骨联合上缘按压下腹中部,并将子宫向上推举,右手置子宫底部,拇指在前,其余四指在子宫后方,均匀而有节奏地按摩子宫,以促进子宫收缩,于宫缩时按压子宫,将宫腔内积血和血块压出以免妨碍宫缩,此法最为简便有效。经过按摩子宫仍旧收缩无力时,可采用双手压迫按摩子宫法,即术者一手伸入阴道并握拳置于阴道前穹隆,顶住子宫前壁;另一手自腹部按压子宫后壁,使子宫体向前屈,两手内外相对压迫子宫并不断按摩。此法一般在5~15分钟内收效。

②药物治疗。按摩子宫的同时,应肌内或静脉注射缩宫素10~20单位,也可经腹壁将药物直接注射于子宫体部肌肉内,以加强宫缩,必要时可重复使用。如子宫收缩时紧时松,出血持续不止,可将缩宫素10~20单位,加入5%~10%葡萄糖注射液500毫升内静脉滴注,以维持子宫处于良好的收缩状态。缩宫素通常使用剂量为40单位,如不奏效增加剂量也多无济于事。

药物方面还有卡前列素氨丁三醇(商品名欣母沛)用量为250微克,深部肌内注射或直接注射于子宫肌层,必要时隔15~90分钟重复注射,注意避免注入血管内,总量不要超过2毫克,对宫缩乏力性产后出血有良好疗效;其他前列腺素制剂,如米索前列醇及卡前列甲酯(卡孕栓)等置于阴道穹隆部或肛门内,也均能有效地加强子宫收缩。

(3)手术治疗:经上述各种止血措施仍无效或出血十分严重无法止血时,可在输血的同时施行宫腔填塞、子宫背包式缝合术、髂内动脉结扎或栓塞术等止血措施,必要时可行子宫切除术。大出血时,产妇情况往往十分危急,抢救措施要当机立断,分秒必争。

软产道损伤出血时,应查明裂伤部位,立即缝合。凝血功能障碍性出血者,流出的血液往往不凝,应做凝血功能及弥漫性血管内凝血的相应化验检查,明确诊断后进行针对性处理。

(4)防治休克:止血的同时,必须进行抗休克治疗,如保温、吸氧、输液、输血,迅速补充血容量等。在等待血源的过程中,应先静脉滴注右旋糖酐、血浆代用品等,以维持有效循环血量。

(5)防治感染:产妇失血过多,机体抵抗力下降,再加以过多的手术操作,易发生产褥感染。故应给予大剂量抗生素预防感染,并应积极纠正贫血,加强营养以增强机体抵抗力。

303. 子宫翻出是怎样造成的

子宫翻出又称子宫内翻,是一种很少见,但又非常严重的产科并发症,一旦发生,可引起出血、休克和感染,对产妇的健康威胁很大。

子宫翻出一般发生在第三产程,极个别产妇也可发生在产后 24 小时之内。其表现是子宫内膜面从子宫颈口翻出,翻出的程度各有不同,有的只是子宫底部翻出,称为不完全子宫翻出;如果子宫内膜面全部从子宫颈口翻出,使子宫里面变成外面,外面变成里面,则称为完全性子宫翻出。

子宫翻出时,产妇多会突然感到剧烈腹痛,继之出现休克,并有多量出血。这时胎盘可能已经剥离或尚未剥离。如果胎盘完全没有剥离,可能没有出血;如果剥离一部分,使血窦开放,就会有大量出血。也有极少数产妇子宫翻出,而症状不明显,以致当时没有被发现,日后经检查才被证实。

子宫翻出最常见的原因是第三产程处理不当,如有的接生人员在胎儿娩出后,胎盘尚未剥离时,就猛力向外牵拉脐带,或用力向下压子宫底部,如果胎盘附着处的宫壁薄弱,又很松弛,而宫颈口尚未关闭,子宫底部就容易从开大的宫颈口翻到外边来;有时由于脐带过短,胎儿娩出时脐带过度地牵拉胎盘,也会使子宫翻出;站立或坐位分娩,或急产有导致子宫翻出的危险。

一旦发生子宫翻出,应立即给予哌替啶或吗啡镇痛,在抗休克治疗的同时,接生者应迅速更换无菌手套,用手还纳翻出的子宫,困难时可辅以全身麻醉。

304. 为什么自然分娩对母、儿都好

妇女妊娠和分娩都是生理现象,是人类繁衍后代的必经途径。怀孕 40 周左右,正像瓜熟蒂落一样就要分娩。

在妊娠期间,为了适应胎儿不断生长、发育的需要和准备分娩,母亲的生殖器官和体内的各个系统和器官都发生很大变化,这些变化是属于生理性的。妊娠足月,子宫肌肉出现有规律性的收缩,随之子宫的"大门"渐渐打开,胎儿从子宫里出来,通过产道,来到人间。产后母亲的生殖器官和其他器官相继恢复原来的状态,这也是一种自然规律。

剖宫产术是一种手术。手术及麻醉都会给母、胎带来一定的风险及并发症，而且产后的恢复过程也要比自然分娩者来得慢，对日后的妊娠、分娩还可能带来不利的影响。可见，剖宫产术和其他手术一样都应该有其适应证，绝不可将剖宫产术作为解脱产痛的手段。总的来说，选择自然分娩对母、胎都更有利。

剖宫产是产科重要而不可缺少的一项手术，是解决高危妊娠和分娩的重要手段，使用得当可以挽救母、胎的生命。然而，现在有些孕妇到了医院，产程尚未开始，就要求剖宫产，还有要求按预定的时辰进行剖宫产者，致使我国的剖宫产率居高不下。对这种不正常的现象，应予以重视及纠正。

305. 胎头吸引术或产钳助产时，产妇应如何配合

在分娩过程中，有时需要缩短第二产程，如产妇患有心脏病、妊娠期高血压疾病及合并其他疾病不宜用力时，或出现胎儿窘迫需要迅速结束分娩时，就需要采用胎头吸引术或产钳助产。这两种手术都是娩出活婴时最常用的方法，操作比较简单，易于掌握，使用得当对母、胎有利而无害。如果胎儿已死，就不需要采用这两种方法了。

常用的胎头吸引器是一个圆锥形的金属空筒，大的一端直径约5.5厘米，边上附有橡皮套。用时将大的一端扣在胎头上，抽出筒中气体150～180毫升，形成负压，使吸引器牢牢地吸附在胎头上。术者牵拉手柄，随着宫缩先向外、向下牵引胎头。如果胎儿枕部尚未转正，可边牵拉、边旋转，使胎儿枕部转向骨盆前方，继之向外、向上缓缓牵拉使胎头慢慢下降并仰伸而娩出。如果牵拉时阻力大，应改用产钳或一开始就用产钳助产。产钳共分两叶，每叶的一端均呈匙形，另一端为钳柄。应用时，术者将产钳两叶分别置于胎头的左、右两侧，两叶间最宽距离为9厘米，正好将胎头扣于其间。放置妥当后，合拢钳柄，先向外、向下缓缓牵拉至枕部达耻骨联合下缘，即可取下产钳，待胎头仰伸而娩出。

施行上述两种手术时，需要产妇充分理解和很好地配合。术前，医师要进行阴道检查以确定阴道分娩的可能性。如果决定阴道助产时，要再次消毒和导尿。胎头吸引术及产钳术一般不需要麻醉。初产妇要施行会阴切开，经产妇如会阴很松就不需切开。当吸引器或产钳放置妥当后，于宫缩时，术者向外、向下牵拉；产妇亦应于子宫收缩时，配合向下屏气、用力，使胎儿迅速娩出。

如果产妇配合得好,手术就会进行得顺利。这两种手术,如操作正确且进行顺利,则对母、胎均无损害,也不增加产妇更大痛苦,是当今较为安全及常用的助产方法。

306. 什么情况下需要做剖宫产手术

剖宫产术是剖腹切开子宫,取出胎儿的手术。事先已估计到不能或不适合阴道分娩者,可采用选择性剖宫产术,多安排在孕 38～39 周时进行手术;当临产后,产程进展不顺利或出现异常情况不能继续分娩时,则需要行急诊剖宫产术。

哪些情况需要施行剖宫产术,这要从母亲和胎儿两个方面来进行考虑。

(1)产妇方面的原因:①骨盆狭窄、畸形,相对头盆不称或有产道梗阻,如阴道瘢痕狭窄、盆腔肿瘤、子宫肌瘤等,胎儿不可能通过产道分娩者。②严重的并发症,如心脏病、重度子痫前期、部分性或完全性前置胎盘、胎盘早期剥离、先兆子宫破裂等,阴道分娩可能危及母、胎生命。③35 岁以上的高龄初产妇、有多年不孕史等。

(2)胎儿方面的原因:①胎位不正,如横位,臀位胎儿大或足先露,单羊膜囊双胎或臀头位双胎,或产程中发现头位难产无法纠正者。②孕期或产程中,出现胎心音变化或羊水严重粪污染,表明胎儿窘迫;破膜后脐带脱垂,胎心音尚好,估计短时间内不能自阴道分娩者。

由此可见,剖宫产术是解决高危妊娠及分娩的重要措施,用得恰当可以挽救母、胎的生命;用得不当也会给母、胎带来危害。需强调,施行剖宫产术也和做其他手术一样,必须要有手术指征。上述种种仅是常见的剖宫产术的指征。

307. 高度近视的孕妇都需要剖宫产分娩吗

近视眼是司空见惯的情况,走在街上随时都能见到戴眼镜的人,戴眼镜者大多数是近视眼。近年来,许多近视眼者通过手术矫正而不再需要带镜。凡近视者无论戴镜与否都不能改变由于近视造成的眼球解剖变化,近视程度越高,变化越明显。

低度近视通常指 600 度以下者,其阴道分娩发生视网膜剥离的风险与常人相似。高度近视者分娩时发生视网膜剥离的风险有所增高,主要取决于是否存在视网膜病变。存在视网膜病变者容易发生视网膜剥离。因此,这类孕妇在妊娠晚期应到眼科行眼底检查评估。无视网膜病变的高度近视者,又不存在产科异常情况时还是可以阴道分娩的,但为减少第二产程中屏气用力对眼部的影响,最好助产缩短二程。存在视网膜病变的高度近视在产前经过治疗者仍可以阴道分娩,缩短二程;未经处治者宜行剖宫产分娩。因此,并不是高度近视的孕妇全都需要剖宫产分娩。

一旦发生视网膜剥离时,应及时请眼科诊治。

308. 剖宫产有哪些并发症

剖宫产是在麻醉下施行经腹切开子宫取出胎儿的手术,主要用于妊娠晚期骨盆狭窄、头盆不称、胎位不正,高龄产妇或孕妇患有严重的妊娠并发症或其他并发症,如严重心脏病、子痫前期、子痫、前置胎盘、胎盘早期剥离或胎儿窘迫等。剖宫产是解决困难分娩,以及在危急情况下挽救母、胎生命的一项重要手段。剖宫产是一种手术,自然存在手术与麻醉的风险。由于医学的进步,麻醉与手术的风险已大幅度降低,一般来说,剖宫产还是一种比较安全的手术。如今许多剖宫产并不具备医学指征,而是为了免受分娩的阵痛之苦或其他的社会因素,故有必要对剖宫产术后可能发生的近期及远期并发症加以阐明,以引起孕妇的重视。

剖宫产术中发生脏器损伤是少见的,往往在术中能得到补救。若术中子宫大量出血,通过一般措施不能控制者,可行宫腔填塞、子宫背包式缝合术、髂内动脉结扎或栓塞,必要时行子宫切除术等以挽救产妇生命。

剖宫产腹部切口感染是较常见的并发症,经过换药或扩创可以愈合。但若子宫切口愈合不良,可以造成产褥期子宫大量出血,需要予以介入治疗或再次手术,甚至需要行子宫切除,此种情况比较少见。腹壁切口感染如与子宫切口连通,则形成子宫腹壁漏,月经期经血可从腹壁的切口流出,经久不愈,需要行较为复杂的修复手术,这是一种罕见的并发症。

剖宫产与一般手术一样,术后可能发生盆腔粘连,有时引起小腹部疼痛不适,通常不需要进行特殊治疗。个别病例发生粘连性肠梗阻时,则需要进行手术治疗。

剖宫产手术中即使十分小心,也难避免子宫内膜细胞或组织遗留在切口中,术后数月至数年发生切口子宫内膜异位症。表现为切口部位出现硬结,轻度疼痛,月经期间硬结增大,疼痛明显。病灶表浅者局部皮肤呈暗紫色,需行手术治疗。

子宫切口愈合后会遗留瘢痕,特别是子宫切口愈合不良者再次妊娠,可能发生子宫切口破裂,危及母、胎生命。剖宫产后再次妊娠,若前壁胎盘位置低,绒毛植入子宫瘢痕,形成子宫瘢痕妊娠概率增加,从而造成人工流产或分娩时难以控制的大出血。

另外,还有一些情况并不属于手术并发症,但对日后生活会产生不同程度的影响,如剖宫产术后半年才能放置宫内节育器;若在术后半年内怀孕,需要终止妊娠者,则属于高危人工流产;再次妊娠最好在手术2年后;未经过阴道分娩的绝经后妇女做阴道检查,或行阴道手术时会有较多的痛苦与困难等。

希望大家了解,剖宫产术与其他的手术一样,都应该具有一定的医学指征。

309. 剖宫产术后瘢痕妊娠有什么危害性

剖宫产术后瘢痕妊娠是指剖宫产后再次妊娠,胚胎着床在原子宫切口的瘢痕处。由于瘢痕处缺乏正常的蜕膜,胎盘绒毛便可直接植入到子宫肌层,在人工流产或分娩时胎盘植入的部分不能与子宫壁分离,若勉强分离将导致大量出血危及生命,属于高危妊娠。目前剖宫产率居高不下,子宫瘢痕妊娠屡有报道。这个问题应引起重视。

欲避免上述情况的发生,降低剖宫产率是关键。另外,医师要时刻警惕该情况,有下述高危因素,如剖宫产史再孕者,早孕B超发现胎囊位置低;妊娠中、晚期,前壁胎盘位置低,胎盘处子宫下段肌层低回声区不连续或缺损等,均提示瘢痕妊娠的可能,当然需由有经验的超声医师检测。可疑的病例,在人工流产或分娩前,应做好充分的准备及各项应急措施,包括术前与家属沟通,交代手术风险、输液、备血,与相关科室联系必要时行动脉栓塞或子宫切除,达到减少出血或有效地控制出血的目的,以提高手术安全性。

310. 什么是子宫瘢痕憩室,有什么危害性

子宫瘢痕憩室是剖宫产的远期并发症,可发生于手术后数年。临床表现主要是月经后少量淋漓出血不断,历时1周或更长,色红或褐,患者常以月经不调就诊,多无其他症状。需与子宫内膜修复不全或放置宫内节育器后出血相鉴别。

子宫瘢痕憩室除有月经异常的表现外,主要的危害是万一再次妊娠,胚胎

着床于憩室中,无法进行人工流产;若憩室破裂或绒毛植入瘢痕,均将引发大出血而危及生命。

子宫瘢痕憩室形成的原因可能与子宫下段切口缝合过密或感染导致局部愈合缺陷,薄弱处逐渐向外膨出呈囊袋。潴留囊中的经血便会淋漓不断向外排出。B超检查见到子宫下段切口处向外膨出的液性暗区则高度提示子宫瘢痕憩室。宫腔镜检查可以看到憩室通入宫腔的开口。

治疗可以通过腹部或阴道切除憩室修复子宫下段。若能严格掌握剖宫产指征,做好术中无菌操作及正确缝合,则可能避免子宫瘢痕憩室的发生。

311. 剖宫产时产妇应如何配合

施行剖宫产术时,产妇应很好地配合才能使手术进行得顺利。在此向产妇介绍剖宫产的术式和手术的过程。

(1)剖宫产常用的术式:①子宫下段式。这种术式是子宫的切口在子宫下段,亦即在扩张了的子宫峡部。这种术式最为常用。②腹膜外剖宫产。最初应用于有宫腔内感染的情况,使宫腔感染不致扩散到腹腔。此外,由于较少干扰腹腔脏器,术后恢复快,目前有些医院已将其作为剖宫产的常规术式。③子宫体式。这种术式是在子宫体部中线做一纵向切口,取出胎儿,又称古典式剖宫产。日后妊娠、分娩时发生子宫破裂的机会多于子宫下段式者。此种术式临床已极少应用。④剖宫产同时做子宫切除,多用于子宫破裂或有严重宫腔内感染者。

这4种术式,一般根据病情需要、手术指征和术者对手术熟练的程度来决定采用哪一种。

(2)剖宫产手术过程:麻醉(一般采用局麻或硬膜外麻醉,有时也采用全身麻醉)后,切开腹壁及子宫,取出胎儿和胎盘,然后缝合子宫及腹壁的各层。手术时间一般在30分钟左右。术后7日拆除腹壁缝线,使用可降解缝合线则不必拆线。现在有主张手术不缝合腹膜,这样手术的时间相应缩短,术后不适也减轻,但对其远期后果还有待进一步验证。产褥恢复期约需10周。

在施行手术之前,要向孕妇及其家属说明为什么要施行手术,术中将用什么样的麻醉,术中可能有些什么感觉,可能发生什么问题,使他们充分理解,并打消产妇的一切思想顾虑及不安情绪,以争取很好的配合。术前还需要产妇及家属签字。目前较常用的是硬膜外麻醉。采用此种麻醉时,产妇的意识是清楚的,甚至术中的一举一动全都知道,只是没有痛觉。由于产妇已经了解手术的全过程,并有充分的思想准备,从而产生了自信心和信赖感,术中便能很好地配合。

如果采用局麻进行手术,应告诉产妇在取出婴儿、胎盘及清理宫腔时,若有明显疼痛不适感,就应及时告诉医师和麻醉师,以便进行处理。手术中切忌大喊大叫,以免由于腹压的增加,使肠管挤出切口之外,不但影响手术操作,更由于吞咽大量气体,引起术后腹部胀气。产妇自始至终应保持镇静,并与术者密切合作。如果麻醉效果差或麻醉平面不够,都要如实反映,切忌为了让麻醉师多给麻醉药而"谎报军情",一旦术中碰这也痛,碰那也喊,弄得真伪难辨,不但影响手术的顺利进行,也会造成因过量使用麻醉药带来的不良后果。

312. 产妇不管什么情况都要求剖宫产是正确的吗

有些孕妇从怀孕一开始就有一个念头:生孩子时一定要做剖宫产。产前检查时,医生并没有发现母体、产道和胎儿有什么异常,往往会建议孕妇阴道分娩。临产后,有些产妇及家属却反复要求剖宫产,甚至还威胁说,如不给剖宫产,将来大人和孩子有问题,就和你们算账。我们认为,这种做法不但使医师为难,对产妇自己也不利,因此是不合适的,甚至是无理的。

我们做任何一件事情,首先要有一个目的,然后再考虑通过什么方式和方法才能达到预期的目标,以取得成功。生孩子也一样,用什么方式,采取什么方法最好,事先医师已经做了检查和充分估计。如果检查后,预计阴道分娩确有困难,或对母、胎不利,当然就会决定施行剖宫产。我们把这种理由,称为剖宫产的指征或适应证。没有手术指征者不能轻率地施行手术。有些孕妇根本没有手术指征,只是为避免阵痛之苦,就轻率地要求医师给做手术,这是很不妥当的。须知手术、麻醉均有一定的风险及并发症,对日后妊娠、分娩也会带来不利的影响。决定阴道分娩的产妇要与医师合作,在严密的监测下,若产程进展顺利,则自然分娩;一旦发生了异常情况,随时能及时行剖宫产结束分娩,不会对母、胎造成危害。所以,手术与否,需要医师根据具体情况分析,然后做出决定。产妇及家属只要充分理解,密切合作,就一定会收到满意的效果,也能避免许多不必要的剖宫产手术。

313. 储存新生儿脐带血有什么重要意义

脐带血是新生儿出生时剪断脐带后残存在胎盘及脐带中的胎儿血液。脐带血中含有大量的造血干细胞,是一种具有自我复制及多向分化潜能的细胞。应用干细胞可以治疗40多种疾病,它在骨髓移植,修复损伤或衰老的人体器官等方面有着广阔的应用前景。

干细胞除存在于脐带血,还来源于骨髓及外周血,脐带血的收集远较后二者更为简便,来源也丰富。采集脐带血对母、儿没有任何损害,是其优点。脐带血在过去并没有很好地被利用,而今脐带血已成为一种宝贵的生命医学资源。脐带血干细胞与骨髓及外周血干细胞的区别,在于它具有免疫不成熟性的特点。婴儿日后自身应用,具有不需配型、不产生排斥反应、价格低廉的优点。其在家族成员中可应用的概率也大,还具有快捷的优点;即使应用于人类白细胞抗原(HLA)配型不同的个体,移植后的免疫排斥率也低。

脐带血的采集,需要由受过专门培训的接生医师或助产士按操作规程进行。采集后,由卫生部颁发脐带血造血干细胞库执业许可证的工作人员,在一定时间内取回入库,进行科学的处理与保存。脐带血造血干细胞在目前的科学条件下可以长期地保存,这样更增加了它的使用价值。

父母为降生人世的子女储存脐带血,就是给孩子留下一份珍贵的生命备份,是一项有价值的健康投资,有利于个人、家庭与社会。准备为自己宝宝储存脐带血的父母,在住入产科病房后,要及时向产科医师提出申请并履行一定的手续。

第四章　产褥期的康复

314. 什么是产褥期

胎儿娩出后,胎盘自母体排出,从这时开始,产妇进入了产后恢复阶段。在妊娠期间,母体的生殖器官和全身所发生的一系列变化,都要在产后 6～8 周内逐步调整,以致完全恢复,医学上将这段时间称为产褥期。

胎儿和胎盘娩出后,产妇会立刻感到十分轻松,但却非常疲倦。有的人就想休息,希望好好地睡上一觉;也有的人感到饥饿,想饱餐一顿,这些都属于正常现象。多数产妇体温是正常的,遇有产程延长或过度疲劳时,体温可能略有升高,一般不超过 38℃,次日多能自行恢复,一般不需特殊处理。产后由于胎盘循环的停止,子宫缩小,再加上卧床休息活动少,以及分娩后的情绪放松等原因,脉搏往往比较缓慢但很规律,每分钟 60～70 次,于产后 1 周左右逐渐恢复平时状态。妊娠期间的生理性贫血,多在产后 2～6 周逐渐自然纠正。产褥早期白细胞计数增高,产后 1 周左右可下降至正常。大多数人的血沉可在6～8 周恢复正常。腹壁松弛恢复的快慢与程度,和产后的运动或锻炼有关。产后早期开始在床上做产褥体操,并继续进行锻炼的人,腹肌张力恢复得就快。腹壁正中线的色素可逐渐消退。腹壁上的妊娠纹也将在数月后由红色变成银白色条纹。

315. 产妇为什么容易发生尿潴留,排不出尿怎么办

产妇于分娩后 3～4 小时应当解一次小便,大多数产妇都能顺利地排出尿来。但有些宫缩乏力、产程延长或助产分娩的产妇,往往发生排尿困难,如发生排不出尿或尿不净时称为尿潴留。

(1)尿潴留的主要原因:① 在分娩过程中,胎儿先露部长时间压迫膀胱,使膀胱黏膜水肿、膀胱张力下降、收缩力差。② 分娩后腹壁松弛、腹压不足,造成排尿困难。③ 产程中尿潴留,膀胱麻痹失去尿意。④ 有些人不习惯躺着排尿。⑤ 会阴伤口疼痛,产妇对排尿有恐惧心理或因尿道反射性地痉挛,

导致排尿困难。排不出尿或尿不净引起尿潴留,加之产妇抵抗力差,细菌容易乘虚而入,导致尿路感染。

(2)促使排尿的方法:① 产后多饮水。② 鼓励起床自解小便,小便时可采取半蹲半立的姿势。③ 用温水冲洗尿道周围,或让产妇听流水声,以诱导其排尿。④ 在下腹部放置热水袋,以刺激膀胱收缩。⑤ 针刺疗法也有一定效果。可取关元、气海、三阴交等穴,使针感向尿道处传导。⑥ 肌内注射新斯的明 0.5 毫克。⑦ 上述疗法均无效时,应在严密消毒下导尿,并留置导尿管,开始持续开放,24 小时后可每隔 3～4 时开放 1 次,2～3 天后拔除导尿管,产妇多能自行排尿。

在自行排尿后,要注意膀胱内有无残余尿。检查的方法是产妇排尿后,立即在耻骨上方稍稍用力压小腹部,如果产妇仍有尿意,说明有残余尿。排尿后的 B 超检查,可以更准确地了解膀胱中是否仍有尿液存留。仍有尿潴留时,可用上面列举的针刺或药物等方法重复治疗一个阶段,直到恢复正常排尿为止。

316. 产妇为什么容易出汗

产后的妇女容易出汗,一觉醒来总是满身大汗,夏天出汗就更多了。这是因为产前体内潴留的水分要及时排出,产后恢复过程的代谢废物也需要排泄,故产妇皮肤的排泄功能相应地比较旺盛,出汗就多,尤其在入睡后和初醒时更为明显,此乃正常的生理现象。这种汗称为褥汗,常在几天之后就会自然减少,不必治疗。但要随时用干毛巾擦汗,最好每晚用温水擦澡 1 次,还应勤换内衣裤,以防感冒。

分娩后,产妇的体重立刻就可减少 6～8 千克。此后 1 周之内,由于大量出汗、利尿和子宫复旧等,体重可再减少几千克。这种体重的减少属于正常生理现象,并非病态。

317. 产妇为什么容易便秘

大多数产妇都有便秘,有时产后好几天都未解一次大便。这是因为产后最初几天,产妇的食欲差、进食少;卧床时间较多、缺少运动,以致肠蠕动功能减弱;腹肌及盆底肌肉松弛、腹肌力弱,无力解大便等原因,导致产妇容易发生便秘。如果 3 天或更长时间不解大便,就应当设法促使其排便。

产后便秘不可用强力泻药,以免腹泻影响乳汁分泌。可采用乳果糖液口服,每日清晨服 15～30 毫升;或用开塞露,每日 1～2 支,注入肛门,以刺激直肠引起排便反射;还可以采用温肥皂水灌肠,将积存在直肠内的干粪块清除。

为了防止产妇便秘,除了进食富有营养、易消化的食物外,还应多饮水,多吃些青菜和水果等富含纤维素的食物。产后早期下床活动,做产褥体操等,都可促进肠蠕动,防止便秘。此外,还应注意养成每日定时大便的习惯。

318. 产后宫缩痛应如何处理

个别产妇在产褥期的最初 3～4 天,由于子宫收缩而引起下腹部剧烈疼痛,称为产后痛或产后阵痛。这种疼痛多发生在经产妇,特别是双胎或分娩过快者。初产妇的宫缩痛较轻,多发生在产后 1～2 天内。发生宫缩痛的原因,是由于子宫复旧过程中持续且强烈的子宫收缩所致。由于子宫收缩力强,引起局部组织缺血、缺氧,或神经纤维受压而出现剧烈阵痛。疼痛时,于下腹部可摸到或看到隆起而变硬的子宫。哺乳时,婴儿吸吮乳头,反射性地加强了子宫收缩,故在哺乳时宫缩痛更为显著;疼痛时,自阴道排出的恶露量亦较多。这种较重的宫缩痛,通常在分娩 3～4 天后可以自然消失,不是什么病症,不必担心。

宫缩痛不重者不必治疗,重者可给予镇静、止痛药,或做下腹部按摩。当子宫内有胎盘或胎膜残留,也会发生剧烈的宫缩痛,甚至疼痛难忍。因此,宫缩疼痛剧烈时,应做 B 超检查以了解子宫内是否有残留物,如确无残留物,可按上述方法治疗。

319. 产妇为什么容易发生腰腿痛

妇女在妊娠期间,由于腹部增大,身体重心的改变,腰背部和腿部肌肉被伸张及牵拉,常常感到腰腿酸痛。分娩时,双下肢屈曲、仰卧时间较长,再加分娩时的体力消耗,所以妇女在产后常会感到腰腿痛加重。有些产褥期妇女过早地从事繁重的家务劳动,每天还要照顾婴儿,给婴儿换尿布或洗澡需要经常弯腰,也是引起腰腿痛的原因。由于上述原因引起的腰腿痛,经休息后,疼痛可以减轻或缓解;若疼痛经久不愈或有加重趋势,则应当前去就医,查清原因后予以治疗。

320. 如何防治产妇脱肛及痔疮加重

孕妇患有痔疮,经过分娩,一般都会加重病情。这是因分娩时,产妇向下用力,盆腔充血,以及胎头下降压迫,加重了肛门的静脉曲张和充血,使痔疮加重。

罹患痔疮的产妇分娩,当胎头拨露和着冠时,接生者应当在保护会阴的同时,用手隔着纱布压迫肛门,防止痔疮及肛管脱出。若痔疮已经脱出,在胎儿娩出后,要将脱出的部分立刻还纳入肛门,然后用纱布卷压于肛门处,并紧束月经带,以防其再度脱出。当大便后,若痔疮再度脱出,应在清洗外阴及肛门后,将脱出部分还纳,再用同法压迫,这样会慢慢好起来。

痔疮在分娩后的2～3周内,表现为红、肿、疼痛,产妇因为怕痛,常常不敢解大便;由于便秘,排便困难等,使痔疮更加重,形成恶性循环。因此,产妇要注意饮食,多吃水果、青菜,除细粮外,还应吃些粗粮,多饮水,以防便秘。有痔疮的产妇,在产后可以应用痔疮膏治疗。当痔疮脱出,并发生水肿时,应将之还纳。方法是在痔疮的表面涂些药膏,用手指将充血水肿的痔疮慢慢推入肛门内。当局部水肿消退后,疼痛、下坠等症状便会减轻或消失。

321. 产妇如何保持外阴卫生

外阴部由于解剖的特点,易被尿液、粪便及阴道分泌物所污染,尤其在产后,恶露自阴道流出,外阴部更易受到污染。如不注意卫生,加强护理,便容易发生产后感染。具体的方法是:保持外阴清洁,垫以无菌的会阴垫;住院期间,每日清晨会有护理人员给予外阴冲洗及消毒;出院后,自己可以用棉球或纱布蘸温开水,于大、小便后擦拭外阴部,拭去恶露。擦拭时,应先擦阴阜部及两侧阴唇,最后擦至肛门,不可由肛门开始向前擦。产妇应当早期下床活动,这不仅可以促进恶露的排出,还可减少污染机会。

如果会阴部有裂伤或侧切伤口时,伤口肿胀、疼痛,还用50%硫酸镁溶液湿热敷于患处,并口服镇痛药。会阴切口处如有感染、化脓时,应及早扩创,引流出脓汁;创面除每天换药外,还可以采用物理疗法,如热敷(产后10日热坐浴)、红外线局部照射等;尽量暴露伤口,不要用很厚的敷料包扎,以保持创面干燥,利于愈合;卧床时,应卧向伤口的对侧,如会阴侧切在左,应向右侧卧,以防恶露流出污染伤口而增加感染的机会。

322. 产褥期妇女的乳房有哪些变化，什么是副乳房

妊娠期妇女的乳房都会发生变化，如乳房增大、静脉充血，挤压乳房时可有少量淡黄色液体自乳头流出等。产后2～3天乳房增大更为明显，并变得坚实，表面血管怒张，局部温度增高，并开始分泌乳汁。开始乳汁分泌量较少、色黄、质较稠，称为初乳。1～2周后，乳汁分泌量逐渐增多，并转为白色。

有少数妇女在产褥期间，发现单侧或双侧腋前方有包块隆起，双侧者居多，并感到局部肿胀、疼痛；有些肿块的中央可见到色素较深的突起，偶在突起处可挤出少量乳汁，这就是副乳房和乳头。副乳是胚胎发生过程中未完全退化的残留乳房。多数妇女没有副乳房。少数生有副乳房的妇女，在非妊娠期间，腋前方即有明显的突起，于腋下可以扪到软块状物，月经期前局部感到胀痛；产后，肿块有明显增大，还可能分泌乳汁。产后发现副乳房者，暂时无须做任何处理，日后可酌情考虑手术切除。

323. 产妇什么时候开始下奶

妊娠后期，少数妇女挤压乳房可见到点滴稀薄的黄色液体从乳头流出，量很少，但这不是下奶，正式的乳汁分泌要在分娩以后。分娩后什么时候下奶，虽然每个母亲不尽相同，但差别也不会太大。大多数妇女在产后第二天就可从乳头挤出少许乳汁，叫作初乳。由于哺乳，婴儿吸吮乳头的刺激，乳汁的分泌量会日渐增多。

产后为什么才会有乳汁分泌呢？孕期胎盘分泌的孕激素可刺激乳腺腺泡的发育，而所分泌的雌激素可刺激乳腺腺管发育，综合的作用是促使乳房进一步增大。但仅有这两种激素尚不能使乳腺得到完善的发育，还要有体内其他许多激素的协同作用才能完成。妊娠期乳腺的充分发育为泌乳做好了准备，但妊娠期并不分泌乳汁，这是因为体内大量的孕激素和雌激素有抑制乳汁生成及泌乳的作用。

分娩后，胎盘排出体外，雌激素和孕激素水平迅速下降，解除了对乳汁生成及泌乳的抑制作用，从而开始分泌乳汁。持续的乳汁分泌，在很大程度上要依赖于哺乳的刺激。哺乳时婴儿吸吮乳头，引起排乳反射，从而保持乳腺不断地按需泌乳。当建立了牢固的条件反射后，母亲每听到婴儿哭声就立即会有

乳汁分泌。

324. 产妇乳房胀痛是正常现象吗

一般妇女于产后2~3天感到乳房发胀,并可挤出少量乳汁。此时,并没有大量的泌乳,主要是由于乳房充血引起的胀痛。胀痛时,最好佩戴合适的乳罩托起乳房,以利于血液循环,使疼痛减轻。如果胀痛不减,而且更为加重,可能是由于刚刚开始下奶,乳腺管不通畅所致。为疏通乳腺管,可以采用手法按摩,方法是由乳房的四周,向乳头的方向轻轻按摩,可以自己操作或由别人协助;也可用干净的木梳背蘸些滑润油,从乳房的四周向乳头的方向,按顺序滑动,均可起到疏通乳腺管的作用。产后早期即开始哺乳,婴儿的吸吮有助于乳汁的排出及乳腺管的疏通,可以有效地缓解乳房胀痛。必要时,还可以用吸奶器将乳汁吸出。采用上述的措施可避免乳汁淤积,乳房胀痛也会明显减轻。

如果乳房不仅胀痛,且伴有高热、寒战,乳房局部有硬结、红肿、触痛,则可能是发生了乳腺炎,应立即到医院诊治。

325. 产妇应该什么时候开始哺乳

母乳是新生儿的理想食品。健康的妇女都应当以自己的乳汁哺育小宝宝。仅有少数母亲因健康条件所限不能哺乳,如患有活动性肺结核病、心脏病伴心功能在Ⅱ级以上、较严重的肾脏病、糖尿病、重度贫血,急性肝炎或其他传染病等不适宜哺乳。

关于开始哺乳的时间,现在多主张早开奶。产后或剖宫产后,便可立即让婴儿吸吮乳头,这样不但可以促进乳汁分泌,还可以加深母、儿的感情。有些产妇对此不理解,认为还没下奶,为什么就急着要喂奶,不是白受累吗?其实不然,早开奶的好处很多。因为乳汁分泌是受神经支配和多种内分泌激素调节的,婴儿吸吮对乳头的刺激通过感觉神经传导到中枢,然后再通过传出神经向下作用于垂体,使垂体催乳素的分泌量增加,从而促进泌乳。与此同时,垂体又分泌一种称为催产素的物质,这种物质不但可使乳腺管收缩,促进乳汁排出,还能促进子宫平滑肌收缩,加速子宫的复旧及恶露的排出,所以对母亲也有很大好处,可谓一举两得。

326. 哺乳对乳母有不良影响吗

产后妇女不愿哺乳,其想法各有不同。有些母亲认为哺乳劳累,有些则顾虑哺乳会使体形发胖或影响乳房外观,还有人担心哺乳有损自身健康。但当她们了解到母乳喂养的种种好处后,这些顾虑就可以被打消了。

母乳喂养可以带来如下好处:① 促进子宫的复旧。② 了解婴儿的食欲、食量及饮食习惯。③ 哺乳期间对婴儿的抚爱,能增加母、儿间的感情。④ 了解婴儿的健康状况,以及有没有疾病。⑤ 夜间哺乳非常方便,无须再去热奶,免去许多劳累和麻烦。⑥ 在炎热的夏季,人工喂养时牛奶不易储存,容易酸败;母乳则既方便又清洁,不会变质,减少了婴儿患消化道疾病的概率。婴儿少患病,母亲可省去许多不必要的麻烦和焦虑。⑦ 不必为买奶粉、调奶而奔忙,还节省了经济开销。⑧ 哺乳可以降低母亲日后发生乳腺癌的风险。

哺乳除了有上述诸多好处外,母乳还是婴儿最适宜的天然营养食品。为了下一代更健康地成长,即使付出辛勤劳动也是值得的。乳母在哺乳期间只要注意加强营养是不会因哺乳而影响自身健康的。至于体型发胖与哺乳并无必然联系,产后如饮食及活动适当,定可保持原有体形。哺乳后,佩戴合适的乳罩亦不致影响身体的线条。由此可见,哺乳对乳母并无不良影响。如无特殊情况,母亲最好亲自哺乳。

327. 乳母在哺乳前后应做哪些乳房护理

产妇通常在产后 2～3 天开始感到乳房发胀,并可挤出少量初乳,以后乳量逐渐增多。产后 1～2 周,初乳转变为成熟乳。在乳汁尚未开始分泌前,就应当让婴儿吸吮乳头。

妇女应该在妊娠期就做好哺乳的准备,如用棉签蘸植物油浸湿乳头,将乳头污垢清除,还要经常用热水和软毛巾把乳房、乳头清洗干净。产后于每次喂奶前,用软肥皂和清水洗净乳头和乳晕,并擦干;喂奶前产妇应洗净双手。喂完奶亦应再清洗乳头,以免乳汁黏着于乳头上。平时亦应保持乳头干燥。哺乳期妇女应佩戴合适的乳罩,以支撑胀大的乳房。哺乳时,应将乳头及乳晕全部放入婴儿口中,避免单吸乳头造成局部负压过大,引起乳头皲裂。发生乳头皲裂时,除用上述方法保持乳头清洁、干燥外,裂伤轻者仍可继续哺乳;裂伤重者要及时上药,局部可涂以复方安息香酊或 10% 鱼肝油铋剂。将药液涂于乳头上。喂奶前应将药物彻底清洗干净。治疗期间,可采用乳头罩间接哺乳,直到痊愈后再直接哺乳。

328. 每天应哺乳几次,哺乳后仍有乳汁残留怎么办

有些母亲给婴儿哺乳没有一定的时间和次数,只要婴儿一哭闹,就以为是饿了,马上抱过来喂奶。其实哭闹是婴儿的运动,也是婴儿的语言,啼哭可以促进婴儿肺的发育,所以每天都要哭上几次。啼哭代表很多情况,除表示饥饿外,还可能是冷了、困了、尿布湿了,或身体某处不舒服了等,不一定都是饿了。母亲此时应做到分别情况予以对待。

既往曾采用定时哺乳,即规定每3~4小时哺乳1次。目前则主张按需喂乳,孩子饿了就可以喂奶,不必硬性规定时间。每次哺乳时间为10~15分钟,两侧乳房应轮流哺喂。喂奶时,母亲应以拇指放在乳晕上方,另外4指托住乳房,控制乳汁的排出,以防止婴儿呛奶;还要避免乳房堵住婴儿鼻孔。喂奶姿势以坐位为好,将婴儿抱在怀里,头侧稍抬高。最好不要侧卧喂奶,尤其夜间容易打瞌睡,不但身体容易压着婴儿,乳房也容易堵塞婴儿的口、鼻,引起窒息。

每次哺乳时,让婴儿先将一侧乳房的乳汁吸空,再吸另一侧。如果哺乳后仍有剩余的乳汁,最好将其排空,可用手挤出或用吸奶器吸净,不让乳汁残留在里边。有些人担心乳汁量不足,哺乳后有残留也舍不得挤出去,留着下次再喂,以为这样奶量能多些。其实,这种想法是不正确的,效果也适得其反。因为只有当乳汁全部排空,才能有利于更多地分泌乳汁;如不排空乳汁,分泌的奶量反而减少。

开始奶量不足时,乳母若能坚持哺乳,每次将残留乳汁挤空,同时加强营养、多进汤汁,只要不是乳腺发育极差,奶量是会逐渐增多起来的。

329. 何时给婴儿断奶为好,如何断奶

母乳喂养的优点很多,母乳比牛奶容易消化、营养价值高、温度适宜,而且经济、方便。但是,半岁后的婴儿单靠母乳供给营养就显得不足了,特别是有些婴儿依赖母乳,不吃其他食品,就更成问题了。因此,哺乳时间要适当,到了一定时间就应该断奶。

断奶可以逐步进行,有计划地给婴儿增加辅助食品以补充母乳的不足,也便于婴儿适应。自婴儿生后4～6个月开始逐渐增加下列辅食,如蒸蛋羹、稀粥、果泥、菜泥及苏打饼干等;自6～8个月起,可以减少哺乳的次数,多给些辅食,并可添加牛奶;10～12个月便可以断奶。母亲也可以根据自己的工作情况决定哺乳的方式,如白天上班可以行人工喂养;下班后,可以母乳喂养。有些母亲愿意长些时间哺乳,如哺乳一年半或两年也是可以的,但要注意及时添加辅食。断奶时,为避免母亲继续泌乳,可在最后一次喂完奶,将乳房吸空,并将乳头及乳房清洗干净,敷以干净小毛巾,然后紧束胸部,过3～4天再解开;同时要少进汤汁类食物。如果自觉有明显的奶胀不适,可以进行退奶。经过退奶,同时婴儿也不再吸吮,乳房慢慢就不再分泌乳汁了。

330. 哺乳为什么会引起乳头皲裂,乳头皲裂后还能哺乳吗

哺乳妇女发生乳头皲裂是常见的情况,尤多见于初产妇。引起乳头皲裂的主要原因是哺乳方法不当。哺乳时,婴儿若只吸吮乳头,吸吮的负压全部集中在乳头,就很容易发生乳头裂伤。另外,由于乳汁流出不畅,或者不熟悉如何哺乳,致使哺乳时间过长,或乳头长时间含在婴儿口中,便容易造成乳头上皮浸软,以致乳头表皮剥脱及破溃。如果裂口较小,疼痛不重,仍可继续哺乳。每次哺乳后,在乳头破裂处涂以10％复方安息香酊或10％鱼肝油铋剂软膏,保护创面,促进其愈合。下次哺乳前,将药物彻底擦净。如果裂伤较重,除用上述药物治疗外,可佩戴乳头帽哺乳,或用吸奶器吸出乳汁喂养婴儿,以防乳汁淤积。发生乳头皲裂后,应注意保持局部清洁,防止感染及发生乳腺炎。待裂伤痊愈后,再正常地哺乳。

331. 哺乳期妇女用药对婴儿有影响吗

正常人服药后,药物进入人体,或在肝脏解毒,或由肾脏排出。哺乳期的妇女服药后,有一部分药物经乳汁排出。婴儿如果吃母乳,乳汁中的药物便会进入婴儿体内。由于大多数药物在乳汁中的含量很少,为母体血药浓度的1％～2％,故药物对婴儿的影响不大。但有些药物进入乳汁的浓度较高,还有些药物能在婴儿体内蓄积,又鉴于新生儿的肝、肾功能尚不完善,药物对新生儿可能产生不良影响。

乳母如果口服四环素,在乳汁中的药物浓度可达到较高水平,婴儿吃奶后可能影响骨骼、牙齿的发育。母亲服磺胺类药物时,由于磺胺可与血浆白蛋白结合,以致婴儿血中游离的间接胆红素水平增高,加重高胆红素血症的危害,导致核黄疸的发生,对早产儿的危害尤甚。乳母服用甲硝唑(灭滴灵),可使乳儿厌食、呕吐;服用呋喃咀啶、呋喃唑酮等剂量过大时,能引起婴儿溶血反应。

除上面列举的药物外,还有一些由乳汁中排出的药物,对乳儿可能造成不良影响。抗感染药物有红霉素、氯霉素、链霉素;抗结核药有异烟肼;镇静安眠药有氯丙嗪、溴化钠、苯巴比妥等。乳母长期服用利舍平,乳儿可产生鼻塞等症状。乳母如每天吸烟20～30支,乳汁中的烟草酸含量足以使乳儿发生恶心、呕吐。

总之,药物虽然有治疗作用,但也有一定的不良反应。新生儿对药物较为敏感,所以哺乳期妇女用药时一定要慎重,既要考虑药物的治疗作用,又要考虑其对婴儿的影响。如果病情需要服药时,应当在医师的指导下,选用由乳汁排出量少,对乳儿影响不大的药物,以用最小的有效量为宜,一般用药3～5日。还可以根据药物的半衰期,调整哺乳的时间。如病情较重,需要治疗,而药物对婴儿又有较大影响时,可以暂时停止哺乳,按时吸出乳汁以维持泌乳。

332. 什么是乳汁淤积症,患乳汁淤积症该怎么办

乳汁淤积症主要见于没有哺乳经验的初为人母的妇女。初产妇下奶后,由于没有哺乳经验,婴儿往往不能将乳汁吸尽;若发生了乳头皲裂,婴儿的吸吮常会使母亲感到钻心的疼痛,而不能充分哺乳;还有因乳头发育不良,如乳头短、平或内陷,使婴儿吸吮困难等,以致每次哺乳后仍有多余的乳汁积存于乳腺小叶的腺泡中,造成乳汁淤积症。另外,初产妇乳汁中含有较多的脱落上皮细胞,可以引起部分乳腺腺管堵塞,以致分泌的乳汁不能通畅地流出,而淤积于腺泡及腺管中。乳汁是细菌的良好培养基,乳汁淤积若遇有细菌的侵入,易发生乳腺炎。

由于乳汁淤积可以引起乳房局部胀痛,检查时会发现乳房局部有触痛的肿块,表面无明显红、肿,体温往往正常,白细胞计数多不升高。

一旦发生了上述情况应及时到医院就诊。通过轻柔的按摩往往可以疏通乳腺腺管,使淤积的乳汁流出,乳房肿块缩小,疼痛减轻。另外,医师会指导正确的哺乳方法,并要求乳母在哺乳后尽量吸空乳房,防止再发生乳汁淤积。

333. 乳腺炎有哪些表现,如何防治

急性乳腺炎是产褥期的常见病,是引起产后发热的常见原因之一,多发生在产后2～6周。引起感染的细菌以金黄色葡萄球菌为主。感染多来自婴儿鼻咽腔内寄生的细菌,或产妇皮肤上的细菌。细菌多由乳母乳头上的破口侵入,通过乳腺管进入乳腺内;有时身体其他部位的感染灶引起菌血症或败血症时,亦可导致继发性乳腺炎。

乳腺炎的临床表现为高热、寒战,患侧的乳房红、肿、热、痛,并有硬结和明显的触痛;患侧的腋窝淋巴结肿大,亦有触痛;白细胞计数升高,以中性粒细胞为主。治疗可采用青霉素肌内注射或静脉滴注,每日480万～800万单位。青霉素过敏者,可选用其他的广谱抗生素。若未能及时治疗,最终将形成乳腺脓肿,此时,全身和局部症状明显加重,需行脓肿切开引流,否则炎症会进一步扩散。

乳腺炎的预防,应重视产前及哺乳期的乳房护理,采用正确的哺乳方法,乳母本人及家庭的卫生也很重要。对单纯的乳汁淤积症要及时处理,如按摩、热敷和及时吸出乳汁等。乳腺炎早期感染局限,病情较轻时,可将仙人掌去皮、刺,捣碎成糊外敷,或用中药如意金黄散和水调成糊,敷于硬结处;同时应用抗生素。乳头皲裂要及时上药,必要时停止哺乳,待炎症消退后再恢复哺乳。总之,乳腺炎是可以预防的。炎症初起时,如能早期发现,及时治疗,就会很快痊愈。

334. 退奶的方法有哪些

由于某些原因,如死胎、新生儿死亡,产妇有心脏病、肝炎或某种传染病等而不能哺乳时,或婴儿需要断奶时,可选择以下方法退奶。

(1)注意饮食:首先在饮食方面要注意少喝汤、少吃流质和油腻的饮食。

(2)口服雌激素:己烯雌酚口服,每次3～5毫克,每日3次,连服5～7日,不良反应有头晕、恶心、呕吐等,因此最好在饭后服药,或同时服维生素 B_6,每次20毫克,每日3次,可以减轻症状。己烯雌酚也可以肌内注射,每次5毫克,每日1～2次,不良反应较口服为轻。此外,还可以采用溴隐亭口服,每次2.5毫克,每日服2～3次,共5～7日,该药更适用于高泌乳素血症患者的退奶。在下奶前用药效果最好。

(3)中药退奶：可采用神曲 15 克,枳壳 15 克,焦麦芽 50 克,水煎服,每日 1 剂,共 3～5 日。外敷的中药有芒硝。将芒硝各 100 克捣碎,分别置于两个纱布袋内,敷于两侧乳房,外加乳罩或布带紧束以固定之。因药物潮解后变成硬饼,故需每日更换,3～5 日后便可消除奶胀。

(4)针刺疗法退奶：可采用光明穴(外踝直上 5 寸,腓骨前缘),足临泣穴(第 4、5 跖关节后 5 分),进针 1 寸深,中等刺激,留针 15 分钟即可。

(5)冷敷：如果乳汁淤积成块,可用冰袋冷敷,既可止痛,又可消散硬块,并应酌情将乳汁吸出。

335. 下奶的方法有哪些

母亲的乳汁量不足,可以采取下奶的方法增加乳汁的分泌。

(1)母乳量不足的原因：①由于乳腺本身的缺陷,如乳腺发育欠佳,虽然产后就开始哺乳,但乳汁量总是不足。②失去早期哺乳的机会,或中间曾停止哺乳一段时间而造成奶量不足。③母亲的营养及健康状况差,或情绪不佳,导致泌乳量少。

(2)下奶的方法：无论是什么原因引起的乳汁分泌不足,首先都要鼓励乳母,使其对母乳喂养充满信心,情绪乐观,虽然奶量少,也要坚持哺乳。生活安排要得当,避免过度劳累,睡眠应充足,饮食要富于营养,多喝些鸡汤、鱼汤、排骨汤、鲫鱼汤或猪蹄汤,同时补充多种维生素;还可配合以下药物或针灸治疗。①常用中药方剂为王不留行、漏芦、木通、当归各 9 克,党参 20 克,穿山甲 12 克,炙黄芪、丹参各 15 克。每日 1 剂,水煎服。也可将中药与猪蹄 1 对,一起炖服。②下奶的中成药有乳泉颗粒。③针刺穴位可采用少泽、足三里等穴,及艾灸膻中穴。④每次哺乳时,双侧乳房都尽量吸净,剩余的乳汁要全部挤出,这样可以促进乳汁的分泌。

如果母亲的乳腺发育很差,即使采用上述各种方法,也难奏效,但这毕竟属于少数。若遇此种情况,只能采用混合喂养。

336. 产妇洗脸、刷牙、梳头会带来不良后果吗

有些产妇听说产后不能洗脸、刷牙,更不能梳头,以为会带来不良后果。这种说法其实毫无根据,既不符合卫生要求,又影响身体健康。

产妇在经历 10 余小时的分娩过程后,往往已精疲力竭,无暇顾及洗脸、刷

牙,更不会去梳理头发,看上去是蓬头垢面的。胎儿娩出后,腹内空空感到饥饿,这时就应当好好地进餐,一般产后 1~2 小时即可进食。进食前需先洗手、洗脸、刷牙、漱口。以后也要和正常人一样,每天照常梳洗。不但要梳头,而且还要经常清洗头发,尤其在夏天,由于炎热多汗,头发更应勤洗。但产后应注意洗脸、刷牙、洗头时,最好都用温水,水温不要太高,以产妇感觉舒适为宜。

许多产妇包括产科医师在内,产后每天照常洗脸、刷牙、梳头,既没有引起牙痛,也不会发生脱发,无任何不良后果,因此不必有太多的顾虑。

337. 产妇能吃水果吗

我国有些地方流传着产后不能吃生冷食物,也不要吃咸、酸食物的习惯,所以有些产妇连水果都不敢吃。产妇于产后头几天消化力差,可吃些容易消化、清淡而富于营养的饮食,以后再逐渐增加进食量。产妇应多吃些水果,以补充所需的维生素、矿物质及纤维素。饭后可吃些水果,如苹果、橘子、香蕉等。不要吃过凉的水果,刚从冰箱里拿出来的水果最好在室温下放一段时间再吃。此外,还要注意清洁,先将水果洗净去皮后再吃,以免发生腹泻。有些人怕凉,可将水果切成块,用开水烫一下再吃,也可加些糖吃,但不要煮熟,以免破坏水果中的维生素。

338. 产妇什么时候下地活动为宜

产后经 6~8 小时休息,自然分娩的健康产妇多能自产程的疲劳中恢复过来,可以在床上活动,并坐起来。8~12 小时后,可以自行上厕所。次日,便可在室内随意活动及行走。

剖宫产分娩的产妇平卧 6~8 小时后,可以翻身活动及侧卧。拔除导尿管后,便可以坐起,在床上活动。手术后 24~48 小时,于输液完毕,在他人协助下,可开始在室内活动。术后早期活动可以减少肠粘连及预防下肢深静脉血栓形成。开始时活动时间不宜太长,以免过度疲劳,以后可逐步增加活动时间及活动量。至于具体下床活动的时间,还要根据产妇本人的身体情况来定。对于那些体质较差、产后大出血或难产手术后的产妇,不要勉强劝其过早下床活动,但是要把早期活动的好处告诉她们,让她们在床上进行力所能及的活动。

产妇卧床时尽量要避免仰卧,可取侧卧位。这样不但可以防止子宫后倾,而且有利于恶露的排出。

早期下床活动,能促进机体各种功能的恢复,如膀胱功能的恢复,减少泌尿系统感染;增强胃肠道的功能,提高食欲、减少便秘;有利于盆底肌肉、筋膜紧张度的恢复;促进子宫的复旧及恶露的排出;还可以减少下肢深静脉血栓的发生。总之,产后早期活动,可以促进身心的康复。

我们提倡产后早期下床活动,是指轻度的床边活动或做简单的日常家务,并不是让产妇过早地进行体力活动,更不是过早地从事重体力劳动。产妇在分娩后 3 个月内,应避免做重体力劳动或剧烈运动,避免久蹲及搬、扛重物,以预防发生阴道壁膨出或子宫脱垂。

339. 产妇什么时候可以洗澡

胎儿、胎盘娩出是分娩期的结束,随后进入产褥期,这个时期一般定为 6 周。产妇什么时候可以洗澡,采取什么方式洗澡,这要看分娩是否顺利、会阴部有无裂伤或侧切伤口的愈合情况,是不是剖宫产,以及母亲是否发热或患有其他疾病等来决定。

如果分娩顺利,又无上述各种情况,产妇经休息体力恢复后,就可以擦澡或洗澡。因为产妇出汗多,故应勤洗澡、勤擦身及勤换内衣,以清除皮肤的汗污和积垢,保持身体清爽、干燥,还可以预防感冒。如果产妇身体过于虚弱有发热,腹部或外阴部伤口尚未愈合,则可由他人协助用温水擦身。不论洗澡或擦身,都要注意室温不能太低或过高。夏季一般室温就可以,冬日以 28℃～30℃ 较为合适。水的温度也要适宜,夏天水温应略高于体温,冬天还应适当高一些;洗澡时,避免水温忽冷忽热以防着凉、感冒。洗澡时,应紧闭门窗,以免受风引起肌肉及关节疼痛。产后 1～2 周内,子宫颈内口尚未闭合应避免盆浴,以免污水进入阴道,招致产褥感染。

340. 产妇可以读书、看报吗

妇女分娩后,体内所发生的各种改变都会逐渐地恢复到妊娠以前的状态。如果孕期没有发生妊娠期高血压疾病,或其他的并发症,分娩过程也很顺利,产妇经休息体力恢复后,便可以读书、看报。

产后最初几天,产妇最好是半卧位,在舒适的位置及合适的照明条件下看报或读书;不要躺着或侧卧位阅读,以免影响视力;阅读时间不应太长、不要阅读小字的书报,以免造成视力疲劳;光线不要太强,以免刺眼,也不应太暗,亮度要适中。产妇不要看惊险或带有刺激性的书籍,以免造成精神紧张;看书也不要看得很晚,以免影响睡眠。睡眠不足会使产妇乳汁分泌量减少,应加以注意。

341. 产妇的居室能通风吗

在我国,怎样过好产褥期,民间流传着许许多多的旧习俗,其中有的很好,有的则不够科学,甚至有害健康。有些不良习俗至今仍存在于人们的脑海中,甚至为一些人采用。例如,产后的"捂月子"就是其中的一种。"捂月子"的内容包括:不管天气如何炎热,居室的门窗都要紧闭;产妇要包头巾、盖棉被、穿长袖衣服、扎紧袖口和裤腿;不许出门、不许擦身或洗澡等,为的是"怕受风"。在农村则更为严重,常常在盛夏暑日也要把炕烧得热热的。这样一来,产妇捂得全身长满痱子,痱子化脓形成疖肿,甚者融合成片。捂得厉害,体内的热能不能散发,使体温升高,往往又会被误认为是得了风寒感冒,而给予与防暑降温措施相反的治疗。最后,产妇可出现干热、无汗、呕吐、脉搏增快、血压下降、昏迷,体温升高达 41℃～42℃,发生中暑危及生命。因此,我们要积极纠正这种不良的习俗。

现在提倡,产妇的居室要清洁舒适,空气新鲜,定时通风换气。夏天更要打开窗户以利通风,但要避免强大的对流风直吹,以防引起肌肉、关节酸痛。夏季温度过高时,可以采用扇扇子、电风扇或空调等降温,将室温保持在28℃～30℃,并维持恒定;是否铺凉席可根据个人的喜好来定,不必强求一致。冬季室温以 20℃～22℃为宜。室温波动过大或室内外温差过大,产妇容易着凉、感冒。通风换气时,室内温度变化最好不超过 2℃～3℃。冬季时取暖炉不可靠近母亲和孩子。对室内湿度的要求则因室温的高、低有所不同,宜控制在 30%～60%。居室内应有充足的光线,能射进一些阳光更好。

342. 产妇"坐月子"能出屋吗

正常产的产妇,为了促使其身体早日康复,于产后 8～12 小时就可以自行上厕所,并可在室内活动,但应以不感到疲劳为度。剖宫产无并发症者,于手术第二天拔出导尿管后,可由他人协助在床旁活动,以后逐渐增加活动量。产后 1 周,在春、夏或秋季天气晴朗时,便可到户外活动。在户外,呼吸新鲜空气、晒晒太阳、活动四肢，会使人精神愉快、心情舒畅。冬季或天气不好，如遇刮风或下雨，就不要出去了。外出应该注意防暑、保暖，活动要适度，要量力而行，避免过度疲劳。开始时，每天可出外 1~2 次，每次不超过半小时，以后再逐渐增加活动量。

343. 产妇的饮食应当注意什么

我国妇女对产后的营养补充都很重视。建议在产后 1~2 天最好吃些清淡而易消化的食物，以后再逐渐增加富含蛋白质、碳水化合物及适量脂肪的食物，如奶、蛋、鸡、鱼、瘦肉、肉汤、排骨汤及豆制品，还要多吃些新鲜的水果和蔬菜等。有条件者还可以服用复合维生素及补充钙质等。为了防止便秘，还应该多吃些粗粮。

产后妇女每日需要的热能约为 3 000 千卡，其中蛋白质 100~150 克，相当于每千克体重 1.5~2 克；钙 2 克，铁 15 毫克。如果每日能进主食 500 克，肉类或鱼类 150~200 克，鸡蛋 3 个，豆制品 100 克，豆浆或牛奶 250~500 克，新鲜蔬菜 500 克，每顿饭后吃水果 1 个（苹果、橘子或香蕉都可以），就基本上可满足乳母的营养需要。

不注意乳母的营养，将会影响乳汁的质量，这既不利于婴儿的生长和发育，也不利于产后母体的康复。因此，对产妇的饮食应给予足够的重视。

344. 产褥期的康复体操有哪些

产褥期的康复体操可以补充产褥早期活动的不足，并能促进腹壁及盆底肌肉张力的恢复，预防张力性尿失禁、膀胱及直肠膨出和子宫脱垂等。

产褥康复体操在做任何动作之前所取的姿势均相同，即身体仰卧，头平直，胸部挺起，双臂放在身体的两侧。运动开始时先深吸一口气，在运动中暂时憋住气，然后慢慢将气呼出。顺产者于产后第二日即可开始，每日做 5~10次，以后逐渐增加运动次数。

(1)腹肌运动：仰卧，两臂上举达头的两侧并与双耳平行。深吸气时，腹肌收缩，使腹壁下陷，并使内脏提向上方，然后慢慢呼气，两臂复原。待身体条件许可后，在硬板床上做仰卧起坐，以锻炼腹肌。

(2)加强臀肌及腰背部肌肉的运动：仰卧，髋与膝稍屈，双脚平放在床上，两臂放在身体的两侧。深吸气后，尽力抬高臀部，使背部离开床面，然后慢慢呼气并放下臀部,恢复原位。

(3)加强提肛肌的运动:仰卧,双腿屈曲,双膝分开,双足平放床上,双臂放于身体两侧。用力将双腿向内合拢,同时收缩肛门,然后再将双腿分开,并放松肛门。除上述运动外,产妇平时在床上随时都可做收缩肛门及憋尿的动作,每日30~50次,以促进盆底肌肉张力的恢复。平时卧床时,不要总是仰卧,应当有时俯卧,有时侧卧,以防子宫后倾。

有些产妇在月子里不注意运动,吃饱了就睡,养得胖胖的,还误认为是喂奶影响了体型,将喂奶和发胖联系起来,这种看法是不正确的。产褥期妇女除注意调整饮食起居外,还要加强锻炼,做康复体操,这样不但有益于健康,对体型的恢复也很有好处。

345. 产妇什么时候可以像正常人一样劳动和工作

分娩时,胎儿通过产道,使骨盆底部的肌肉、筋膜被牵拉而极度伸张,并向两侧分离,甚至发生断裂,这样就使得整个盆底和外阴部与妊娠前相比明显松弛,而且张力也较差。这些变化都要在产褥期逐渐恢复。

一般在产后6周左右,盆底组织基本恢复正常,没有完全得到恢复者6周后也不会再进一步改善,此期全身各个器官和系统在妊娠期间的变化也都基本恢复正常。因此,妇女在正常产后8周就可以恢复工作;接受难产手术或剖宫产手术者,于产后10周左右可以恢复正常劳动;从事重体力劳动者应再适当延长,这是按照产后身体恢复的规律而言。目前我国规定的产假时间:正常分娩(含早产)产假为90日(含产前休假15日),难产外加15日,多胎分娩每多一个婴儿外加15日,符合晚育条件者另外再加30日时间。

346. 产后42天做妇科检查的重要性是什么

妇女于妊娠期间,体内所发生的解剖和生理上的变化,在产后都要逐渐恢复到原来的状态。为了解这些变化恢复的情况,当产褥期结束时,应给产妇进行一次全面的体格检查。发现问题或异常,可以及时进行卫生指导及处理,从而保障妇女的身体健康和劳动能力。这项检查通常安排在产后6~8周施行,若有特殊不适,可以提前进行检查。医师首先通过询问病史,了解其产后生活、婴儿喂养情况及恶露是否干净。检查的内容包括,测量血压、体重,检查子宫复旧及两侧附件的情况,腹部及会阴部伤口愈合情况,盆底托力,乳房及泌乳量等。凡1年内未检查过宫颈刮片或原有宫颈病变者,应进行宫颈抹片检查。

有妊娠期并发症者,除上述一般检查外,还应根据各自不同情况进行必要的检查。例如,妊娠期高血压疾病需要检查尿蛋白;贫血者,要复查血红蛋白及红细胞计数;有泌尿系统感染者,要做尿常规检查,必要时做尿培养;妊娠期糖尿病患者,则要复查尿糖及血糖,并安排做糖耐量试验等。

另外,医院对产妇还要进行生活指导、育儿及计划生育知识的宣传,并协助选择适当的避孕方法。

347. 患妊娠期高血压疾病的妇女产后还要定期检查吗

妊娠期高血压疾病,被称为妊娠高血压综合征。它是孕期特有且较为常见的并发症。由于病情轻、重不同,对母、胎的影响也各异。因本病的病理改变为全身性小动脉痉挛,病变可以累及全身多个脏器,如肾、肝、心、子宫、胎盘等。血管痉挛的严重程度在不同的脏器中并不平行,病变严重时可以危及母、胎生命。

患妊娠期高血压疾病的妇女经过积极治疗,绝大多数在产褥期间各脏器功能基本都能恢复正常;偶有心、肾功能恢复得慢,甚至留有后遗症;还有些妇女血压迟迟不能恢复正常,故在产后还需要定期检查及治疗。每次检查除测量血压,检验尿蛋白外,还要注意心、肾功能,如发现异常要及时治疗。此外,要做好计划生育工作。有妊娠期高血压疾病史者再次妊娠时,发生妊娠期高血压疾病的概率要比一般孕妇高。

348. 产后子宫什么时候复旧

妇女在妊娠期间,子宫发生了很大的变化。子宫的重量从未孕时的50克到妊娠足月时可达1 000克。产后子宫要慢慢恢复到原来的重量。

(1)子宫体的复旧:胎盘娩出后,子宫立即收缩变小。在腹部可以扪到一个很硬并呈球形的子宫体,它的上缘约和脐处于同一水平。尔后子宫底的高度平均每日下降1~2厘米。产后10~14日,子宫就完全降入小骨盆内,这时在腹部就扪不到子宫了。约在产后6周,子宫就基本恢复到原来的大小。

（2）子宫颈的复旧：分娩结束时，因子宫颈充血、水肿而变得非常松软，皱起来如同裙边样。1周左右，子宫颈初步得到恢复。产后 7～10 日子宫颈内口关闭，手指尖就不易伸进去了。产后 4 周左右，子宫颈就基本恢复到正常大小。由于分娩时的损伤，经产妇的子宫颈外口失去原来的圆形而变为横裂。

（3）子宫内膜的修复：胎盘和胎膜与子宫壁分离后，由母体排出。蜕膜组织碎片也陆续随恶露排出。子宫内膜的基底层细胞增生、修复，新生的子宫内膜覆盖整个宫腔，这一修复过程是渐进性的。产后 10 日左右，除胎盘附着面外，其他部分的子宫腔全部被新生的内膜所覆盖；胎盘面的修复则要慢得多。分娩后，胎盘附着面的面积约手掌大，至产后 2 周末缩小至直径 3～4 厘米，于产后 6～8 周才能完全修复，并不留任何瘢痕。

上面所说的子宫全部复旧过程，以子宫颈复旧较快，子宫内膜修复得最慢。

349. 什么是子宫复旧不全

子宫复旧不全是指产后子宫未能按正常的规律恢复，如子宫收缩不好，迟迟不能进入小骨盆腔，或子宫大于应有的程度且软；血性或褐色恶露常常持续不断。

正常产后第一天，子宫底平脐。以后，子宫底每天下降 1～2 厘米。在产后 10～14 日，子宫收缩变小，降入小骨盆腔内（子宫底与耻骨联合上缘间的距离是 14～17 厘米）。此时，在腹部就摸不到子宫底了。子宫复旧不全时，则子宫底下降慢，迟迟不进入小骨盆腔，在耻骨上区总能摸到子宫底，有时还有压痛。检查时，要注意恶露的颜色、量和气味，如果量多，为褐色或红褐色，就应考虑为子宫复旧不全；如有臭味，可能并发了子宫内膜炎。但要注意，溶血性链球菌的感染，恶露可无臭味。

子宫复旧不全往往是由于产后感染，如发生了子宫内膜炎或子宫肌炎，或者子宫内有胎盘或胎膜组织残留，影响子宫收缩所致。治疗方法，可先给子宫收缩药，如缩宫素，或益母草膏，以促进子宫收缩，并加用抗生素控制感染。

产后早期起床活动，及时排尿、排便，卧床时多变换体位促进恶露排出，施行母乳喂养等，均有助于子宫复旧。当产妇的血性或褐色恶露持续不断，便应到医院检查，确定原因，以便进行适当处理。

350. 如何预防产后子宫脱垂

分娩时,胎儿通过产道,盆底的肌肉和筋膜被牵拉,并向两侧分离,肌纤维也常有撕裂。这些改变和损伤在产后虽然能得到部分的恢复,但很少能恢复到妊娠前的状态。分娩时会阴部亦常发生裂伤,使阴道口扩大而且松弛;阴道壁也失去原有的紧张度,变得松弛而容易扩张。上述改变都使得骨盆底组织比妊娠前薄弱。如果产后不加强锻炼,而且过早地参加较重的体力劳动,或有便秘及慢性咳嗽等增加腹压的情况,都会影响盆底组织的恢复,而使其变得更加松弛和薄弱,日后就可能发生阴道壁膨出,或子宫脱垂。

为了预防子宫脱垂的发生,在产褥早期就应当做简单的康复体操,加强产后锻炼,并且逐渐增加运动量,以促进盆底组织早日恢复。在产褥期间不要总是仰卧,应当经常更换体位,如侧卧或俯卧,以避免子宫后倾,因后倾的子宫更容易发生脱垂;在做家务时,最好是站着或坐着,避免蹲着干活,如不要蹲着洗尿布或摘菜;产后尤应防止便秘或咳嗽,避免增加腹腔内压,致使盆底组织承受更大的压力而容易发生子宫脱垂。产妇虽然具有发生子宫脱垂的危险因素,但如果加以注意,子宫脱垂还是可以预防的。

351. 胎盘、胎膜残留的危害是什么

分娩时,若子宫内有胎盘、胎膜组织的残留,特别是胎盘残留,则容易发生产褥感染、晚期产后出血及子宫复旧不全等。

产后子宫复旧不全,恶露持续为血性,并有恶臭,表明子宫腔内有感染,这时产妇多伴有发热。胎盘残留在子宫腔中,可以引起大量出血,导致休克,需要输血及进行抢救。因此,当产妇血性恶露持续不断时,便应请医师仔细检查。通过B超确定宫腔内有无残留物。如确定子宫内有残留物,则应在抗感染的同时,施行清宫术清除残留组织。手术前、后酌情注射宫缩药,以减少出血。个别残留的胎盘组织在子宫腔内形成息肉,并引起持续性阴道出血时,应行手术切除息肉。

352. 什么是恶露,应当怎样观察恶露

产后从阴道排出来的分泌物称为恶露。恶露的成分是血液、坏死的蜕膜

组织及黏液等。产后最初几天恶露量比较多,颜色鲜红,称为血性恶露,其中除血液及坏死的蜕膜组织外,还可以有胎膜的碎片等。分娩 3~5 日后,恶露变为淡红色,所含的血液量较少,而有较多量的宫颈黏液及阴道渗出液,还有坏死的蜕膜、白细胞及细菌,这种恶露称为浆液性恶露。产后 10~14 日,恶露呈白色或淡黄色,内含有大量白细胞、蜕膜细胞、阴道上皮细胞、细菌及黏液等,称为白恶露。

正常恶露有血腥味,但无臭味,通常在产后 3 周就干净了。通过观察恶露的质量、颜色及气味的变化,以及子宫的大小,便可了解子宫复旧的情况及有无感染存在。如果血性恶露持续或恶露呈土褐色,混浊,并具有恶臭,伴有下腹压痛及发热,提示发生了产褥感染,应立即到医院诊治,以防感染扩散,病情加重。此外,还应检查子宫腔内有无组织的残留,如发现组织残留,应在抗感染同时行清宫术。

353. 恶露如果有臭味应该注意什么

产后阴道的排出物称为恶露。正常的恶露有血腥味,一般在产后 3 周左右就干净了,也有少数延长到产后 6 周才干净的。产后应注意恶露的质量、颜色和气味的变化。通过观察这些变化,便可以了解子宫复旧的情况,还可以发现其他的异常情况。

当发生产褥感染时,恶露可有臭味,颜色不是正常的血性或浆液性而呈土褐色,并且混浊、污秽。子宫局部可有轻度压痛,子宫比较软,复旧差。产妇的体温常略有升高,脉搏稍快。遇此情况,首先要考虑是厌氧菌感染,多由厌氧性链球菌引起的急性子宫内膜炎和子宫肌炎。诊断确立后,必须及早治疗、控制炎症,以防感染扩散。

如产妇血性恶露量多、经久不断,并伴有恶臭味,或随血排出烂肉样组织或胎膜样物,子宫复旧很差,则要考虑子宫内有胎盘或胎膜组织残留。应及时去医院诊治,因为随时都有大出血的可能。

354. 产妇会阴伤口剧痛应该想到有什么可能性

分娩时,产妇会阴部发生裂伤或做会阴切开缝合后,往往会感到伤口处疼痛,但不重,于坐时压迫或触摸时疼痛加重,但一般都能忍受。拆线前 1~2 天,因线结干燥,牵拉或摩擦时感到牵拉痛,缝线拆除后就不痛了。如果伤口疼痛剧烈,应想到是否有伤口感染或局部血肿发生的可能性。

发生会阴血肿时,不但伤口痛,而且会有胀感。因此,产妇往往陈述会阴部胀痛。如果血肿过大,可以引起排尿困难;血肿向后上蔓延往往引起肛门部胀痛;阴道壁发生大血肿时,胀痛可能更重。特大的血肿,可以引起休克。治疗的方法:小的血肿可以局部加压,观察变化;大的血肿或不断增大的血肿则应手术切开,取出血块,彻底止血后缝合。同时给予抗生素预防感染。

当会阴伤口发生感染时,产妇常感局部疼痛剧烈,呈跳痛或刀割样痛;伤口四周红、肿、变硬,可有脓性分泌物流出;伴有低热。如有上述表现,应立即拆除缝线,以利脓液引流。住院期间,每天进行伤口换药,全身使用抗生素,局部还可以采用物理疗法,以助炎症早日消退。产后10日可以行热水坐浴,有利于创面清洁及促进愈合。

当产妇发生会阴伤口重时,不要以为伤口痛是正常现象,一定要请医生仔细检查有无感染或血肿等异常情况,以便及时处理。如经检查确无异常,可给予镇痛药,以减轻疼痛。

355. 产褥期妇女发热的常见原因有哪些

产褥期妇女发热时,首先要了解发热开始的时间。从产后24小时起,到10日之内的发热,应多考虑为产褥感染。除产褥感染外,还有其他一些疾病也可以引起发热。较常见的,如乳腺炎、急性肾盂肾炎、上呼吸道感染、产褥期中暑等。所以,产妇一旦发热,就应积极查找发热的原因,并针对病因进行治疗。现将产褥感染以外的常见发热原因介绍如下。

(1)乳腺炎:乳腺炎是产褥期妇女发热的常见原因。急性乳腺炎多发生在产后2~6周。患者表现为高热,重者伴有寒战;患侧乳房呈现局限性红、肿、热、痛,并有硬结及明显的触痛;白细胞计数增多,以中性粒细胞为主。早期应用抗生素治疗,局部炎症常常可以消退,体温也随之降至正常。

(2)急性肾盂肾炎:患者表现为寒战、高热,尿频、尿急及腰痛等症状;单侧或双侧脊肋角有明显的叩痛;清洁中段尿检查发现大量的红、白细胞,尿培养有细菌存在。根据上述症状、体征及尿常规检查即可做出诊断。经过卧床休息、大量饮水及应用抗生素治疗,3~5日多能控制感染,体温逐渐下降至正常,尿液的异常改变也会随之消失。彻底治愈需7~10日。

(3)上呼吸道感染:产妇由于分娩的疲劳,抵抗力下降,或产后着凉、感冒,容易发生上呼吸道感染。除发热外,常伴有鼻塞、咽喉肿痛、咳嗽或呼吸困难等症状,严重者还可发生肺炎,需要给予相应治疗。

(4)产褥期中暑:多发生在夏季酷暑时节。由于气温高,室内又不通风,体内的热能不能散发,产妇表现为颜面及周身潮红、高热、无汗、皮肤干燥,身上长满痱子,重者发生昏迷。这时室内要立即通风,地上洒凉水,并要采取其他降温措施,如用湿毛巾或酒精擦浴等。轻者体温可很快下降,并感到舒服;病情较重或已出现昏迷者,应在治疗的同时,迅速将其送往医院救治。

上述产褥期发热的各种病因,根据其临床表现、体征及实验室检查,都不难确定诊断。如无上述症状,各系统检查又未发现异常,而发热又出现在产后10日之内,则应考虑产褥感染的可能。

356. 什么是产褥感染

产后妇女的生殖道感染称为产褥感染,感染时经常伴有高热,故又称之为产褥热。多在产后10日之内发病。产褥感染是产妇死亡的重要原因之一。

产褥感染多是由细菌引起的生殖道感染。致病的细菌种类很多,主要有厌氧性链球菌、溶血性链球菌、葡萄球菌、大肠埃希菌等。常为几种细菌引起的混合感染。感染主要来源于自身产道中存在的细菌或由外界带入产道的细菌。临产前,许多妇女的生殖道内就存在细菌。较常见的细菌是厌氧链球菌、溶血性链球菌及大肠埃希菌等。它们通常寄生在产道内,平时并不致病。产后机体内环境改变或产道损伤时,细菌便可乘虚而入,引起感染。

外界带入产道的细菌,是指产前、产时或产后,细菌从外界进入产道。如临近生产期的性生活;接生用的器械、敷料、手套等消毒不彻底或产后卫生习惯不良等,均可能将致病菌带入产道引起感染。细菌侵入产道后,依其毒力的强弱和机体抵抗力的不同,病情的轻重和发展亦各有不同。轻者是会阴部伤口的局部感染;若细菌上行入子宫腔,则可引起子宫内膜炎和子宫肌炎;细菌继续向上、向外扩散,可引起盆腔结缔组织炎、急性输卵管炎、腹膜炎、血栓性静脉炎,甚至发生败血症及感染性休克,引起死亡。

产褥感染以预防为主。首先应加强孕期保健,治疗各种孕期并发疾病,增强孕妇抵抗力;妊娠末期避免盆浴及性生活;接生用具要彻底消毒,产程中避免过多和不必要的阴道检查及肛查,注意无菌操作;产褥期注意个人卫生,保持外阴清洁;产后早期起床活动,做产后保健体操,增强体质。产后发热时,不要滥用退热药,须经医师检查后,针对病因进行治疗。

357. 什么是晚期产后出血,如何预防及治疗

通常在产后 2 小时内,产妇的阴道出血量较多,此后出血量逐渐减少。如分娩后 24 小时至产后 42 日之间,产妇发生大量阴道出血,即为晚期产后出血。晚期产后出血发生的早晚,因情况不同而异。

晚期产后出血最常见于部分胎盘,副叶胎盘残留,剖宫产子宫切口感染或愈合不良等引起。出血量大,失血过多可以引起贫血;急性大量失血可导致休克,如不及时救治,可危及生命。因此,产妇一旦发生出血时,应及时到医院就诊。在就诊时,产妇或家属应向医生提供分娩时的情况,以供医师诊治时的参考。

(1)胎盘组织残留在子宫腔内引起的出血:多发生在产后 10 天左右,可为多次、反复的子宫出血,或突然一次大量出血,出血前没有什么先兆。诊断明确后,应在用抗生素控制感染的同时,行清宫术清除子宫腔内的残留组织。手术前、后给予子宫收缩药,以促进子宫收缩,减少出血。当残留的组织被清除后,阴道出血自会减少,甚至停止。

(2)胎盘附着部位复旧不全的出血:是由于胎盘附着面在尚未完全修复之前发生了感染,引起出血。出血时间常发生在产后 2 周左右,出血量通常不会太大,应用子宫收缩药与抗生素治疗常可奏效。如果经治疗仍出血不止时,亦可采用清宫术。凡清宫刮出的组织,均应送病理检查。

(3)剖宫产子宫切口感染或愈合不良的出血:妇女在剖宫产后 2~4 周,甚或更长时间发生多量阴道出血,手术时已确定无胎盘及胎膜组织残留,通常是由于子宫切口感染或缝线过密、组织坏死而发生出血。此种出血在保守治疗无效时,需开腹探查止血,或行子宫切除术;亦可采用介入治疗,将双侧髂内动脉或子宫动脉栓塞而止血。

分娩后,若能仔细检查胎盘,当发现胎盘小叶不全或有副叶胎盘残留时,则立即予以手取或行清宫术。严格掌握剖宫产指征;子宫壁切口的大小要适度,以免发生严重的撕裂;子宫切口缝合线不可过密或过稀;有感染高危因素者应给予预防性抗生素治疗。如能做到上述诸项,晚期产后出血是完全可以预防的。

358. 什么是产后抑郁症,如何预防

产后抑郁症,是发生于产褥期,不伴有精神病症状的抑郁症,病因不明。目前认为,产后内分泌环境的变化和社会、心理因素与其发病可能有关。内分泌变化与本病的关系尚未得到确切的证明;社会因素包括缺乏家庭支持,婴儿性别及健康的困扰,住房困难,家庭不和及经济拮据等,都可能成为重要的诱因。心理方面包括对初为人母的不适应,性格内向,保守固执者好发本症。有人认为,社会、心理因素是产后抑郁症发生的主要原因。

本病通常在产后 2 周发病,表现为睡眠不好、疲惫无力、烦躁易怒、悲观厌世、有负罪感;严重者不能照料婴儿或伤害婴儿。此症以心理治疗为主,酌情配合药物治疗,多在 2～3 个月恢复正常,预后良好。

本症发病与社会、心理因素有密切的关系。预防则应想方设法地消除上述各种诱发因素,多方给予支持,为产妇创造温馨的环境。对于性格内向的产妇,应从科学的角度详细耐心地解释妊娠、分娩过程及面临的种种问题,使其能正确地对待客观存在,不要钻牛角尖,使自己从各种压力中解放出来。

359. 产后什么时候开始来月经

多数妇女于哺乳期间不来月经,这属于生理现象。产后什么时候来月经,往往与是否完全母乳喂养,哺乳时间的长短及母亲的年龄等方面有关。

在产后 4～6 周,不哺乳妇女的脑垂体对下丘脑分泌激素的反应已经恢复正常。卵巢内开始有新的卵泡生长、发育和成熟而发生排卵,大约在排卵后 2 周就会来月经。也有少数妇女虽然哺乳,仍可能有排卵,在产后的不同时间也可能有月经来潮。在分娩 2 个月左右就来月经者占 18%～23%;大多数产妇于产后 4～6 个月来月经;长期哺乳的母亲,由于其下丘脑及脑垂体的功能受到抑制,闭经时间可以长达 1 年或以上。过去有些妇女采用长期哺乳达到避孕的目的,须知这种自然避孕法并不是百分之百的可靠。

上面已经谈过,产后月经的来潮主要取决于卵巢的功能是否恢复。如果卵巢功能恢复得早,月经来潮也会早。因此,每个妇女产后月经复潮的时间是不同的。由于排卵发生在月经来潮之前,所以产后未来月经的妇女也需要采取避孕措施,否则仍可能怀孕。

360. 产后什么时候可以开始过性生活

产后什么时候可以过性生活,这需要通过产后 6 周的检查,根据产妇身体恢复的情况来定。无特殊异常情况者,最好在产后 2 个月恢复性生活。需要等待这么一段时间的理由是因为女性生殖器官大约需要 8 周时间才能完全恢复正常,若在子宫颈口尚未完全关闭前性交,细菌就会通过子宫颈口侵入子宫,导致产褥感染。

在此期间,夫妇双方要互相体谅、合作,并应充分了解不应过性生活的原因。待女方身体完全恢复后,再开始性生活。罹患产褥感染者,有严重孕期并发症以及难产、剖宫产等身体恢复较慢者,则应当延长到疾病痊愈、身体完全恢复健康后,再过性生活。

产后,特别是母乳喂养者,由于卵巢功能低下,阴道黏膜脆弱,柔润度和弹性都较差。性交时,有些产妇会感到疼痛,可配合使用一些润滑剂,动作要轻柔,以免发生损伤。当然,还应当注意避孕。

361. 哺乳期要避孕吗,用什么避孕方法好

有些妇女生孩子后,在哺乳期还没有来过月经就怀孕了,因此感到莫名其妙。其实这并不奇怪,因为在来月经前 2 周就已经排卵了,这时性交就可能怀孕。怀孕后,当然不会再来月经了。目前,尚无简便方法预测妇女在产后什么时候开始排卵,若想等来月经之后再开始避孕则为时已晚。所以,产妇只要有性生活,就应当采取避孕措施。

目前,避孕的方法很多,各有优缺点。这就要选用避孕效果好,又能达到性满足的方法。既要选择合适有效的方法,又要求夫妻双方互相配合。

(1)安全套(阴茎套):安全套是哺乳期夫妇首选的避孕法。此法使用简便,除避孕作用外,还可以预防性传播疾病。有人认为此法使性感下降,而不愿使用,若采用超薄、强力的产品可能会克服此种缺点。采用这种方法避孕,要求男方主动配合。每次性交开始就需戴上避孕套(事先必须检查套子有无破口),戴时一手捏住顶端气囊,使气体排出,性交后要及时取出,才能保证避孕效果。若与避孕药膏合用,效果更佳。

(2)阴道隔膜:俗称子宫帽。它是由一层橡胶薄膜绷在金属弹簧圆环上。性交前,将子宫帽扣在子宫颈上,以防精液进入子宫颈口,从而阻断精子与卵

子相遇,而达到避孕目的。子宫帽的优点是,如使用正确,避孕效果好;经济、耐用;自己可以放、取,比较主动、方便;无不良反应,性交时也无异物感。缺点是需要经医师检查及测量尺寸才能购买合适的子宫帽,而且还需要医师教会使用方法,使用后的保养也比较麻烦。患有子宫脱垂或阴道壁松弛者,子宫帽的位置不易固定,效果差,还容易脱落。为了提高避孕效果,应与避孕药膏合用。目前,采用这种方法避孕的妇女不多。

(3)宫内节育器:是妇女常用的长效避孕措施。自然分娩3个月,并已来过月经者,于月经干净3~7日即可放置宫内节育器。哺乳的妇女,产后3个月尚未来月经时,应先到医院检查,排除妊娠后,可以考虑放置。剖宫产分娩者要待产后半年才可放置。哺乳期的妇女不适宜使用口服避孕药,因药物能抑制乳汁分泌,使奶量减少;药物还可通过乳汁进入婴儿的体内。

362. 产后何时放宫内节育器最合适

宫内节育器俗称避孕环。我国妇女应用宫内节育器避孕已有40余年的历史,通过多年的临床验证表明,它是一种安全、有效、简便、经济的长效避孕措施。当节育器取出后,不影响日后生育,是一种可逆性的避孕措施,深受广大妇女的欢迎。分娩后有节育要求的妇女,可以考虑放置宫内节育器。目前,临床最常用的宫内节育器有Tcu环、母体乐环、吉妮避孕器及曼月乐环等。

自然产后3个月就可以放置宫内节育器。已来过月经者,可在月经干净3~7日放置。产后3个月仍未来月经,或哺乳期闭经者,应先排除妊娠后再放置。剖宫产者应在手术后半年才放置。在放置节育器前,夫妇应采用安全套或其他措施避孕。如果产后恶露不止、子宫出血或发生了产褥感染等情况,则应待疾病痊愈后再考虑放置宫内节育器。

哺乳期妇女的子宫萎缩变小,宫壁薄,应由医生测量子宫腔深度后,选用大小合适的宫内节育器。放置时,还应多加小心,以免子宫穿孔。

363. 产妇何时可以做绝育手术

女性绝育手术,是指采用双侧输卵管结扎的方法,达到永久不孕的一种措施。因为这种方法是使妇女永久性不孕,所以必须经过夫妇双方同意,要在没有手术禁忌证的情况下才可施行。

健康的妇女在正常分娩后,经过充分休息,体力已恢复时,即可施行手术。

通常在产后 24 小时内施行。因为产后 24 小时内,手术感染的机会少。若超过 24 小时,则需先确定无产后感染时,才能施行手术。如果产后妇女已来过月经,就要和其他妇科手术一样,安排在月经干净后 3~7 日之内手术。

产妇若有内、外生殖器感染,呼吸系统、泌尿系统或皮肤感染,或在产后 24 小时内,间隔 4~6 小时有 2 次体温超过 37.5℃,提示体内可能有感染情况时,应暂缓手术。产妇并发重度子痫前期、子痫及产后大出血,或合并心脏病伴发心力衰竭等不能承受手术者,应待疾病痊愈或病情稳定后再行手术。在做剖宫产手术的同时,就可行双侧输卵管结扎术。在行输卵管结扎术前,应填写手术志愿书,并由夫妇双方签字。

第五章 新生儿期保健

364. 什么是胎龄,什么是新生儿期

胎儿在子宫内生活的阶段以胎龄计算。胎龄的长短,可作为估计早产、足月或过期妊娠的指标之一,能够正确地指导产科处理。

胎龄的计算方法:①如孕妇月经规律,从末次月经的第一日起计算,整个妊娠期为 280 天,即 40 孕周,这是最常用的方法,简便、可靠。②如孕妇月经不规律或忘记了末次月经的准确日期,常需根据早孕反应开始的时间、早孕检查时的子宫大小及胎动初感的时间来核实胎龄;比较可靠的方法是采用 B 超检测胎儿的头臀长、双顶径、头围、胸围、腹围和股骨长度等参数,来确定胎龄;也可从新生儿的出生体重、身长、外观、反应和肌张力等来估测。

新生儿期,是指婴儿出生至生后 28 日的一段时间。

365. 足月新生儿具备哪些条件

正常足月新生儿必须具备以下条件:

(1)胎龄 37～42 周,出生体重达到或超过 2 500 克,身长超过 45 厘米。

(2)外观肤色红润,皮下脂肪丰满,头发清晰、光泽,耳郭清楚,乳头周围有晕并可摸到乳房结节,指(趾)甲已达指(趾)端,四肢活动有力。

(3)哭声响亮,吸吮、吞咽和拥抱等反射存在,能吃、能睡,富有生命力。

(4)外生殖器官能辨出性别。

366. 什么是低出生体重儿

低出生体重儿包括早产儿和小于胎龄儿,通常其出生体重不足 2 500 克。

早产儿是指胎龄 28～37 周前,胎儿在子宫内生长发育正常,由于各种原因引起了子宫收缩,以致提前出生的胎儿。早产儿的各器官功能发育不成熟,生活能力差,易患各种疾病,是围生儿死亡的重要原因。胎龄越小的早产儿,生活能力越差,死亡率越高。

小于胎龄儿是由于孕妇并发某些妊娠并发症,或并发症导致胎儿宫内缺氧、生长受限,或胎儿本身有疾病,致使婴儿出生体重低于相同胎龄婴儿的平均体重。小于胎龄儿既可发生于早产儿,也可以发生于足月儿。后者又称为足月小样儿。由于这类胎儿在子宫内的生长、发育就存在一定的问题,所以出生后体质也较正常的婴儿差,围生儿的发病率及死亡率也较高。

综上所述,凡遇早产或估计有发生低出生体重儿可能时,均应该在医院里分娩。此类婴儿经过特殊护理,待生活能力提高后再出院,这样可以有效地降低围生儿死亡率。

367. 正常新生儿有哪些生理特点

(1)外观:头部在身体中占的比例较大,外观正常,肤色红润,外生殖器官能分出男、女,四肢活动自如,哭声响亮,有正常大、小便。

(2)体温:由于中枢神经系统发育尚不完善,皮下脂肪较薄,故体温调节功能较差,易受外界环境影响而波动。

(3)体重:出生2～4天,因摄入量少,且排出水分较多,故体重较出生时有所下降,但一般不超过10%。以后体重逐渐回升,约1周后可达出生时的水平。如下降过多,则应分析原因。

(4)呼吸:有自主呼吸,但较浅表及不规则,偶有呼吸暂停。频率较快,一般为40～60次/分。出生后2天,呼吸频率降至20～40次/分。

(5)心率:120～140次/分,波动较大,以后逐渐减慢至120次/分。

(6)消化:肠道面积相对较大,由于吸收面积大,故能适应大量奶、水的吸收。贲门括约肌肌力弱,而幽门括约肌较紧张,胃容量小,故容易发生溢奶及呕吐。

新生儿的肝糖原储备较少,故出生后应及早哺乳或喂糖水,以免发生低血糖,此点对糖尿病孕妇所生的婴儿更为重要。

新生儿在12小时内会排出墨绿色黏稠胎便;2～3天后,过渡为黄色软便。婴儿出生24小时仍不排便时,应查找原因。

(7)泌尿:婴儿出生后即能排尿,尿液清亮,每日7～10次。婴儿出生24小时仍未排尿时,应查找原因。

(8)感觉与运动:新生儿有吸吮、吞咽、拥抱和握持等反射,听觉较弱,有对光反应,触觉和温度觉灵敏,痛觉较迟钝。大脑发育尚不完善,故有不协调或不自主动作出现。

(9)免疫:因从母体内获得某些抗体和免疫球蛋白,故6个月内的婴儿对风疹、麻疹、猩红热和白喉等疾病有被动免疫力,通常不会患这些病。但此时缺乏免疫球蛋白合成的能力,所以对其他感染的防御力差,一旦受染,病情往往较重。

(10)睡眠:新生儿每个昼夜平均睡20小时,除吃奶、换尿布暂时醒来外,几乎都在睡眠中。如果婴儿持续哭闹不安,则应查找原因。

368. 新生儿的居室环境应注意什么,室温多少为宜

胎儿娩出脱离了母体,由子宫内生活转变为子宫外生活。在新生儿期,婴儿经受了内、外环境的突然变化,其机体内部也发生了相应的生理、解剖方面的改变。由于体温调节功能尚不完善,所以易受外界环境的影响,若冷、热不均就易患病,从而影响孩子的健康和发育。因此,要求新生儿居室的环境有良好的通风(避免直接吹风),空气新鲜,光线充足(避免直接暴晒),保持安静。夏季不要将婴儿裹得太紧或盖得太多,更要废除将婴儿手、足紧捆的蜡烛包。冬季要注意保暖,必要时在褥子下面放置热水袋或电热毯,温度要适宜,避免烫伤。室内温度以22℃~26℃为宜。婴儿洗澡时,温度宜维持在28℃以上。

369. 新生儿能否进行日光浴

晒太阳可以促进机体的新陈代谢,日光中的紫外线还能杀菌、消毒和使皮下的7~脱氢胆固醇转化为维生素D_3。维生素D_3经肝、肾代谢,成为活性维生素D,有助于肠道内钙的吸收,从而起到预防佝偻病的作用。所以,进行日光浴对新生儿及婴儿的生长发育会有一定的好处。

出生半个月的健康婴儿即可以逐渐开始进行日光浴。进行日光浴时,应注意下列事项:①温度以20℃~28℃最为适宜。根据气温的不同,需酌情给婴儿增减衣物。天气过冷或过热时,应注意预防感冒或中暑。夏季上午10时前或下午4时后晒太阳最好,避免在烈日下暴晒,以免引起皮肤灼伤或中暑。冬季只能因地制宜,南方气温较暖和,婴儿仍可进行日光浴,北方则较困难。②不要隔着玻璃、纱窗或在树荫下晒太阳,以免减少紫外线的透入。③日光浴时,暴露婴儿的臀部及四肢。新生儿每次晒太阳2~3分钟,户外活动3~5分钟,随婴儿成长,晒太阳及户外活动的时间可以逐渐延长。天气不好时不要外

出。④避免日光直射眼睛，日光浴时，婴儿宜戴遮阳帽。

370. 婴儿出生多久可以乘飞机

当前子女出外工作是很普遍的。子女在外地成家立业，但许多儿女结婚怀了孕，父母总是不放心，或是接父母来同住，或是分娩时回家以得到父母的照顾。

产后坐完月子，产妇和婴儿要回自己的家。坐火车比较简单，买个卧铺票，带上婴儿所需的用品就能出行了。乘飞机就不这样简单了，多大的婴儿能乘飞机，对此并无明文规定，民航规定出生14日的宝宝便能登机。从医学角度看，产后康复需要6~8周，待产妇体力恢复能以照顾婴儿时再带孩子乘飞机最好，若在此前出行需要有人陪伴，协助产妇照料婴儿。

飞机起落时由于气压的变化，耳咽管内外压力不平衡往往引起不适及婴儿哭闹。因此，当飞机起落时应给婴儿喂奶或水，婴儿吸吮动作可以纠正耳咽管内外气压的不平衡，还可用婴儿飞机耳塞减少气压变化的干扰。当婴儿患感冒或呼吸道感染时不要乘飞机。

371. 如何准备新生儿的衣服

新生儿皮肤娇嫩、角质层薄，皮下毛细血管丰富，局部防御功能差，任何轻微擦伤都能引起细菌感染，某些衣料还可引起皮肤过敏，所以新生儿的衣料宜选择柔软、透气的棉布，特别是内衣、尿布等。衣服要宽松，袖子要肥大，使四肢活动不受限制，而且穿、脱方便。衣服最好不带领子，背后不钉扣子，衣服上不要系带子。这样，婴儿穿着舒服，又可避免带子缠绕婴儿颈部或四肢发生意外，还可避免压伤皮肤。如穿连脚裤，里面一定不要留有长线头或线圈，以防婴儿将足部伸入其中，或线头缠绕足趾，造成足趾坏死。

372. 如何清洁新生儿的头垢

新生儿出生不久，在头皮上常可见到一层油脂样物，这是由于婴儿的皮脂腺分泌旺盛所致。许多母亲怕碰婴儿的囟门，往往不敢彻底地清洗婴儿头部，以致灰尘黏附其上，结成黑色硬痂，形成头垢。头垢最常见的部位是在前囟门及其附近，对健康无害，但显得肮脏，不雅观。去掉头垢的方法很简单，可选用消毒的花生油、菜籽油等进行局部涂敷;在结痂较厚处可用浸油的纱布外敷数小时,然后慢慢擦除痂垢。清除完毕,再用温水洗净头部。以后每次给婴儿洗澡时,可用洗发液洗头保持清洁,避免再发生积垢。

373. 如何护理新生儿的眼、耳、口、鼻

经阴道分娩的新生儿,往往受到母亲阴道分泌物的污染。如果产妇患有阴道炎或性传播疾病等,病原体(含细菌、真菌及病毒等)便可能侵入婴儿的眼、耳、口、鼻等处,从而引起眼炎、中耳炎、鹅口疮或喉乳头瘤等疾病。

新生儿出生后,首先将其眼、耳、口、鼻内的分泌物清理干净,但动作要轻柔,不能深抠,以免引起损伤。常规用 0.25%氯霉素眼药水滴双眼,每日 2次,连用 3～7 日;有特殊感染时,如淋菌性眼炎,除局部用药外,还应进行全身性的抗感染治疗。每日清晨可用小毛巾、温水轻擦婴儿面部。婴儿洗脸的毛巾应专用,宜用中性无刺激性的肥皂。不要使用护肤霜,以防引起皮肤过敏。对患尖锐湿疣或外阴、阴道念珠菌病患者经阴道分娩的新生儿,要严密观察其哭声及哺乳情况,如有异常应做进一步检查。

374. 如何护理脐带

婴儿出生后,接生人员为其剪断脐带,结扎脐带残端消毒,并予以包扎。脐带残端一般在 7 日内自然脱落,留下一个脐窝。在脐带脱落前后,有时会出现少量渗液、渗血,如被污染可以引起脐炎,表现为脐周红肿,根部有脓性分泌物;严重时可引起败血症。

婴儿出院后,每日要用消毒棉签蘸 75%酒精消毒脐带。注意消毒脐带的根部,不要只消毒脐周的皮肤。消毒后,盖以无菌纱布,尽量保持脐部清洁、干燥,避免粪便的污染,直到脐带自然脱落。如果脐部出现多量渗血或有脓性分泌物,或脐周皮肤出现红肿等现象,应立即到医院诊治,以免失血过多或感染扩散。如脐带残端未按时脱落,也应及时到医院检查及处理。

375. 怎样给新生儿洗澡

洗澡不但使婴儿皮肤保持清洁卫生、光滑滋润,还能预防发生脓疱疮,夏天还有降暑作用。

新生儿出生后,首先是用消毒的植物油清洗全身的胎脂,次日即可洗澡,但须注意下列事项。

(1)时间:出院后,宜安排每晚给婴儿洗澡。洗完澡,再给其换尿布及哺乳。婴儿吃饱后便可以很安稳地睡觉。

(2)浴室温度:最好能在28℃以上。夏季要避免直接吹风;冬季若烧煤取暖需警惕煤气中毒。

(3)水温:用肘部测试水温,冷、热要适中,应稍高于体温。

(4)次数:每日1次,夏天可增加1~2次。

(5)物品:脸盆2个,毛巾2块,婴儿肥皂1块(不用有刺激性的肥皂),干净衣服1套,消毒棉花1块,0.25%氯霉素眼药水1瓶及5%鞣酸软膏1盒。

(6)步骤:抱起婴儿,仰卧、托住头;将双耳郭压向前方,堵住外耳道,防止水流入耳中,或水流入口、鼻而引起呛水。眼部用消毒药棉蘸水后轻抹。分段洗头、颈、胸、臀等,特别是腋窝及双腿皱褶处,洗净、擦干,撒些小儿爽身粉。脐带未脱落前不要将婴儿浸泡于盆中,以免脐带受污染。双眼滴0.25%氯霉素眼药水(出生后用3~7天);臀部涂抹5%鞣酸软膏(预防臀红)。全部动作应在5~6分钟内完成。

376. 如何观察新生儿的大小便

(1)大便

① 婴儿出生12小时内有墨绿色、黏稠的胎便排出。若超过24小时仍无胎便排出者,应警惕先天性肛门闭锁症或先天性巨结肠症。

② 开始哺乳后2~3日,婴儿的粪便变为黄色,质稀软。正常新生儿每日排便2~5次,色泽金黄(母乳喂养)或黄色(人工喂养),质软、成形或稍稀。母乳喂养婴儿的粪便有酸味,但不臭;人工喂养婴儿的大便有臭味。

③ 粪便色绿,伴婴儿阵发性的响亮啼哭,表示喂养不足,应该适当增加奶量;如便中带有白色块状物,质偏硬或呈球形,有腐臭味,则表示摄入过多,消化不良,应该适当减少奶量,或增加水分的摄入。

④ 粪便呈水样、蛋花汤样或脓样,且伴有臭味,应送大便检查,以排除肠道感染。

⑤ 粪便中伴有暗红色物,要注意婴儿全身情况,有无贫血,以排除肠道出血。

(2)小便:每日7~10次,尿液呈淡黄色或清亮、无味,每次尿量约20毫升。婴儿生后 24 小时无尿或排尿不畅,则需进一步检查,以确定有否泌尿系统畸形。

377. 如何观察新生儿的啼哭

啼哭是新生儿的本能反应,能起到扩张胸廓、增加肺活量的作用。哭声常可反映婴儿的需求及健康状况。

(1)哭声洪亮,音色清脆:多数与饥饿、口渴、尿布潮湿等有关,一旦得到满足,哭声立即停止。

(2)阵发性啼哭:哭声响亮并与某些体位关系密切,或伴有不安,常表示身体局部存在问题,如严重的臀红、中耳炎、鹅口疮等。

(3)高亢的尖叫声:如同时伴有喷射性呕吐、四肢抽搐、眼白上翻等,提示颅内出血或水肿等病变。

(4)哭声低沉、嘶哑、不连贯:可见于低体重儿或发热、肺炎、贫血等疾病的新生儿。

因此,除了音色洪亮的啼哭外,若出现其他异常的哭声时,宜仔细观察或去医院检查。

378. 如何防治新生儿臀红

新生儿肛周或会阴部的皮肤出现红色小皮疹,严重时局部成片红肿,并可伴有渗液,称为臀红或尿布疹。臀红是因为局部皮肤受损和细菌感染引起。多因受到大、小便的长期浸渍,以及使用带有刺激性的洗涤剂清洗尿布、粗糙的尿布、不透气的塑料布或橡皮布等有关。发生臀红的婴儿往往啼哭不安。

防治方法:每次大、小便后,应用温水洗净臀部,并保持清洁和干燥;选用质软透气的棉尿布。尿布要勤洗、勤换和用开水煮烫,不用有刺激性的洗涤剂清洗尿布。经济情况允许时,采用市售的一次性尿布,更有助于保持婴儿臀部清洁、干燥,防止臀红发生。一旦发生了臀红,轻者,保持臀部清洁、干燥,局部可使用小儿爽身粉;较重者,可选用氧化锌软膏、鞣酸软膏、复方鱼肝油软膏或鱼石脂软膏等涂抹局部,亦可采用 100 瓦灯泡或红外线灯进行局部照射,每次 15 分钟,每日 2 次,注意适当调整照射的距离,必须有人守护以防灼伤婴儿的皮肤。

379. 如何防治新生儿斜视

斜视即两眼视物不协调。新生儿早期因眼肌调节功能不完善,常有一时性斜视过程(生理性斜视),但如不及时纠正,长大后有可能发展成为斜视症。用下面的方法可以防治斜视。

(1)注意小儿头位置,不要使其长期偏向一侧:婴儿头部往往偏向光线亮的一侧,因此要根据采光的情况更换婴儿的位置,避免头部长期偏向一侧。

(2)小儿对红色反应较敏感:可在小床正中上方悬挂一个红色带有响声的玩具,定期摇动,使听、视觉结合起来,有利于新生儿双侧眼肌协调动作的训练,从而起到防治斜视的作用。

380. 如何防治新生儿睡偏头

若不注意调整新生儿的睡眠姿势,婴儿头部长期偏向一侧,久后,造成头部的左右不对称,俗称睡偏头,这样会影响外观仪表。预防和纠正的方法很简单。注意使婴儿的头部不要长期偏向一侧,而是要两侧轮换,这样便可预防偏头的发生。纠正偏头,可让婴儿多睡向头部偏出的一侧,另侧用枕头抵住,以使其头部不能随意转向对侧,经过一段时间偏头即可得到纠正。

381. 如何了解新生儿的听力是否正常

新生儿能否听见声音,在日常生活中很难准确地判断。往往婴儿长到几个月,父母才能发现孩子是否对声音有反应。这样,对于有听力缺陷的婴儿不能及早发现,以致失去了早期干预治疗的时机。目前,可以使用特殊的仪器进行新生儿耳声发射的检测。耳声发射是产生于耳蜗,经过听骨链及鼓膜传导、释放入外耳道的音频能量。耳声发射的存在,表明耳蜗、中耳的功能正常,见于正常听力耳。此种检测是一项快捷、准确、无创的新生儿听力的筛查方法。有条件时,应作为新生儿的一项常规筛查。

建议有下述情况者力争做到筛查:①亲属中有先天遗传性耳聋者。②围生期感染,包括宫内感染及新生儿期感染。③新生儿高胆红素血症及胆红素脑病。④围生期缺氧、缺血性脑病。⑤出生体重不足 1 500 克的婴儿。⑥先天畸形,特别是颅面部畸形者。⑦新生儿期使用氨基糖苷类等有耳毒性的药物者。⑧机械给氧时间达到或超过 10 天者。此项检查通常在婴儿吃饱 1 小时左右进行,每耳测定时间为 1~2 分钟。该测定的假阴性率为 0.3%。根据测定结果,医师会给以解释与指导。

382. 什么是产瘤和头颅血肿

阴道分娩,若产程较长,胎头在母亲的产道内受到长时间的挤压往往会发生头皮水肿。出生后,往往于新生儿头的枕部可见到棱形的肿块,扪不到明确的边界,按压局部出现凹陷,称为产瘤,俗称"先锋头"。产瘤在婴儿出生 2~3 日内会自然消失,不需治疗。

胎儿在娩出过程中,由于过分挤压或助产手术导致儿头骨膜下血管破裂、渗血,形成骨膜下血肿。此种血肿局限在骨膜下,不能超越颅缝。出生后 1~2 日,常可于新生儿头的一侧发现肿块,边界清楚,扪之呈波动感,这就是头颅血肿。它也不需要治疗,多在 2 个月内被缓慢吸收或骨化。避免行血肿穿刺,以防发生感染。当新生儿头部多处出现血肿时,则要考虑是否合并颅骨骨折,应进一步摄 X 线片或做 B 超等检查以确诊。

383. 什么是新生儿口中的"板牙"和"螳螂嘴"

新生儿口腔上腭两旁和齿龈(俗称牙床)边缘,有时出现一些黄白色凸起物,俗称板牙或马牙。这是胚胎在发育过程中,由于上皮细胞的局限性堆集形成的角化上皮珠。在口腔两侧颊部出现的一对隆起脂肪垫,被称为螳螂嘴。

板牙和螳螂嘴都是生理现象,能自然消退,不需治疗。千万不要因为感到奇怪或是迷信,而盲目地对其进行挑割。因新生儿抵抗力低,刺破后形成溃疡,不易愈合;严重时可发生感染并发败血症,甚至造成新生儿死亡。

384. 个别新生儿为什么长有牙齿

个别新生儿出生后,在口腔门齿部位,可见到 1~2 颗小牙,又称"诞生牙"。诞生牙发生的原因可能与遗传、内分泌等因素有关,以后能自动脱落,不需治疗。如果发现小牙松动或吸吮时容易咬破母亲乳头时,应该请医师处理。

385. 什么是新生儿胎记、红斑和血管瘤

新生儿背部、骶部、臀部的皮肤上常可见到青色斑块，其形态、大小不一，俗称"胎记"或"蒙古斑"。这种青色斑多在儿童时期会逐渐消退，不需治疗。发生在身体其他部位的青色斑，有些上面长有毛，可以持续存在，对健康无大妨碍。

新生儿皮肤娇嫩，受阳光或冷空气的刺激时，可出现一过性的皮肤红色斑疹称为"红斑"，多在 1～2 天内自然消退，不需处理。如果皮肤上的色斑呈团块状、片状、边界清楚，可略突出皮面，持续存在，色泽鲜红或如葡萄酒色，压之色退，松开后又恢复原色，此种色斑称为"血管痣"或"血管瘤"，属先天性。小的血管瘤不需治疗，如果血管瘤逐渐增大或长在特殊部位，如颜面处，可以等待婴儿长大后进行治疗。

386. 新生儿乳房为什么会增大

雌激素有促进乳腺导管增生，使乳房发育的作用。妇女妊娠后，体内的雌激素水平很高，可以通过胎盘进入胎儿体内，引起胎儿乳房的发育。刚娩出的新生儿，不论男、女均表现有乳房增大，偶可自乳头挤出一些白色水样分泌物。这是一种暂时性的生理现象，不必治疗，能自然消退。

特别提出，一定要废除给女婴挤乳头的旧习俗。这种挤乳头的做法，既无科学道理，也容易损伤乳腺导管，如发生继发感染，还可以引起新生儿乳腺炎。

387. 为什么有些女婴会有白带和阴道出血

雌激素可以刺激阴道上皮、子宫内膜增生及子宫颈腺体的分泌。女婴在胎儿期受到胎盘分泌的雌激素影响，阴道上皮、子宫内膜及子宫颈的腺体也同样会发生相应的变化。因此，新生女婴的阴道会有一些白色黏稠的分泌物，即为"白带"。婴儿断脐后，雌激素来源中断，子宫内膜因失去激素的支持而可能发生脱落出血，又称为"新生儿月经"。这些都是一种暂时性的生理现象，不需治疗，均能在短期内自然消失。出血时，要注意外阴清洁。

388. 什么是新生儿生理性黄疸

新生儿的肝功能尚不完善,不能迅速将红细胞破坏后所释放出的间接胆红素转化为直接胆红素排出体外。当新生儿血中的间接胆红素达到一定水平时,便会出现黄疸。婴儿出生后,由胎盘供氧改为自主呼吸,多余的红细胞被破坏,产生了多量的间接胆红素,故血中间接胆红素的水平逐渐增高。通常在婴儿生后3~4日开始,在面、颈部和巩膜处出现轻度黄染现象,这种现象对新生儿的生活、体温、体重的增长均无影响,随着时间的推移,一般在1~2周内,当过剩的间接胆红素排出后,黄染也就随之消退。这是新生儿的一种生理性变化,这种黄染的现象称为生理性黄疸。

生理性黄疸为正常现象,不必害怕,通常不需要治疗,只要密切观察即可。若婴儿黄染严重,持续不退,或伴有发热、呕吐或粪便颜色异常等,应该考虑病理性黄疸的可能,需要及时就医。

389. 为什么世界卫生组织提倡母乳喂养

(1)母亲用自己的乳汁哺喂孩子,是大自然赋予母亲的权利,神圣不可侵犯。促进母乳喂养是全社会的责任,应当帮助每一位母亲树立母乳喂养的信心和责任。

(2)母乳是婴儿最佳的天然食品,所含的各种营养物质最适合婴儿的消化与吸收,具有最高的生物利用率。其质与量随婴儿的生长和需要呈相应改变,从而有利于婴儿的生长、发育和智力开发。

(3)母乳含有丰富的抗感染物质,如浆细胞能释放出含相关抗体的免疫球蛋白A到乳汁中。此外,乳汁中还含有溶菌酶、乳铁蛋白、巨噬细胞、嗜中性粒细胞、T淋巴细胞、B淋巴细胞、补体、抗葡萄球菌因子和双歧因子以及抗多种疾病的抗体等抗感染物质,使婴儿获得抵抗力,保护婴儿半岁内不得传染病。

(4)母乳不容易引起过敏。

(5)母乳喂养能避免人工喂养可能带来的感染,改善婴儿营养,保护婴儿少得疾病。

(6)母乳喂养有利于产后子宫复旧,能抑制排卵,导致哺乳期闭经,延长生育间隔期而起到避孕作用。据有关推测,哺乳期妇女月经复潮前的受孕率约为 5%。

鉴于上述诸多有利因素,1989 年世界卫生组织和儿童基金会发表了《保护、促进和支持母乳喂养的联合声明》,以促进推广母乳喂养工作。

390. 母乳喂养对婴儿有什么好处

(1)母乳是婴儿最好的食物,因为它有独特的营养成分,容易被婴儿吸收及消化。

(2)母乳含有免疫球蛋白、天然抗体、β～胡萝卜素和其他抗感染物质,能有效地帮助婴儿抵抗感染。

(3)母乳成分天然,营养丰富,温度适宜,并且不含人造色素及调味品,不会给婴幼儿的胃肠道带来额外的负担。因此,更适合婴儿生长和发育的需要。

(4)母乳喂养可以增进母、儿间的感情联系。

(5)母乳喂养可以减少婴儿的便秘、腹泻和过敏等疾病的发生。

391. 母乳喂养对乳母有什么好处

(1)可抑制排卵,起到一定的避孕作用。当然,此点并非是绝对的。

(2)经济、方便。在任何地方、时间都能喂奶并保持乳汁的清洁和适宜的温度。

(3)有助于子宫复旧及恶露的排出。

(4)可消耗母体在孕期储存的脂肪,有助于减肥。

(5)可降低患乳腺癌的风险。

(6)可免于人工喂养的劳累,使母亲获得较多的休息,有利于产后身体的康复。

392. 做好母乳喂养的关键是什么

首先是要宣传母乳喂养的重要性,使广大孕妇有所了解,并身体力行。其次,母婴同室是保证母乳喂养的重要条件。在婴儿出生后,施行“三早”,即早进行母、儿的皮肤接触,早吸吮(及早让婴儿吸吮乳头)和早哺乳是作好母乳喂养的关键。如在母乳喂养前给婴儿吸吮橡皮奶嘴或哺喂牛奶、奶粉等,婴儿会对母亲奶头产生错觉,增加母乳喂养的困难。做好“三早”也是保证乳汁不断分泌的条件。医护人员及家属均应支持和协助产妇进行母乳喂养,这样才能使母乳喂养得到坚持。

393. 什么是母乳喂养的正确姿势

下列是几种正确的母乳喂养的常见姿势。

(1)摇篮式:母亲坐在合适的有扶手和靠背的坐椅上,采取直坐式,让婴儿斜躺在母亲胸前,母亲用一手托抱婴儿,使婴儿的面部朝向乳房。

(2)侧卧式:母亲采用侧卧及膝部稍弯曲,头部用枕头稍垫高,暴露一侧乳房;一手扶搂婴儿背部,将婴儿口部对准乳头即可。

(3)抱球式:母亲坐在一张舒适的椅子上,双膝上可放软枕,婴儿侧卧,面部朝向乳房,母亲一手托住婴儿头、肩和臀部,将婴儿像球一样抱住,但不宜过紧。

394. 母乳喂养持续多久为好

母乳喂养持续时间的长短与不同的历史时期和生活条件有密切的关系。过去,由于贫穷,人们的生活条件极差,特别是广大农村,无力购买牛奶、奶粉或其他的婴儿食品,妇女产后哺乳期往往可长达数年之久。随着历史的推移,社会的进步,人们生活水平的不断提高,现在人们又误认为,延长哺乳期会影响他们的经济收入及体型的恢复,从而缩短哺乳期或索性就不进行母乳喂养,而是采用部分或全部的人工喂养。

根据世界卫生组织的调查和研究发现,母乳中含有多种婴儿健康生长所必需的营养物质,以及抵抗疾病的各种抗体;哺乳还有利于母亲身心健康的恢复、减少乳腺癌的发生和起到部分的避孕作用。目前,提倡母乳喂养持续10～12个月为好;若因条件限制,至少也应施行母乳喂养4～6个月。

395. 如何保存母乳

有些新生儿因病住院,母亲不能哺乳,需要将乳汁挤出保存,分次送到医院哺喂孩子;有些母亲上班后,早晚能给孩子喂奶,上班时需将乳汁挤出保存,以备次日白天哺喂婴儿;有些母亲每次哺乳后还有多量乳汁残留,挤出来保存,待日后上班,母乳不足时供孩子饮用,这样有利于坚持母乳喂养或延长母乳喂养时间,对孩子的生长发育有益。

母乳保存的要求:①贮奶容器、吸奶器要严格消毒。②挤奶前母亲要洗净双手及乳房、乳头,先挤出几滴奶弃去。③贮奶器以塑料制品最好,次选玻璃容器,不用金属制品,因乳汁中的活性成分容易吸附于金属或玻璃上。④容器的密封要好。⑤冻存时,乳汁量只能占到容器的 2/3 以免胀破口袋。⑥不宜放在冰箱的门上,不要频繁开启箱盖以保持箱内温度恒定。

母乳保存时限:以下条件供参考。

室温(25℃)	6 小时
19℃～22℃	10 小时
15℃	24 小时
0℃～4℃	8 天
冷冻	3～4 个月
专用冷冻	6 个月

转运过程中可以将奶瓶放入冰壶。

保存母乳的使用:用前将贮奶器取出在室温下复温、解冻或泡在温水中解冻,待达到适宜温度时再哺喂孩子。不可用微波炉加热或煮沸,以免将乳汁中的营养成分破坏。

396. 新生儿喂养的注意事项有哪些

既往曾认为新生儿因环境骤然的变化,需要有一段适应的时间;母亲因分娩劳累也需要适当休息,因此产后不急于哺乳。目前,这一观点有所变化。近年来世界卫生组织强调,婴儿在出生半小时内即应进行吸吮锻炼,并应及早哺乳。还要注意哺乳时的一些事项。

(1)乳母要洗净双手。

(2)为婴儿换好尿布。

(3)用棉花、纱布或小毛巾蘸温开水洗净乳头。

(4)斜抱婴儿,一手托住婴儿头。先挤掉几滴乳汁,然后将乳头送入婴儿口中,使其紧紧裹住不致漏气,以免发生吃呛。

(5)应该尽量让婴儿先吸空一侧乳房,然后再换另一侧乳房,这样可以刺激乳房产生更多的乳汁。

(6)哺乳完毕,宜将婴儿竖直抱一会儿,并轻拍儿背,促使哺乳过程中吞入胃中的空气排出。然后,再轻轻地放下婴儿,以避免发生溢乳或呕吐。

397. 如何判断新生儿的饥与饱

如何判断小宝宝是吃饱了,还是处在饥饿状态中,可使用以下常用的估测方法来判断。

(1)吃饱的表现:婴儿安静,体重逐日上升,每日有 2～3 次黄色软便。

(2)饥饿的表现:婴儿哭闹不安、哭声洪亮,体重增长缓慢或不增长,粪便色泽偏绿色。

如有饥饿表现时,应考虑给乳母增加营养以改善奶水质量,增加哺乳次数,或每日给婴儿补喂 1～2 次牛奶,这样便可以消除饥饿状态。

398. 新生儿溢乳的原因是什么,如何防治

哺乳后,新生儿有时少量吐奶,或在枕边、衣服上存有残留奶渍,这种现象称为新生儿溢乳。这与新生儿呕吐是不同的。

引起溢乳的原因如下:

(1)新生儿的胃呈水平位,贲门括约肌力弱,而幽门括约肌相对紧张,胃容量小,肌肉和神经发育不完善等,是引起溢乳的解剖学基础。

(2)哺乳量过多,胃过度充盈。

(3)哭闹时间长或空吸奶头、手指等,导致吞入过多的空气。

(4)哺乳后,未能及时将吞入的空气排出,或刚喂完奶就换尿布,翻动小儿身体。

新生儿溢乳是一种生理现象,随着婴儿长大会自然消失,不必治疗。可以在哺乳前,先换好尿布;哺乳后,将婴儿竖直抱起,轻拍儿背,等待打嗝后再轻轻放下,使之稍向侧卧,尽量少变动体位等,便会有助于减少溢乳的发生。

如果新生儿出现频繁呕吐,吐出物量多、混有绿色胆汁,或呈喷射状呕吐,体重持续下降等现象,则为新生儿呕吐,常为病理性,应到医院诊治。

399. 新生儿吃奶不好的常见原因是什么

出生 1～2 日的新生儿,因尚未适应外界环境,或者母亲尚未掌握哺乳的

要领,婴儿可以出现短暂吃奶不好的现象,但不久即能自然好转,婴儿体重也逐渐增加。如果新生儿一直不好好吃奶,或一度好转后又再次不好,致使其体重不增或下降,则应该仔细检查有无上呼吸道感染、鼻塞、肺炎、败血症、颅内出血、腭裂、鹅口疮等疾病,并针对原因进行治疗。

400. 什么情况下禁止母乳喂养

母乳是婴儿最佳的天然营养食物,但母亲患有下列疾病时应禁止母乳喂养:

(1)通过乳汁或密切接触能将疾病传染给婴儿者,如急性肝炎、艾滋病、开放性肺结核等。

(2)劳累后可以加重母亲原有疾病的病情,如严重的心脏病、慢性肾炎、糖尿病等。

(3)乳母患急性上呼吸道感染、乳腺炎等或服某些药物,可以暂停哺乳,将乳汁定期吸出,以维持泌乳。

401. 人工喂养的方法和注意事项是什么

母乳缺乏或因故不能进行母乳喂养时,完全采用牛奶、羊奶、奶粉或其他代乳品来喂养婴儿,称为人工喂养。若在母乳喂养的同时,加喂牛奶、奶粉等,以补充母乳的不足,称为混合喂养。采用人工喂养的注意事项如下。

(1)食品选择:牛奶、奶粉、羊奶、米糕、米汤等应根据具体情况和经济条件来决定。有条件者,可以采用母乳化配方的奶粉或使用鲜牛奶或羊奶都可以。避免单纯用米糕喂养婴儿,因为米糕只能提供热能,而缺少婴儿生长、发育所需要的蛋白质、脂肪、维生素、无机盐及微量元素等。

(2)做好消毒:人工喂养牵涉到很多环节,任何环节稍有疏忽就可能招致婴儿肠道感染。因此,做好消毒是人工喂养成功的关键。需置备清洁的专用锅 1 口、奶瓶及奶嘴各 4~6 个、刷子 1 把、清洁的纱布或小毛巾数块。每天将奶瓶、奶嘴等用清水冲洗干净,再煮沸消毒 10 分钟后取出,盖上消毒纱布或小毛巾,备用。

(3)合适的奶嘴:橡胶奶嘴用烧红的针刺孔。孔的大小要适中,不要过大,以免出奶太急,容易呛奶;若孔过小又会造成吸奶困难。

(4)喂养的姿势同母乳喂养:注意奶瓶不要倾斜过度,哺喂前奶嘴内应先充满奶液,以减少婴儿吸奶时吞入空气造成溢乳。

(5)奶的温度:哺喂前,母亲应先将奶滴于自己的前臂内侧,测试其温度是否合适。

(6)奶量及浓度:喂奶量的多少应根据婴儿食后的表现、体重增长和粪便的情况来决定。

(7)奶、水比例:可从 2:1 开始到 4:1(牛奶),2～3 周后可以喂全奶。如奶质较稀亦可从 3:1 开始,但需观察大便情况。

(8)补水:人工喂养者,在 2 次喂奶的中间应给婴儿喂水。

402. 为什么要重视给人工喂养的婴儿喂水

人体的生长发育需要蛋白质、脂肪、糖类和各种维生素、无机盐及微量元素等。此外,还需要大量的水分以利新陈代谢。婴儿也不能例外。

母乳中已有充足的水分,故母乳喂养的婴儿不需要额外喂水。而采用人工喂养时,在两次喂奶间应该补充适量水分(通常用 3% 的糖水)。足够的水分既有利于旺盛的新陈代谢,也有利于清洁婴儿的口腔。

403. 什么时候开始给婴儿添加辅助食物

婴儿生长发育迅速,需要为其提供全面的营养物质。营养素的缺乏会引发各种疾病,如佝偻病、贫血等。但在补充辅助食物时要注意下列事项:

(1)补充辅食的时间和种类要根据婴儿生长的情况和月龄来定,不宜过早或过晚。新生儿期只需添加维生素 D 及钙片即可;4 个月后可加菜汁、水果汁、奶糕、米糊;6 个月加菜泥、蛋黄、稀粥或面条等。

(2)添加时应掌握由稀到稠,由一种到多种,由少到多的原则。不可操之过急。

(3)仔细观察大便变化,谨防消化不良。

404. 什么时候开始给新生儿添加维生素 D 及钙片

成骨的基本原料是钙及磷。维生素 D 能促进肠道对钙的吸收,为成骨提供原料。如钙、磷代谢失常,就会导致佝偻病。新生儿往往不能通过紫外线照射皮肤,使皮下的 7-脱氢胆固醇转化为维生素 D 来满足自身的全部需要。因此,需要补充维生素 D 及钙质。

具体补充方法:足月新生儿出生后 2～3 周就可以开始补充。如用浓缩鱼肝油滴剂(维生素 A、维生素 D),初次服 1 滴,每日 1 次;如无腹泻等反应,可逐渐增加至 2～3 滴,每日 2 次;每日总量不超过 10 滴,以防引起维生素 A、维生素 D 过多而中毒(急性中毒,常见的症状为烦躁不安或嗜睡、食欲减退、呕吐、头围增大或前囟膨出等)。其他含有维生素 D 的制剂也可应用。早产儿或双胎还可提前 1～2 周开始补充。在服用维生素 D 的同时,需补充钙剂,如乳酸钙、葡萄糖酸钙、碳酸钙、枸橼酸钙或多维钙等,研细末,每日 0.5～1 克。天暖时,应抱婴儿到户外晒太阳(注意保护眼睛),以获得来源于自身的维生素 D。及时补充维生素 D 和钙剂可以预防小儿佝偻病。

婴幼儿若出现烦躁、睡眠不安、多汗、环秃、方头颅、肋骨外翻、"O"形腿等,均为佝偻病的表现,应到儿科就诊治疗。

405. 什么是新生儿药物撤退综合征

新生儿药物撤退综合征又名戒断综合征,是由于母亲在妊娠期长期使用麻醉药品、精神药物、酒类或其他成瘾物质,如苯妥英钠、苯巴比妥、吗啡、苯丙胺或其他毒品,使胎儿也对药物产生了依赖。婴儿出生后由于药物供应中断而表现出中枢神经及自主神经系统、消化系统和呼吸系统等功能紊乱的症状。

中枢神经及自主神经系统功能紊乱的表现为尖声哭闹、烦躁、肌肉紧张,四肢及全身肌肉常有轻度快速震颤并逐渐加重,拥抱反射及深层腱反射亢进,异常吸吮使哺乳困难,1/3 婴儿有惊厥发作,还有打哈欠、打喷嚏、流泪、出汗及高热等。消化系统表现为进食差、腹泻及呕吐等。呼吸系统表现为呼吸急促、呼吸暂停、间断发绀及呼吸性碱中毒,肺部 X 线片显示斑片状阴影。由于进食差、恶心、呕吐及腹泻,易引起脱水及电解质紊乱,婴儿生后体重下降明显,且恢复得慢。上述表现轻重不一,持续时间不等,短则 1 周,长者可达 8 周或更长,不但严重地破坏了母、儿情感交流,并影响新生儿的正常成长。

对孕期使用上述药品的产妇所分娩的新生儿应该进行严密的监护。症状轻者只需要加强护理,不需要特殊治疗;重症者,需给以药物治疗,若未得到恰当和及时的治疗,可能因惊厥发作而致婴儿猝死。这类婴儿需要酌情延长留院观察的时间。

406. 新生儿窒息的原因是什么

胎儿娩出后,仅有心跳而无呼吸,或未建立规律呼吸的缺氧状态,称为新生儿窒息。它是造成新生儿死亡和引起远期后遗症的重要原因之一,必须积极抢救。

(1)病因:胎儿窘迫、呼吸中枢受到抑制或损害、呼吸道阻塞、宫内肺炎、膈疝、心脏发育畸形等均可引起。

(2)症状:依缺氧程度的轻、重分为两型。①轻型(发绀型)。新生儿肤色发绀,心率多正常,呼吸不规则,对外界刺激有反应,肌肉张力尚存在,如抢救及时,预后往往良好。

②重型(苍白型)。新生儿肤色苍白,心率往往慢,呼吸浅或无呼吸,对外界刺激无反应,全身肌张力松弛。此型多由于缺氧严重或伴有器质性疾病,预后差。当缺氧时间长,即便抢救成功,婴儿远期往往遗留有脑性瘫痪或智力低下。

(3)预防:做好孕期保健,按期进行产前检查,对高危妊娠进行严密的监测与管理;做好产程中的监测,发现异常及时处理,提高产科处理的水平,便能有效地降低新生儿窒息的发生率。

407. 什么是新生儿颅内出血

新生儿头颅内的血管破裂、出血(可位于脑实质、脑室、蛛网膜下腔或硬膜下),称为新生儿颅内出血。

长时间的缺氧或产伤是其病因。颅内出血为新生儿死亡的重要原因之一。颅内出血症状的轻重及预后的好坏,取决于出血量的多少和出血的部位。典型的症状是新生儿反应差,贫血,窒息,烦躁不安,发热,尖叫,四肢强直,抽搐、嗜睡、昏迷和两眼的瞳孔大小不等。头颅计算机断层扫描或磁共振检查有助于确诊。临床症状越多,其病情越重,预后也越差,应在与家属沟通的情况下进行治疗。

及时发现与纠正胎儿宫内缺氧和避免产伤,可以有效地预防新生儿颅内出血的发生。

408.什么是母乳性黄疸,如何应对

母乳喂养过程中,婴儿持续存在黄疸,排除了溶血、感染及胆管异常导致的黄疸,即应考虑为母乳性黄疸。母乳性黄疸的发生率为20%~30%。

母乳性黄疸分早发型与迟发型,前者黄疸出现时间及高峰时间与新生儿生理性黄疸相似,程度较重,多在两周内消退;后者通常在生后7日出现黄疸,往往持续到12周才消退。

母乳性黄疸发生的机制不完全清楚,可能与以下因素有关:①母乳中脂肪酶含量多,不饱和脂肪酸水平高;母乳中含有2a~20b孕二醇,二者抑制婴儿肝脏葡萄糖醛酸转移酶活性从而阻碍胆红素的排泄。②母乳中b葡萄糖醛苷酶含量多,活性高,将婴儿小肠内的结合胆红素水解成游离胆红素,再加上婴儿肠蠕动缓慢,以致肠道吸收胆红素增多,从而使婴儿血胆红素水平上升。以上综合作用导致母乳性黄疸。

母乳性黄疸的临床特点:①小儿营养发育正常,体重增加,粪便颜色正常;②肝、脾不大,肝功能正常,无贫血。③血胆红素水平可达256.5~342微摩/升(15~20毫克/分升)。③停哺母乳48小时,胆红素水平下降50%即可确诊。④恢复母乳喂养,胆红素可再度升高17~51微摩/升(1~3毫克/分升),但不会复升至原来的水平。

早发性母乳性黄疸应频繁哺乳,不要添加糖水,促进胎粪排出以减轻黄疸。迟发性者也很少会引起核黄疸,遇黄疸重者应监测血胆红素的水平,当胆红素水平≥257微摩/升(15毫克/分升)可停哺3日,胆红素水平≥342微摩/升(20毫克/分升)可行光疗。一般无须行白蛋白及血浆疗法,更不需要换血治疗。

409. 什么是新生儿病理性黄疸

新生儿生后3~4天出现较轻的黄疸,不伴有肝、脾大和其他异常表现,则属于生理性黄疸,此乃正常现象。如果黄疸出现在婴儿出生24小时内,黄疸重且持续不退,又存在引起黄疸的病史,如母、儿血型不合、宫内感染或有围生期感染等,则应考虑为病理性黄疸,需及时诊治。常见的病理性黄疸有以下3种。

(1)溶血性黄疸:多见于母、儿ABO或Rh血型不合,新生儿败血症或妊

娠晚期孕妇使用某些药物,如磺胺、大剂量维生素 K₃ 等导致的新生儿溶血。

(2)肝细胞性黄疸:由于肝脏发育不成熟,肝细胞内酶的活力低下而影响胆红素的代谢。可因窒息、感染或先天性代谢性疾病所致。

(3)阻塞性黄疸:由于胆管发育畸形或炎症阻塞,导致胆汁反流,血胆红素升高,在临床上少见。排除了上述 2 种黄疸后,应考虑此种可能。

410. 如何防治新生儿肺炎

新生儿肺部受到细菌、病毒、真菌、支原体感染,或异物吸入,常见的是羊水、胎粪的吸入等所引起的炎症,称为新生儿肺炎。按炎症累及的部位,有支气管性肺炎和大叶性肺炎两大类。由于新生儿的免疫功能不完善、抵抗力低下,在分娩过程中,经过母亲的产道往往吸入羊水,或出生后受凉、感冒,故新生儿很容易发生肺炎。

新生儿肺炎常见的症状是发热、哭闹、拒奶、呕吐、口吐白沫和呼吸急促等,严重时可见婴儿的鼻翼翕动、面色苍白、口周发绀、呼吸困难、脉速,如不及时治疗,可导致死亡。发生上述情况时,应该立即将婴儿送往医院治疗。通过吸氧、抗生素、输液和加强护理等治疗,病情大都可以减轻、痊愈。

预防措施是应及时治疗孕妇的阴道感染;分娩时防止羊水吸入,婴儿生后彻底清理其呼吸道;注意婴儿的保暖,避免与上呼吸道感染者接触。

411. 如何防治新生儿腹泻

新生儿的大便如每日超过 5 次,外观呈水样、蛋花汤样,夹杂黄、绿色物或伴有酸臭味,叫作新生儿腹泻。严重者可伴有厌食、呕吐、低热和脱水等症状。

(1)病因:①喂养不当。常因喂养经验不足引起,不是喂养过多就是喂养过少,或是过早地添加了辅食、营养品,造成了消化不良,其中以喂养过多最为常见。②感染因素。喂养过程中,母亲不重视双手、乳头、奶瓶、牛奶等的清洁卫生和消毒,而受到细菌或病毒污染。

(2)治疗:①喂养不当者应以调整奶量为主,并辅以助消化药物,如乳酶生粉剂 0.3 克,每日 3 次,口服,共 3~7 日。同类药物妈咪爱也可应用。还应注意补充水分和加强护理。②感染引起的腹泻则需抗感染治疗及纠正脱水,应将患儿送往医院治疗。

(3)预防:①提倡母乳喂养,以减少婴儿受感染的机会,并有助于增强婴儿的抵抗力。②重视喂养过程的消毒及卫生。③注意调节奶量及合理地添加辅食等。

412. 如何防治新生儿鹅口疮

新生儿口腔内如发现膜样或奶块样的白色小块,不易用棉签擦掉,而且婴儿爱啼哭(尤其在吸吮时),便应该考虑是口腔内的白色念珠菌感染,俗称鹅口疮。

白色念珠菌属于真菌类。其感染常发生于体弱多病、长期应用广谱抗生素者,也可因直接接触到病原体而受染。新生儿鹅口疮,绝大部分是胎儿经过患有念珠菌感染的母亲产道分娩时受染的。其次,是由于人工喂养时,橡皮奶嘴、奶瓶等消毒不严格或婴儿体弱多病,及长时间使用广谱抗生素等所致。鹅口疮是可以治愈的,常用药物如下:①2％碳酸氢钠溶液清洁口腔后,制霉菌素10万单位,研末,喷撒于口腔患处,或用水调和后涂抹,每日2次。②冰硼散吹涂患处,每日2次。

预防措施为,治疗患有外阴、阴道念珠菌病的孕妇,大力提倡母乳喂养,避免长期大剂量使用抗生素。

413. 如何防治新生儿中耳炎

当新生儿出现哭闹不安,且常与某侧体位有关,伴有拒食、高热时,除须警惕常见的肺炎外,也应注意检查耳部。如发现外耳道有脓性分泌物流出,则应考虑患了急性中耳炎。

急性中耳炎如不及时治疗,可以并发脑膜炎、脑脓肿或演变成慢性中耳炎,影响日后的听力。

引起中耳炎的原因有:① 新生儿免疫功能不全,抵抗力低下。② 由于新生儿的耳咽管直、管腔大、倾斜度小,因此鼻咽部的细菌、分泌物或呛出的奶液易进入鼓室,引起细菌感染。

急性中耳炎除全身应用抗生素治疗外,耳道内可用3％过氧化氢或0.25％氯霉素药水滴入。

新生儿应避免接触感冒的患者,防止呛乳,这样有助于减少中耳炎的发生。

414. 如何防治新生儿硬皮症

新生儿皮肤出现水肿、变硬,同时伴有体温不升、食欲差、尿量少、反应低下等症状称为新生儿硬皮症。轻者病变仅局限于下肢;严重者,可以波及全身。皮肤肿、硬的范围越广,病情越重,病死率也越高。

(1)病因:尚不完全明了。该症多见于早产儿、低体重儿、严重感染的婴儿;好发于寒冷的季节,推测可能与新生儿皮下脂肪熔点比成人高有关。

(2)治疗:应该住院治疗。重点是保暖,可采用远红外线照射、暖箱、热水袋等。其次是选用中药、抗生素或抗硬皮症合剂。

(3)预防:防止早产,加强对早产儿及低体重儿的护理,重视保暖措施。

415. 如何防治新生儿破伤风

新生儿破伤风俗称"脐带风""四六风""七日风"等,多在婴儿出生 4~7 日发病。新生儿表现食欲缺乏、呕吐、发热、颈部强直、头向后仰、张口困难,刺激或移动身体可引起抽搐,死亡率极高。

(1)病因:断脐时,使用的刀、剪、结扎线绳等不符合无菌要求,致使破伤风杆菌从脐带的创面侵入所致。

(2)治疗:当疑似本病时,必须立即将婴儿送往医院治疗。

(3)预防:推广新法接生。在路边、田野等处出生的婴儿,脐带未经过无菌处理的,应给予破伤风抗毒素(TAT)1 500 单位(须先做过敏试验),单次或分次肌内注射。做好上述各项便可以杜绝新生儿破伤风的发生。

416. 如何防治新生儿肝炎

肝炎分甲型、乙型、丙型、丁型和戊型 5 种,是由不同的肝炎病毒所致的感染。

(1)感染途径:甲型和戊型肝炎病毒经口感染;其他各型肝炎病毒主要由血液传播;新生儿还可以通过母、儿垂直传播的途径受染。母、儿垂直传播包括 3 个环节:患肝炎孕妇体内的病毒可以通过胎盘进入胎儿体内;分娩时,婴儿直接接触含有病毒的母血,或病毒经乳汁使婴儿受到传染(乙型、丙型)。通过母、儿垂直感染的新生儿,日后约有 1/3 发病,部分新生儿虽不发病却可成为肝炎病毒的携带者。

(2)治疗和预防：新生儿肝炎的治疗与成人基本相似，没有特效的治疗，故重点应该放在预防上。母亲患乙型肝炎的(肝炎标志物阳性者)，在其新生儿出生24小时内、1个月及6个月应给其注射乙肝疫苗，以后还要定期加强。有些学者主张，传染性强的乙型肝炎患者分娩的婴儿，生后应注射乙型肝炎的高效免疫球蛋白。关于乙型肝炎的孕妇，在孕期中，需要注射乙型肝炎高效免疫球蛋白的问题尚未取得一致的意见。目前，我国无论产妇是否患有乙型肝炎，分娩的新生儿一律要接受乙型肝炎的免疫。

417. 如何防治新生儿湿疹

新生儿，特别是人工喂养儿，在面部、颈部、四肢，甚至全身出现颗粒状红色丘疹、疱疹，表面伴有渗液即为新生儿湿疹。湿疹十分瘙痒，致使小儿吵闹不安。本病多在小儿1～2岁后自愈。

病因多与遗传或过敏有关，常见于采用牛奶喂养的婴儿。为此，提出将牛奶煮沸的时间延长，使牛奶中的蛋白质变性，可能起到减轻过敏的作用，或者改用其他的代乳品。症状重者，局部可以外用湿疹软膏、炉甘石洗剂、氟轻松软膏等。新生儿双手可戴上小手套，防止因搔抓病变处引起继发感染。衣服要宽大，衣料应无刺激性。如以母乳喂养为主者，母亲宜少吃或不吃鱼、虾等容易引起过敏的海产品。

418. 什么是新生儿低血糖症

汽车开动需要汽油，维持人体正常活动需要热能。糖就是供给热能的主要物质之一。糖类由碳、氢、氧3种元素组成，在代谢过程中产生二氧化碳和水，并释放出热能供给组织细胞利用。人体的血糖主要是葡萄糖，它在血中须维持一定的水平。肝糖原是人体糖的主要贮存形式之一。

当新生儿血糖浓度降低到一定水平时，表现出打哈欠、出汗、心率快、面色苍白、体温不升，严重时可引起抽搐或昏迷等症状，称为新生儿低血糖症。

由于新生儿的肝糖原往往贮备不足，若喂养不及时，特别是患妊娠期糖尿病妇女所生的婴儿，极容易发生低血糖症。此外，并发缺氧、窒息、颅内出血、严重感染等的新生儿也容易发生低血糖症。

低血糖症的症状轻重与血糖的水平有着密切关系。轻症时，给予口服

5%～10%葡萄糖水 20～60 毫升;重症则需要静脉滴注 20%葡萄糖液 40～60 毫升。经过治疗,症状可以迅速好转。糖尿病患者所生的新生儿,不论其体重大小,出生后都应及时喂 5%～10%葡萄糖液,这样有助于预防低血糖症的发生。

419. 什么是先天性疾病和遗传性疾病

凡从胎内带来,出生后就存在的疾病,包括智力、器官结构和功能缺陷,尤以畸形为多见,称为先天性疾病。先天性疾病并不都是遗传性的。有些先天性疾病是由于受精卵在发育过程受到内外环境因素(如生物、物理和化学因素等)的影响造成的。若再次妊娠,上述的因素不复存在时,胎儿就可以不再发病。

遗传性疾病是指由于父母染色体异常或遗传基因的缺陷所造成的疾病。因此,遗传性疾病属于先天性疾病的一种,再次妊娠,胎儿是否发病,取决于其是否带有异常的染色体或基因。遗传方式复杂,当 2 个等位基因之一为致病基因即发病者为常染色体显性遗传;2 个等位基因均为致病基因才发病者则为常染色体隐性遗传;若发病除与致病基因相关外,还与婴儿性别有关,则为伴性遗传或性连锁遗传。

420. 什么是畸形儿,能预防吗

人体的各种先天性畸形种类繁多,无奇不有,几乎涉及人体的各个器官。畸形的危害程度不一,主要取决于受累器官的多少和其重要性。轻者对生命和生活无大影响,甚至很难检查出来;重者可引起流产,死胎,终身残疾或生活不能自理。

引起畸形的原因有遗传因素,也有环境因素,但更多的是两者共同作用的结果,并和胚胎发育阶段、对致畸因素的敏感度,有害因素作用时间和剂量等有着密切关系。遗传因素,是指亲代的特性通过细胞内的染色体和基因的传递,将其信息遗传给子代。亲代如有染色体数量及结构异常,或基因缺陷,就能按照一定的遗传规律传给下一代。环境因素,是在胚胎的发育过程中,受到环境中的某些生物因素(病毒、弓形虫和梅毒螺旋体等感染),物理因素(射线、微波、高温、严寒、机械损伤等),化学因素(汞、铝、镉及二噁英等工业污染,母亲长期酗酒等),药物因素(抗癌药、激素类、反应停等)和其他因素(长期缺氧、严重营养不良、维生素过量或不足等)等的影响,从而引起胚胎细胞的基因突变或染色体畸变,最终导致发育畸形。

孕育畸形儿是令人烦恼的事,但还是有些预防措施可以采取的,具体的做法如下。

(1)凡有下列情况者,应该去医院进行产前咨询:① 遗传病和先天畸形患者,或曾经出现过遗传病或畸形的家族成员。② 家族中多次出现同样疾病又无明确诊断者。③ 近亲结婚。④ 不明原因的反复自然流产、死胎或曾生育畸胎者。⑤ 先天性智力发育不全的患者及其家属。⑥ 外生殖器发育不良或发育异常者。

(2)消除环境污染,造福子孙后代。

(3)有条件者最好进行婚前检查。

(4)选择最佳生育年龄,做好孕期保健。

(5)有指征者应进行产前诊断。

421. 什么是先天性代谢病

先天性代谢病是由于单基因缺陷,造成体内某些特殊酶的缺乏而导致代谢障碍,如苯丙酮尿症(缺乏苯丙氨酸羟化酶)。先天性代谢病属于遗传性疾病,现在已知的遗传性疾病达数千种。先天性代谢病常在婴儿出生后几天或几个星期表现出来,病情较缓和往往能生存较长时期,发病具有家族性,多发生于近亲婚配者。

临床常见有 6 类疾病:糖类代谢病,黏多糖代谢病,脂类代谢病,黏液脂类代谢病,氨基酸代谢病,核酸代谢病等。凡家族中有先天性代谢病者或可疑史者,妇女在妊娠后应该到医院去行产前诊断。检查时间一般安排在孕 14～16 周,以便及早得到确诊。凡确诊患有先天性代谢病的胎儿,可根据情况终止妊娠,或于婴儿出生后进行治疗。

422. 新生儿期疾病筛查有什么重要意义

有些先天性疾病在人群中具有一定的发病率,而在新生儿期常因缺乏典型的临床表现容易被忽视。当疾病进展,引起致残、致死等严重后果时,当前的医学也无回天之力。有幸的是,目前对这些疾病已具有早期确诊的手段及治疗的方法,若能尽早发现,给予有效的治疗,将会使患儿得到完全正常的发育,日后将具有与正常人同样的生活。新生儿期筛查的目的,就是将这些先天性疾病及早查出,给予及时控制。

国外在 20 世纪 60 年代,开始了对新生儿苯丙酮尿症的筛查,70～80 年代又进行了先天性甲状腺功能低下的筛查。筛查工作在欧美国家开展很普遍,筛查率达到 95％。可以进行筛查的疾病曾被列出的有 20 种,其中被公认为最重要的有 7 种,包括苯丙酮尿症、枫糖浆尿症、同型胱氨酸尿症、组氨酸血症、半乳糖血症、胰腺纤维囊肿及先天性甲状腺功能低下。

国内新生儿期疾病筛查工作起步较晚,20 世纪 80 年代在某些地区及单位开始进行这项工作,初期均属于非国家性筛查工作。在世界卫生组织及卫生部的组织下,还曾在 7 个城市开展了新生儿期疾病筛查项目。我国母、婴保健法规定,新生儿期疾病筛查需在全国开展。目前,国内开展的新生儿期疾病筛查项目仅限于苯丙酮尿症及先天性甲状腺功能低下。

423. 什么是苯丙酮尿症,如何防治

苯丙酮尿症是一种较常见的先天性代谢性疾病,属于常染色体隐性遗传性疾病。由于患者肝脏中缺乏苯丙氨酸羟化酶,致使苯丙氨酸不能正常地代谢。血中存留的高浓度苯丙氨酸,可毒害神经系统,损害脑组织,造成智力残疾。苯丙氨酸代谢的中间产物为苯丙酮酸,经尿排出,从而得名苯丙酮尿症。这种尿有明显的鼠尿气味。该病的早期表现只是婴儿尿液散发异常的臭味,婴儿头发颜色逐渐变浅、变黄,待婴儿发生痴呆才做出诊断,此刻开始治疗已为时过晚,智力残疾将无法恢复,父母将抱憾终生。

当前普遍开展的新生儿期疾病筛查,检出苯丙酮尿症是一项重要的内容。新生儿在哺乳后,乳汁中的苯丙氨酸不能被代谢而积存于血中,故在婴儿正常哺乳 2～3 日后,采取足跟血检查最准确,过早检查容易漏诊。筛查发现异常时,需要遵医师指导进行随诊及做进一步检查确诊。现在该病完全可以做到早期诊断。主要的治疗手段是饮食治疗,即通过严格地控制奶及食物中的苯丙氨酸含量,使苯丙氨酸的摄入量限制在最低程度,致使其在血中处于尽可能低的水平,从而避免了对脑的损害,使婴儿获得正常发育,日后可拥有和正常人同样的生活。目前,国内生产的低苯丙氨酸配方奶的商品名苯酮安可适用于婴儿期;待婴儿能进食后,还要在儿科医师的指导下采用低苯丙氨酸的食品,这种治疗至少要坚持到 4～6 岁,有些学者认为终身坚持最好。

424. 如何防治先天性甲状腺功能低下

先天性甲状腺功能低下,简称先天性甲低,可因先天性甲状腺发育不良(含甲状腺缺如)或功能低下而引起。

甲状腺与全身新陈代谢及诸多脏器功能的正常运行有密切的关系。甲低时,甲状腺素分泌不足,势必影响多个脏器的功能,尤其影响中枢神经系统的发育,以致神经系统的细胞数减少,神经元发育障碍。

先天性甲低患儿,临床上表现为智能及体格发育的落后。通过新生儿期疾病的筛查可以检出先天性甲状腺功能低下的患儿。一经诊断,即可采用甲状腺激素替代治疗,以维持正常甲状腺的功能。治疗方法既简单,也花费不多,但可使婴儿得到正常的智力与体格的发育,对减少残疾儿起了很大作用。需要强调的是甲状腺激素替代治疗需要持续终身。

425. 什么是先天愚型

先天愚型又称"唐氏综合征""21三体综合征",俗称"呆傻儿"。这是一种以神经系统受累,以痴呆为主要特征的畸形综合征。

先天愚型儿生来具有呆滞的特殊面容,小头、前额和后脑勺扁平,眼裂小、两眼间距宽,塌鼻梁,张口伸舌和流涎;此外,常有通贯手掌纹及其他指(趾)端异常和肌张力低下等特征。部分患儿可伴有心脏畸形。随着年龄增长,智力低下更显突出。其病因系21号常染色体比正常者多了1条,所以又称之为21三体病。根据统计,本病患儿之母多为高龄产妇(35岁以上),推测可能是高龄妇女卵细胞成熟、分裂时,容易发生染色体不分离之故。先天愚型儿体弱多病往往在1岁内夭折;幸存者在成长过程中,虽可通过针灸、营养神经药物及加强后天训练等来提高智商,但收效不大。患儿长大后由于智力低下,只能从事一些简单的工作;重者,生活不能自理,给家庭及社会带来沉重的负担。

本病重在预防。目前,有条件的医院已开展了先天愚型儿的产前筛查,要求高龄产妇,筛查可疑或阳性者,以及曾分娩先天愚型儿者做羊膜腔穿刺或脐带血穿刺获取胎儿细胞,行染色体核型分析。一旦发现异常,可以及时终止妊娠。这样,便能有效地杜绝先天愚型儿的出生。

426. 新生儿外生殖器辨别不出性别怎么办

生殖系统由生殖腺(男性的睾丸,女性的卵巢),生殖管道(男性的附睾、输精管、射精管和尿道,女性的输卵管、子宫和阴道)和外生殖器(男性的阴茎、阴囊,女性的阴蒂、阴唇和阴道前庭)组成。观察外生殖器的形态,是区分性别的最简便的方法。婴儿的外生殖器难以辨明男、女性别时,表明其性分化过程发生了异常。此类异常的患者被称为"阴阳人"。

正常性别的分化过程取决于染色体核型。性染色体为 XX 者,性腺将发育成卵巢,内、外生殖器则发育为女性;性染色体为 XY 者,性腺将发育成睾丸,内、外生殖器则发育为男性。正常性分化过程是连续而有序地进行的,染色体性别,性腺性别及内、外生殖器的性别是一致的。临床上有极少数的情况,由于性染色体的数目或结构发生了异常,或性染色体正常但因各种原因导致性腺发育异常,或性染色体及性腺均正常却由于性激素分泌及功能的异常等,都可以导致性分化异常。出生时,此类患儿的外生殖器往往性别区分模糊,与正常的男婴及女婴不同。

当发现新生儿外生殖器异常,不能明确辨别男、女性别时,应该及早查清婴儿的染色体性别,并进一步了解性腺的情况,结合外生殖器的表现,制定出一整套的治疗方案。确定应按男孩抚养,还是按女孩抚养;何时开始激素治疗;何时应进行外生殖器的整形手术。这样,便可以避免错误的社会性别给患者本人及家属造成精神上的痛苦及严重的心理创伤。况且,含有 Y 染色体发育不良的性腺容易发生恶变,应安排适当时机行手术切除。

427. 什么是先天性心脏病

心血管系统由心脏及血管组成,血管包括动脉、静脉和毛细血管。心脏功能像一个泵,通过血管将血液输送到全身。心脏是胚胎最早开始功能活动的器官。孕 5 周 B 超检测时,即可能观察到原始心血管的跳动。根据统计,心血管系统的畸形是胎儿畸形中较为常见的。常见的畸形有房间隔缺损、室间隔缺损、动脉导管未闭、法洛四联征、肺动脉瓣狭窄、三腔心等。其中以房间隔缺损最为多见。

据先天性心脏病的病因分析表明,心脏畸形可由多种原因造成,如孕妇在妊娠的最初 3 个月内,罹患病毒感染(风疹、巨细胞病毒感染、流感、腮腺炎等），孕期有严重的营养或维生素缺乏，接受过放射线照射，患有某些疾病，服用某些药物，长期居住在高原缺氧的地区，或有家族遗传因素等。

先天性心脏病有多种类型，轻者可无明显症状；重者，出现呼吸困难、发绀。根据有无发绀，医学上又将先天性心脏病分为发绀型及无发绀型两大类。发绀越严重，表明右向左的分流越明显，病情也越重。

新生儿先天性心脏病常见的症状为：呼吸急促、脉搏快、口唇发绀。此类患儿抵抗力低下，容易并发肺炎。其诊断主要依靠症状、体检和某些特殊检查。当新生儿出现上述症状时，家长要提高警惕，应该及时送孩子去医院检查。先天性心脏病确诊后也不要过分悲观，目前医学的发展对多种先天性心脏病可以施行手术矫正，并取得了良好的效果。治疗越及时，效果越好。具体的治疗应到心脏病专科医院，根据医生的建议进行。预防是从目前已知的病因着手，特别要避免早孕期间的病毒感染、各种理化因素的接触及滥用药物。孕期，有高危因素的孕妇应进行胎儿超声心动检查，如发现严重心脏畸形的胎儿可以考虑终止妊娠；如能治疗者可以安排出生后适宜的时间行手术矫正。目前，国内尚未开展胎儿先天性心脏病的宫内治疗。

428. 什么是唇裂、腭裂畸形

新生儿口唇间有裂口，可为单侧或双侧，多见于上唇，裂口往往通向鼻孔，被称为唇裂，俗称"兔唇"。唇裂在男婴中较女婴多见。单侧唇裂者以左侧为多见。口腔上腭正中出现部分或全部裂开，则称作腭裂，俗称"狼咽"。腭裂在女婴中较男婴多见。唇裂和腭裂可以单独发生，亦可两者并存。

唇、腭裂，是在胚胎发育过程中，由于多个基因和不良环境因素相互作用的结果，症状依畸形程度的不同而异。轻度唇裂仅影响外貌；重度的唇、腭裂可以引起喂养困难，食物容易落入婴儿气管，引起肺炎或窒息；还可以引起发音及语言的障碍。

唇裂治疗的目的主要是整形。治疗越早，效果越好。通常在婴儿出生3～6个月内进行手术，最迟不要超过1岁。腭裂治疗的目的，主要是恢复功能。该手术较单纯唇裂的整复复杂，宜在婴儿2～6岁时进行修补。严重腭裂影响哺乳时，可行鼻饲或放置暂时性的塑料上腭假托，以恢复婴儿的吸吮功能。

预防：应禁止近亲婚配；孕早期的妇女应防止病毒感染，避免接触不良的理化因素及滥用药物等。

429. 什么是先天性斜颈

先天性斜颈多数为肌性斜颈,少数是由于颈椎发育异常引起的骨性斜颈。此处主要谈的是肌性斜颈。

婴儿出生不久,在其颈部一侧(右侧占 3/4)可摸到无痛的硬块或硬索状物,与皮肤没有粘连,但与胸锁乳突肌紧密相连。开始肿块较大,以后逐渐缩小。婴儿生后 4～6 个月时,肿块多已消失。婴儿的头部日益歪向原肿块的一侧,称为先天性斜颈。

本病的发生原因不明。既往认为与产伤引起的胸锁乳突肌血肿有关。近来有人认为是由于胎儿在子宫内的位置不正,颈部屈曲,局部肌肉痉挛性缺血、静脉栓塞或感染性肌炎所致;还可能有遗传或先天发育异常等因素参与。这些因素使受累的胸锁乳突肌挛缩,将婴儿头部牵向患侧。

本病若能早期诊断,可在医师的指导下,由母亲或家属给婴儿进行转头训练,包括患侧胸锁乳突肌的按摩和被动牵引。具体做法是用手固定婴儿头部,缓慢后仰,将头部轻轻地向健侧转动,使下颌向患侧方向移动。同时按摩患侧胸锁乳突肌,每次做 20 遍,每日进行 3～6 次。若能坚持训练,斜颈可望得到纠正。实际上,往往因训练导致婴儿疼痛、哭闹而不能坚持。如保守治疗无效,应进行手术治疗。于婴儿 4～6 个月就可以施行整形手术,手术越早,效果越好。

430. 什么是脊柱裂

脊柱裂为脊柱的先天畸形,又称脊椎裂,属开放性神经管畸形。该畸形是由于胚胎神经管发育障碍所致,脊柱的棘突与椎板存在不同程度的缺损,以致椎管闭合不全,椎管内容物暴露于椎管外组织或裸露于体表。缺损处有皮肤覆盖者,为隐性脊柱裂,否则为显性脊柱裂。腰骶部的脊柱裂最为多见,患者还常并发神经系统或其他畸形。

有研究表明,该类畸形与妇女孕早期的叶酸缺乏有关。临床表现依畸形程度的不同而异。隐性脊柱裂多无明显症状,往往腰部 X 线摄片时才被发现,有些患者病变处有软包突出或凹陷,还有些病变处皮肤长有长毛。显性脊柱裂可以是单纯的脊膜膨出或脊髓脊膜膨出,前者病变处为薄膜覆盖,内有脑脊液流动;后者透过薄膜,可以见到脊髓或神经根。显性脊柱裂往往伴有下肢感觉及运动障碍,大、小便功能障碍,如大便秘结,神经性膀胱(溢尿、输尿管及肾盂积水、肾衰竭常是致死的重要原因)。腰骶部 X 线平片可显示椎骨缺损,磁共振检查可显示膨出于囊内及椎管内的组织,有助于明确诊断,从而避免术中神经损伤。尿动力学及泌尿系 B 超,可以了解是否存在神经性膀胱,对追踪泌尿系功能有重要意义。

无症状的隐性脊柱裂不需进行治疗,若伴有大、小便及下肢功能障碍、脊髓栓系综合征(是先天性脊柱裂的一种病理形式)或椎管内脂肪瘤可能引起神经症状者,则应行手术治疗。显性脊柱裂需要手术治疗,宜尽早手术。脊膜破裂者应行急诊手术。手术的目的,一是切除膨出的囊壁;二是松解脊髓和神经根的粘连,将膨出的神经组织还纳入椎管;三是修补软组织缺损。术后要保持伤口清洁,观察切口愈合情况。

孕前及孕早期妇女补充适量叶酸有助于预防此类畸形。孕中期生化及 B 超筛查,若确诊胎儿脊柱裂,根据孕妇及家庭的要求,可以选择引产以终止妊娠。

431. 什么是隐睾症

男胎 7 周时,原始生殖腺分化成睾丸,随着胚胎的发育,睾丸逐渐下降。正常足月男婴,睾丸应完全下降至阴囊中。如果在其下降过程中,因精索过短、腹膜后纤维粘连、腹股沟管发育异常、垂体功能不足或睾丸引带终止不正常等因素的影响,以致足月男婴的单侧或双侧阴囊内不能扪及睾丸,称为隐睾症。隐睾常见于早产儿,早产的月份越小,发生的机会越多。早产儿的隐睾不属于病理情况。日后随着婴儿的成长,睾丸往往会自动降入阴囊中。

隐睾症对身体有害,因为腹腔内的温度要比阴囊内高,相对高温的环境不利于睾丸生长和发育,以致会影响日后的生殖功能及性功能。单侧隐睾持续存在时,将会影响健侧睾丸的功能。此外,未下降的睾丸还容易发生恶变。

婴儿在 1 岁内,隐睾还有下降的可能,此时不需要进行处理。此后,双侧隐睾者可先试用激素治疗,如使用人绒毛膜促性腺激素,也有人使用下丘脑促性腺激素释放激素治疗。单侧隐睾及双侧隐睾经激素治疗无效者,应争取在 2 岁前施行手术,将睾丸固定在阴囊内。早期治疗效果好;长期未得到治疗的隐睾症患者,其睾丸曲细精管将发生萎缩,即使经治疗后生精功能也难于恢复正常。当患者已超过最佳治疗的年龄时,虽然睾丸功能难于完全恢复,为了防止隐睾发生恶变,仍有施行手术的必要。

432. 男婴睾丸鞘膜积液需要治疗吗

睾丸鞘膜积液,液体可以是水、血液或脓液,此处指的是积水。正常情况下,睾丸鞘膜腔内积有少量液体,起到润滑作用。当睾丸鞘膜腔内的液体量过多时,则形成睾丸鞘膜积液。

新生男婴表现为阴囊增大,其内积有液体,局部透光试验阳性,单侧者居多。睾丸鞘膜积液无明显症状,通常在小儿 3 岁前,积液能自然地被吸收而消失,故在新生儿期不需要治疗。

随着年龄的增长,若睾丸鞘膜积液持续存在,或伴有坠胀感,行动不便,则应到医院检查、治疗。保守治疗,包括采用中药或鞘膜穿刺吸出积液,后者不但可能引起并发症,日后还可能复发,现已极少应用。目前常采用手术治疗,需经泌尿外科医师检查决定需否手术。手术本身简便易行、创伤小、并发症也少,不必有太多顾虑。

433. 什么是尿道下裂

尿道下裂是男婴常见的泌尿生殖道畸形。胚胎 7 周时,尿道皱襞融合成管腔,开口于阴茎龟头的前端。若该发育过程受阻,尿道开口于阴茎的腹侧、阴茎阴囊的根部或会阴部则为尿道下裂。

该病的病因不明,既有遗传因素的影响,又有环境因素的作用。有学者研究认为,男胎雄激素合成及代谢障碍与尿道下裂的发生有关,而雌激素是干扰雄激素代谢与功能的重要因素。妇女在孕早期应用雌激素或暴露于受雌激素污染的环境都可能导致男胎的尿道下裂。有研究指出,目前广为应用的增塑剂——邻苯二甲酸二辛酯,可以向空气中释放雌激素样物质,当其进入人体便能干扰内分泌功能而导致畸形。这类的环境污染又被称为"白色污染"。

(1)分型:可依尿道口位置的不同将尿道下裂分为 4 种类型。①阴茎头型。属轻型,尿道开口于冠状沟腹侧中央。②阴茎体型。尿道开口于阴茎腹侧。③阴茎阴囊型。尿道开口于阴茎阴囊交界处,阴茎严重弯曲,勃起时更明显。④会阴型。尿道开口于会阴部,外生殖器往往发育极差、阴囊对裂、阴茎短小而弯曲,常伴有隐睾。

(2)临床表现:患儿的临床表现依类型不同而异。除阴茎头型通常无明显症状外,其余类型除婴儿尿道口位置异常、阴茎短小弯曲外,还有排尿不成射线、婴儿长大后不能站立排尿等;会阴型者容易被误认为女婴或"阴阳人",需要仔细检查,必要时还需做染色体核型分析以确诊。

(3)治疗:尿道下裂会给患者及其家庭带来严重的心理创伤及社会压力,若得不到及时治疗,还会影响日后的性功能和生育能力。因此,除阴茎头型者外,均需要进行治疗。手术治疗的目的,一是纠正阴茎弯曲;二是尿道成形,尽可能将尿道开口整复至接近正常的位置。根据尿道下裂的严重程度及患儿的身体情况,选择一次手术或分期进行手术。幼年期手术可消除畸形对患儿的心理影响。有学者主张在婴儿1岁左右施行手术,最迟也应在入学前完成手术,如治疗及时往往可以获得满意的效果。

孕早期妇女避免应用雌激素及接触白色污染,可能有助于减少此类畸形的发生。

434. 什么是男婴的包皮过长和包茎

阴茎的前端有一段薄而柔软的皮肤,称为包皮。正常青春期前的男孩,其包皮仅部分地覆盖阴茎的龟头,而且包皮可以上翻。此时,若阴茎的龟头及尿道外口仍全部为包皮遮盖时,即为包皮过长。如果包皮口狭窄或包皮与阴茎龟头间有粘连,致使包皮不能上翻暴露阴茎龟头和尿道外口,则为包茎。

新生男婴几乎都有包皮过长,而且多不能上翻。随着年龄的增长至青春期前,包皮逐渐向上退缩,开口也逐渐扩大,这时包皮便可以较容易地向上翻了。持续存在的包茎仅占8%。新生儿期的包皮过长或包茎不需要治疗。而持续存在的包皮过长或包茎,虽然对健康无太大的危害,但其内易积存污垢引起炎症,影响男性的性功能及健康;婚后,包皮垢还可以通过性生活给女方带来危害,故建议此类患者施行包皮环切术。手术简单、痛苦小,往往在门诊即可施行。有些国家或民族有给新生男婴行包皮环切术的习俗,这些群体中的男性就不存在包皮过长或包茎的问题了。

435. 什么是先天性腹壁缺损

先天性腹壁缺损,可导致腹内脏器(胃、肠、肝等)自腹腔向外膨出,表面可有薄膜包裹或赤裸于外,是一种较为罕见的先天性腹壁畸形,又称腹裂。在年轻孕妇(20岁前)所生婴儿中的发生率较高。

该病的病因不明,可能与脐动脉过早退化有关。此类婴儿出生后,应立即用无菌的温盐水纱垫覆盖缺损处,以保护膨出的内脏,防止水分大量丢失及温度的骤然变化;应在胃肠减压的同时行急诊手术,将脏器回纳入腹腔,并行腹壁修补术。

孕中期 B 超筛查时,如发现胎儿腹壁有明显缺损,根据孕妇及家属的要求,可行引产以终止妊娠。

436. 什么是先天性脐疝

新生儿的脐带残端通常于结扎后 7 天内脱落,留下一个向下凹陷的脐窝。个别婴儿在脐部可见到或扪到一个向外凸出的软包,在婴儿啼哭或用力时外凸更明显;安静时,软包往往回纳而消失,这个脐部凸出物被称为脐疝。

脐疝的形成是在胚胎发育至第六周时,因肠管生长的速度超过腹腔容积的增长,于是中肠成袢状突入脐腔,形成暂时性的生理性脐疝。胚胎第十周时,其腹腔的容积增大,肠袢随之退回腹腔,继之脐腔闭锁。如果由于某些原因,肠袢未能完全从脐腔退回腹腔或脐部发育不全、脐环未闭等,婴儿于啼哭、排便用力时,肠管便可凸入其中。

当疝环直径大小在 1 厘米左右时,可采用局部压迫包扎疗法,随着婴儿的生长,仍有自愈的可能。疝环直径大于 2 厘米或局部压迫包扎疗法未能奏效者,应考虑疝修补术,以防日后发生嵌顿疝。

437. 什么是先天性膈疝

膈疝是最常见的膈肌疾病。正常情况下膈肌将胸腔与腹腔隔开,由于先天性膈肌融合部缺损或薄弱,以致腹腔脏器(胃、肠、网膜等)疝入胸腔即为先天性膈疝。

先天性膈疝症状的轻重,主要取决于疝入的腹腔脏器的容量及其对呼吸、循环影响的程度,以及疝入脏器本身的功能障碍程度。主要的临床表现有呼吸困难、发绀,进食后加重;患侧呼吸运动减弱、胸部饱满、叩诊呈浊音或鼓音、听诊呼吸音消失,可闻肠鸣音;心脏及气管移位;腹部平坦、空虚。X 线胸片及钡灌肠有助于确诊。

先天性膈疝如未得到及时的治疗,将会由于严重的心、肺功能障碍或因发生了肠梗阻、脏器坏死等而危及生命。一旦确诊,应在胃肠减压及纠正患儿全身情况的同时,争取尽早手术。手术将腹腔脏器还纳,并修复膈肌的缺损。有些患儿虽经积极手术仍难以存活,这主要是因同时存在有肺发育不良、肺不张及肺动脉高压,使缺氧的情况难以得到纠正所致。

妊娠期,B超确诊了胎儿膈疝,如孕妇及家属要求中止妊娠,可行引产术;欲保留胎儿者,应到有手术及新生儿重症监护条件的医院中分娩。

438. 什么是先天性巨结肠症

先天性巨结肠症又称为肠管无神经节细胞症。它是胃肠道先天性畸形中最常见的,在男婴中的发生率多于女婴,有明显的遗传倾向。

正常肠道受副交感神经的调节产生规律的肠蠕动,促使粪便和气体排出。当结肠下段肠壁内的副交感神经节细胞缺少或发育不良时,该段肠管处于痉挛收缩状态,其近端肠管扩张,肌壁代偿性增厚;远端肠管变细。病变肠管失去正常的蠕动功能,严重时不能排便、腹胀、呕吐,呈现功能性肠梗阻的症状。患儿表现为无胎便排出,吃奶后发生呕吐、腹胀,透过腹壁可以看到胀大的肠管。严重时,可以引起腹壁静脉曲张,呼吸急促及水、电解质紊乱等,危及生命。

新生儿出现上述症状时,应及时到医院诊治。轻者可以进行保守治疗;重者通过腹腔镜或经肛门施行病变肠段切除便可根治此病。

439. 先天性肛门闭锁症是怎么回事

正常新生儿于出生不久便会有墨绿色的胎便排出,若超过24小时婴儿仍无胎便排出,则需要注意先天性肛门闭锁的问题,应请医师进行仔细检查。

先天性肛门闭锁症是最常见的消化道畸形,男婴较女婴多见,其中有41.6％合并其他畸形。该症病因不清。在胚胎发育过程中,若肛膜没有破裂、肛管闭锁或直肠下端闭锁等,就会造成不同程度的先天性肛门闭锁症。肛管闭锁或直肠下端闭锁还常伴发其他的畸形,如直肠阴道瘘、肛门会阴瘘等。

典型的症状为新生儿不排胎便、腹胀、频频呕吐等低位肠梗阻的表现,重者会引起脱水及酸中毒而危及生命。根据上述的表现及体检发现无肛门便不难做出诊断;肛管闭锁或直肠下端闭锁者,由于有正常的肛门,往往给诊断带来困难。婴儿取倒立位行腹部及盆腔X线摄片,根据气体的部位,便可以确定闭锁处与肛门间的距离。此项检查不但有助于确诊,也为治疗方案的制定提供了依据。

本症需要及时进行手术治疗。肛膜未破者,仅需手术切开肛膜即可解决问题,一般医院均可施行此项手术,预后通常良好。肛管闭锁或直肠下端闭锁的手术较复杂,往往需要进行分期手术,首先是予以解决排便的问题。此项手术应到条件较好的医院,由有经验的医师施行,手术效果较前者为差,术后遗留的问题也较多。

440. 什么是先天性髋关节脱位症

髋关节由一个半球状的股骨头和一个杯状的髋臼组成。新生儿出生后,如发现股骨头不在髋臼内,则为先天性髋关节脱位症。此症如未得到及时治疗,日久形成假关节,单侧者造成双腿不等长及跛行;双侧者呈鸭步态。据统计,左侧多于右侧,亦可为双侧;女婴多于男婴;臀位产多于头位产。

(1)病因:不清。可能属常染色体显性遗传。也有认为可能与胎儿宫内位置不正(臀位),受到的机械性压力或髋关节韧带松弛(孕期胎盘分泌的雌激素和黄体酮进入胎体后对关节所起的作用),以及生后对婴儿不妥当的包裹和约束等有关。

(2)症状:髋关节脱位症依程度不同可分为先天性髋臼发育不良、髋关节半脱位和全脱位3种。前两者,临床症状可能不明显;后者,婴儿两腿长短不一,患侧活动受限、臀部变形、股骨头移位在髋臼上方,且婴儿常啼哭。计算机断层扫描及磁共振检查有助于确诊。

(3)诊断与治疗:本病若能得到早期诊断及治疗,则预后良好。新生儿期,通常采用蛙式石膏或外展支架固定,使股骨处于外展位,有助于股骨头的复位。治疗完毕仍要定期随诊。髋关节脱位历时过久者,往往需要手术整复,但疗效常不够理想。

441. 舌系带过短有何妨碍,如何处理

舌下部有一条纵形带状薄膜联结舌体与口腔底部,此即舌系带。舌系带能调节舌体的活动方向和范围,有助于婴儿的发音和吸吮。如果新生儿的舌系带过短,可能影响日后语音的发育和吃奶。遇此情况,可在清洁婴儿口腔后,医师用消毒剪刀将舌系带前部剪断,一般无出血,也不需要麻醉,效果良好。

442. 新生儿及婴儿的计划免疫包括哪些内容

人们生活的外界环境中有为数众多的致病微生物,但多数人并不得病,这是因为人们有了免疫力。免疫力是人体的一种保护性反应,是在进化过程中与各种引起感染的病原体做斗争中获得的。若将某些能引起人体疾病的细菌或病毒经科学的方法处理,使其减毒或灭活,但仍保留其抗原性,做成菌苗或疫苗,人们注射或口服了这些菌苗或疫苗,便可以获得对相应疾病的免疫力,从而避免发生疾病。这种方法称为预防接种,属于主动免疫。

胎儿及新生儿可以通过胎盘及母乳从母体中获得免疫抗体。所以,6个月内的婴儿往往不会患某些传染病,如麻疹、猩红热等,这属于被动免疫。6个月后,这些免疫抗体的水平逐渐降低,婴儿失去了保护作用,便容易患各种传染病,特别是危害较重的结核、麻疹、脊髓灰质炎、百日咳、白喉和破伤风等。因此,国家提出要对儿童进行基础免疫,包括注射或口服卡介苗、麻疹疫苗、脊髓灰质炎活疫苗和百白破混合疫苗等,来达到预防上述6种疾病的目的。各种疫苗的免疫应按一定程序进行。新生儿期,主要是接种卡介苗及乙肝疫苗。

预防为主是我国卫生工作的重要方针。做好计划免疫是保障儿童生存及健康成长的重要条件。卫生防疫部门、孩子的家长及医务人员三者需要携手并肩共同努力才能完成这一任务。

443. 新生儿期应进行的免疫项目有哪些

新生儿期的免疫是儿童计划免疫的第一步。新生儿期主要的免疫项目是乙肝疫苗及卡介苗的接种。

正常新生儿出生24小时内应常规接种乙肝疫苗第一针(5微克,肌内注射),卡介苗(左臂三角肌中下段处皮下注射)。此后按儿童计划免疫程序进行。早产儿或有并发症的婴儿可以推迟注射时间。

澳抗阳性母亲所生的婴儿应尽早注射乙肝疫苗及乙肝高效免疫球蛋白。注射剂量尚未统一,疫苗剂量10～30微克不等,免疫球蛋白通常剂量为100单位,二者分别注射于不同的部位。乙肝高效免疫球蛋白可以减少病毒入侵复制,可中和血中的游离病毒,避免发生定位感染,属于被动免疫。乙肝疫苗与免疫球蛋白联合应用对阻断母婴传播优于单独注射疫苗。此后应纳入儿童计划免疫程序,第二针仍是疫苗与免疫球蛋白联合应用,第三针则单独注射疫苗。卡介苗亦应在生后 24 小时内注射。体重不足 2 000 克的早产儿,应待体重增长至 2 000 克或出生后满 2 个月再开始免疫接种。